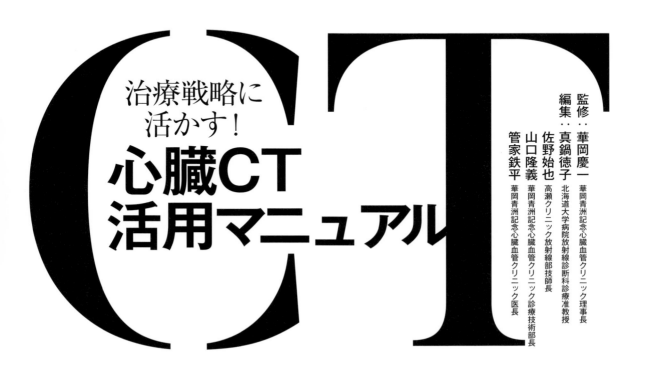

心臓CT活用マニュアル

治療戦略に活かす！

監修：華岡慶一　華岡青洲記念心臓血管クリニック理事長

編集：真鍋徳子　北海道大学病院放射線診断科診療准教授
　　　佐野始也　高瀬クリニック放射線部技師長
　　　山口隆義　華岡青洲記念心臓血管クリニック診療技術部長
　　　管家鉄平　華岡青洲記念心臓血管クリニック医長

MEDICAL VIEW

本書では，厳密な指示・副作用・投薬スケジュール等について記載されていますが，これらは変更される可能性があります．本書で言及されている薬品については，製品に添付されている製造者による情報を十分にご参照ください．

How to Use Coronary CT Angiography as a Decision-Making Support Tool
(ISBN 978-4-7583-1609-5 C3047)

Editorial advisor : Keiichi Hanaoka
Editors : Noriko Manabe, Tomonari Sano, Takayoshi Yamaguchi, Teppei Sugaya

2019. 3. 30　1st ed

©MEDICAL VIEW, 2019
Printed and Bound in Japan

Medical View Co., Ltd.
2-30 Ichigayahonmuracho, Shinjyukuku, Tokyo, 162-0845, Japan
E-mail　ed@medicalview.co.jp

巻 頭 言

本書の監修という立場での貢献度を改めて考えるととても偉そうな序文は書けたものではない。せめてもの仕事として改めて入稿前の全論文に目を通してみた。それぞれの論文の活きのよさが感じられ，関連する全領域を現時点で網羅しており，その深さと広さに感心した。企画を中心的に担当した真鍋徳子先生をはじめとする各編集と執筆者の先生に敬意を表したい。

心臓血管CTは循環器領域で今最も熱く刺激的な分野である。さらにこれからの進展に期待を込めて思いを馳せるとき，CTを含めた循環器画像診断の歩み，特にモダリティのハードウェア，ソフトウェア，アプリケイションの変遷は私には同時代的に進行するサイエンス・オペラのように感じられる。

エピソード 4・5・6

2007年11月にRSNAで320列面検出器を備えたAquilionが登場した。私もGE 64列から0.275秒と高速回転化したAquilion One VISION editionと2013年よりつきあいはじめた。サブトラクションCTAなどcomplex PCIをサポートするさまざまなアプリが開発され進化していった。各社とも面検出器の時代を迎えていた。2016年よりGENESIS editionとなり低被ばく・高画質が進む。CCTAの適応はPVI，TAVI，PTSMAそしてFFR評価と広がる。

2019年2月アメリカ合衆国超有名IT企業の重役であるドイツ系アメリカ人は会社の旅行で訪れた世界的なスキーリゾートで得意なスキーを最高の雪質で楽しんでいた。リフト上で突然の胸部圧迫感に襲われた。症状は軽快と増悪を繰り返すものの得意のスキーでなんとか麓のロッジに到達するもあまりの辛さに仲間に伴われ地域の救急病院を受診した。心電図，心臓超音波，CCTAにより右冠動脈近位部閉塞による急性下壁梗塞の診断でただちに当院へ冠動脈介入療法目的に搬送された。以下はステント治療後，ご本人の弁である。

母親はOMI，CHFでCABG，ICD治療を受けている。弟は2年前にAMIを発症しており濃厚な家族歴がある。高血圧，高脂血症がありACEI，βブロッカーとスタチンを内服している。虚血性心疾患が心配でアメリカで毎年負荷心エコーと非造影CT検査を受けているが異常なしの結果だった。PCI中のIVUSではlipid rich plaque所見を呈する明らかな有為狭窄の破綻による血栓性完全閉塞であった。皮肉なことにRCAはCACを認めずLADはCAC score 408だが内腔は十分保たれていた。リハビリテーションが進み改めてすべてのデータをみながら彼曰く。

"What a ****! CT in Seattle is *****ing useless!"

エピソード 1・2・3

医学部入学後大学病院にもCTが導入された。

1979年にはHounsfieldがCTの研究開発によりノーベル医学・生理学賞を受賞した。卒業後，最初の研修病院で心臓外科医が冠動脈バイパスの開存をCT所見で主張したが造影ではアナスタは高度狭窄していた。次の研修病院で当時最新の導入したてのドイツ製CTにて左房粘液腫のdynamic scanを施行し，きれいな画像を得て地方会で発表したが院長はたいそう喜んでいた。時は過ぎ新たな千年紀とともに使用するCTは8列，16列と進むが，しかし冠動脈を含めた心臓CTが一般化するためには世紀をまたいで2004年の64列CTの登場まで待たなければならなかった。

エピソード 7・8・9

今現在，エピソード7とエピソード8の一部のシナリオが頭の中にあるがここではあえて記さない，いや記せない。本書中にそのヒントがあるだろうが，今年中には結実して姿が鮮明になってくると予想する。前前章のエピソード6はあくまで患者の主観であるが紛れもない本音である。現実としてモダリティのレベル，イメージング技術，解析を含めた運用レベルの差は国によっても，施設によってもAUCガイドラインを超えた考え方の違いとして存在し続けるであろう。本企画の目的の1つはその解消にある。エピソード8以降の完成はいつになるのだろう。そのとき，CCTAは3T MRI，AIとともに検査室のみならずカテ室，hybrid OR，ORでさらに活躍しているに違いない。最短で3年，5年後にはみてみたいが確信はない。そのとき改めて本書を手に取ってみたい気がするが……ここでfiction credit。

Imaging Fights to be continued

華岡青洲記念心臓血管クリニック **華岡慶一**

序　文

　心臓CTは撮影機器の発達により，日本ではもはやクリニカルルーチンとして多くの施設で行われており，どの施設でも冠動脈の描出が可能となった。広く普及した画像検査だからこそ，冠動脈狭窄診断だけではなく治療計画画像としての意義や，心臓のストラクチャー，心筋虚血，遅延造影など，一歩踏み込んだ情報も得ることができるone stop shopとしての心臓CTの魅力を伝えられたらと思い，本書を企画した。今さら聞けない基礎や撮影時の工夫といった，かゆいところに手が届くノウハウを掲載している点が本書の強みである（英語の教科書は割高なのに対して，コストパフォーマンスがよいのも本書をお勧めするポイントである）。

　本書は臨床の最前線で日々心臓CTに携わっているエキスパートの放射線科医，放射線技師，循環器内科医が，高いクオリティの画像と撮影および臨床使用の知恵を出し合い完成した。心臓CTの基礎編から高度な応用編までを一冊で網羅した教科書としては出色の出来になったと自負している。興味のある頁を拾い読みするもよし，最初から最後まで通読するもよし，辞書代わりに臨床の現場の片隅において手にとってもらえたら本望である。

北海道大学病院 放射線診断科 真鍋徳子

　PCIが広がりはじめた初期の時代，Cアームは手動で操作し，画像は記録装置のないシネフィルムのみで，ポリグラフも紙出力という環境でした。すべてのデータはその瞬間しかみることができず，X線を出して撮影しているときだけ表示されるアンギオ画像を，カテーテル検査室内にいるすべての職種で目に焼き付け，皆で意見を交わしながら治療が行われていました。循環器領域でチーム医療の考え方が浸透しているのは，このような歴史があるからだと思われます。

　現在は，冠動脈CTが登場し，カテーテル検査の前に冠動脈の形態情報が得られる時代となりました。これをPCIに活かすことができればと考えている方は多いのではないでしょうか。本書では，この視点に注目し，治療支援にCT画像をどのように用いればよいのかを実践形式でまとめました。また，知っておくべき基礎知識として，冠動脈CTの撮影にかかわる事項や画像表示方法，画像を理解するためのアーチファクト，近年実用化されつつある技術などを解説しています。

　治療支援画像は，使用する側と作成する側との信頼関係がなければ成立しません。本書がPCIにおける治療支援画像作成の参考となり，チーム医療のコミュニケーションツールとなれば幸いです。

華岡青洲記念心臓血管クリニック 診療技術部 山口隆義

"心臓CTは難しい"と考える放射線技師の方は多いのではないでしょうか？ CT装置の発展は目覚ましく，80列相当の装置が普及しつつある近年において心臓CTの需要はますます増えていくものと考えます。そして，われわれ放射線技師は何を考えて撮影，画像解析に携わるべきなのか。本書第2部では，CT装置が高性能化しても必要とされる基礎知識から，心臓を含めた特殊撮影，近年の最新技術を編集しました。さらに，第3部における治療支援としての活用まで読み進めることにより，臨床においてどんな情報が求められているのか，どう活用できるのかをご理解いただけると思います。本書は心臓CTに精通する放射線科医師，循環器科医師，放射線技師のコラボレーションにより完成した一冊です。本書をきっかけに，各職種間のディスカッションが活発に行われることを期待するとともに，臨床の場において"心臓CTを最大限活用する"ための手助けになれば幸いです。最後に，本書の執筆，出版にご尽力いただきましたすべての皆様に深謝いたします。

高瀬クリニック 放射線部 **佐野始也**

この本は，放射線科医，放射線技師，循環器内科医の3つの視点から心臓CTを語る，かつてない3部構成となっている。札幌では10年以上前からこの3職種で定期的に心臓CTの研究会を開くことによって交流を深め，お互いのレベルを高め合っている。われわれ循環器内科医は，画像診断以外の多くのほかの医療行為をしなければならないため，CTに接する機会がこの3つの職種のなかで最も少ない。今回，この本を手にした循環器内科医の先生は，放射線科医による第1部，放射線技師による第2部を熟読していただくことにより，不足しているCTの基礎知識を補い，進化し続けるCTの最新情報を学んでいただきたい。

循環器内科医の担当である第3部は，実際に自らの手でカテーテルインターベンションを行っている現役の術者に執筆を依頼し，そして依頼した全員にご快諾をいただき完成に至った。臨床の最前線で戦う循環器内科医が，実際の治療の現場において心臓CTに何を求め，何が不足しているのかの本音が，この第3部に詰まっている。ぜひ，ほかの職種の方にも第3部を読んでいただくことによって，循環器内科医が心臓CTに抱いている大きな期待を感じていただき，心臓CTのポテンシャルを最大に発揮するためのアイデアを生み出していただけると幸いである。

華岡青洲記念心臓血管クリニック **管家鉄平**

執筆者一覧

監修
華岡慶一　華岡青洲記念心臓血管クリニック理事長

編集
真鍋徳子　北海道大学病院放射線診断科診療准教授
佐野始也　高瀬クリニック放射線部技師長
山口隆義　華岡青洲記念心臓血管クリニック診療技術部長
管家鉄平　華岡青洲記念心臓血管クリニック医長

執筆（掲載順）
真鍋徳子　北海道大学病院放射線診断科診療准教授
真鍋　治　北海道大学大学院医学研究院放射線科学分野
高柳知也　高瀬クリニック放射線部
八巻　伸　亀田総合病院医療技術部画像診断室
佐藤英幸　江戸川病院放射線科
山口隆義　華岡青洲記念心臓血管クリニック診療技術部長
松谷英幸　高瀬クリニック放射線部
宮下宗治　耳鼻咽喉科麻生病院診療支援部
佐野始也　高瀬クリニック放射線部技師長
永澤直樹　三重大学医学部附属病院中央放射線部
藤岡知加子　広島大学病院診療支援部 画像診断部門 副部門長
芳賀喜裕　仙台厚生病院放射線部
武田和也　榊原記念病院放射線科
力石耕介　聖マリアンナ医科大学病院画像センター
小島基揮　東京ベイ・浦安市川医療センター医療技術部放射線室
石田和史　川崎幸病院放射線科
佐々木康二　札幌心臓血管クリニック診療放射線部部長
松本良太　藤田医科大学病院放射線部
元山貞子　藤田医科大学循環器内科教授

今井俊輔	岐阜ハートセンター放射線技師長	白井伸一	小倉記念病院循環器内科部長
近藤優一	華岡青洲記念心臓血管クリニック放射線部	磯谷彰宏	小倉記念病院循環器内科副部長
管家鉄平	華岡青洲記念心臓血管クリニック医長	林　昌臣	小倉記念病院循環器内科
山本　匡	北海道循環器病院心血管研究センター長	川口朋宏	小倉記念病院循環器内科
長瀬篤司	北海道循環器病院診療放射線科	森永　崇	小倉記念病院循環器内科
野崎洋一	カレスサッポロ北光記念病院循環器内科 虚血部門部長	伊藤慎八	小倉記念病院循環器内科
倉田　聖	愛媛大学医学部附属病院放射線科講師	滝口　洋	小倉記念病院循環器内科
山下　翔	豊橋ハートセンター放射線科	谷口智彦	小倉記念病院循環器内科
羽原真人	豊橋ハートセンター循環器内科医長	石津賢一	小倉記念病院循環器内科
川﨑友裕	新古賀病院副院長	道明武範	小倉記念病院循環器内科部長
上田年男	新古賀病院診療放射線課	廣島謙一	小倉記念病院循環器内科部長
岡村篤徳	桜橋渡辺病院循環器内科部長	曽我芳光	小倉記念病院循環器内科部長
祖父江嘉洋	岐阜ハートセンター循環器内科医長	兵頭　真	小倉記念病院循環器内科部長
大森寛行	岐阜ハートセンター循環器内科	新井善雄	小倉記念病院心臓血管外科部長
谷垣　徹	岐阜ハートセンター循環器内科	坂口元一	小倉記念病院副院長
川瀬世史明	岐阜ハートセンター循環器内科部長	安藤献児	小倉記念病院循環器内科主任部長
松尾仁司	岐阜ハートセンター院長	中村義隆	小倉記念病院放射線技師部
坂元裕一郎	豊橋ハートセンター循環器内科医長	宮崎　綾	小倉記念病院放射線技師部
松下俊一	豊橋ハートセンター放射線科	一ノ瀬良二	小倉記念病院放射線技師部

CONTENTS

I 心臓CTに役立つ心臓・冠動脈の解剖アトラスと知っておきたい心疾患

正常解剖図　真鍋徳子／真鍋　治 **12**

左房粘液腫(myxoma)　真鍋徳子 **16**

川崎病冠動脈瘤(Kawasaki disease with coronary artery aneurysm)　真鍋徳子 **18**

Bland-White-Garland症候群　真鍋徳子 **20**

冠動脈瘻(coronary to pulmonary artery fistula)　真鍋徳子 **22**

心房中隔欠損症(atrial septal defect；ASD)　真鍋徳子 **24**

冠動脈起始異常(anomalous origin of coronary artery)　真鍋徳子 **26**

大動脈二尖弁(bicuspid aortic valve)　真鍋徳子 **28**

左房・左心耳血栓　真鍋徳子 **30**

II 心臓CTを使いこなすために知っておくべき知識

役立つ心臓CTの撮り方，基礎知識

心電図同期撮影法および再構成法の選び方(心拍数別撮影位相も含む)　高柳知也 **34**

静脈ルートの確保(右か左か？　注入速度と針ゲージ)　八巻　伸 **42**

前処置薬剤の使用方法　佐藤英幸 **48**

造影法(撮影タイミング取得方法，至適造影効果と画像ノイズ)　山口隆義 **54**

最適心位相の検索　高柳知也 **61**

不整脈対策(I度房室ブロック，期外収縮，洞不整脈，心房細動)　松谷英幸 **69**

心臓CTでみられるアーチファクト　山口隆義／宮下宗治 **78**

画像表示方法　佐野始也 **87**

特殊撮影方法

CABG後冠動脈撮影　永澤直樹 **95**

冠動脈＋大動脈　藤岡知加子 **102**

冠動脈＋下肢動脈　芳賀喜裕 **110**

TAVI　武田和也／力石耕介／小島基揮 **119**

トリプルルールアウト1　石田和史 **130**

トリプルルールアウト2　佐々木康二 **140**

Topics

❶ 冠動脈サブトラクションCTとは？　山口隆義 **146**

❷ Dual energy CTの使い道　佐々木康二／真鍋徳子 **150**

❸ 超高精細CTでどこまでみえる？　松本良太／元山貞子 **152**

❹ 心筋血流がみたい！　真鍋徳子 **154**

❺ 心筋遅延造影撮像技術　山口隆義 **156**

❻ FFR$_{CT}$解析に適したCT画像　今井俊輔 **160**

Column

CTで金属製ステントを見分ける!?　各ステントのCT画像と特徴　近藤優一 **164**

Ⅲ 実例解説 治療戦略に活かす心臓CT こんな病変に役立つ! 心臓CTの得意技

PCIに活かすための読影の基礎　管家鉄平／山口隆義 …………………………… **170**

分岐部病変(CTによる分岐部治療のストラテジー)　山本　匡／長瀬篤司 ………… **180**

石灰化病変(石灰化の分布によるPCIストラテジーのたて方)　野崎洋一 …………… **187**

CABG術後のCT読影で注意すること，心筋(虚血領域)の評価　倉田　聖 ………… **215**

ACS(ACS症例での病変部の特徴，culprit lesionの推定)　管家鉄平／山口隆義 ……… **225**

CTガイドDCAの可能性(DCA前・フォローアップ時のCT所見)
　山下　翔／羽原真人 ……………………………………………………………………… **235**

Antegrade CTO-PCIに必要なCT情報　川﨑友裕／上田年男 ……………………… **247**

Retrograde CTO-PCIに必要なCT情報　管家鉄平／山口隆義 …………………… **256**

3D冠動脈モデルによるPCIのプランニング
　(CT true view，3Dワイヤリング)　岡村篤徳 ……………………………………… **263**

FFRとCT　祖父江嘉洋／大森寛行／谷垣　徹／川瀬世史明／松尾仁司 …………… **273**

CTによるBRSの適応病変，留置後のフォローアップ，マーカーの見え方
　倉田　聖 …………………………………………………………………………………… **277**

PVIに必要なCT情報　坂元裕一郎／松下俊一 ………………………………………… **283**

TAVI(CTによるTAVIの術前治療評価，フォローアップ)
　白井伸一／磯谷彰宏／林　昌臣／川口朋宏／森永　崇／伊藤慎八／滝口　洋／谷口智彦／
　石津賢一／道明武範／廣島謙一／曽我芳光／兵頭　真／新井善雄／坂口元一／安藤献児／
　中村義隆／宮崎　綾／一ノ瀬良二 ……………………………………………………… **290**

経皮的心筋中隔焼灼術に必要なCT情報　管家鉄平／山口隆義 ……………………… **301**

索引 ……………………………………………………………………………………………… **307**

I

心臓CTに役立つ
心臓・冠動脈の解剖アトラスと
知っておきたい心疾患

I 心臓CTに役立つ心臓・冠動脈の解剖アトラスと知っておきたい心疾患

正常解剖図

真鍋徳子／真鍋　治

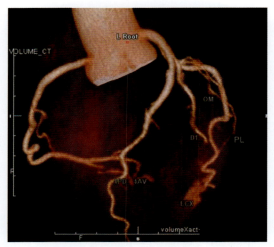

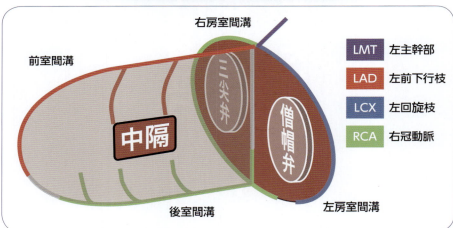

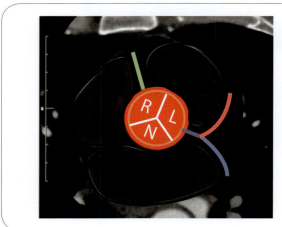

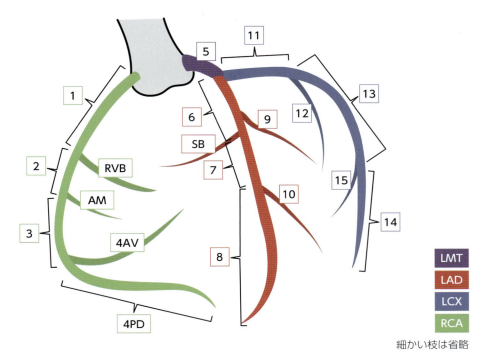

American Heart Association（AHA）冠動脈セグメント分類

枝の番号	対応する枝の部位
#1	右冠動脈（right coronary artery；RCA）の付け根から右室枝（right ventricular branch；RVB）まで
#2	右室枝から鋭縁枝（acute marginal branch；AM）まで
#3	鋭縁枝から後下行枝（posterior descending；PD）まで
#4AV	房室結節枝（atrioventricular；AV）を指す
#4PD	後下行枝を指す
#5	左主幹部（left main trunk；LMT）
#6	左主幹部から1本目の中隔枝（septal branch；SB）まで
#7	1本目の中隔枝から第2対角枝（second diagonal branch；D2）まで
#8	第2対角枝から左前下行枝（left anterior descending；LAD）の末梢まで
#9	第1対角枝（first diagonal branch；D1）を指す
#10	第2対角枝を指す
#11	左主幹部から鈍角枝（obtuse marginal；OM）まで
#12	鈍角枝を指す
#13	鈍角枝から後側壁枝（posterior lateral；PL）まで
#14	後側壁枝を指す
#15	後下行枝を指す

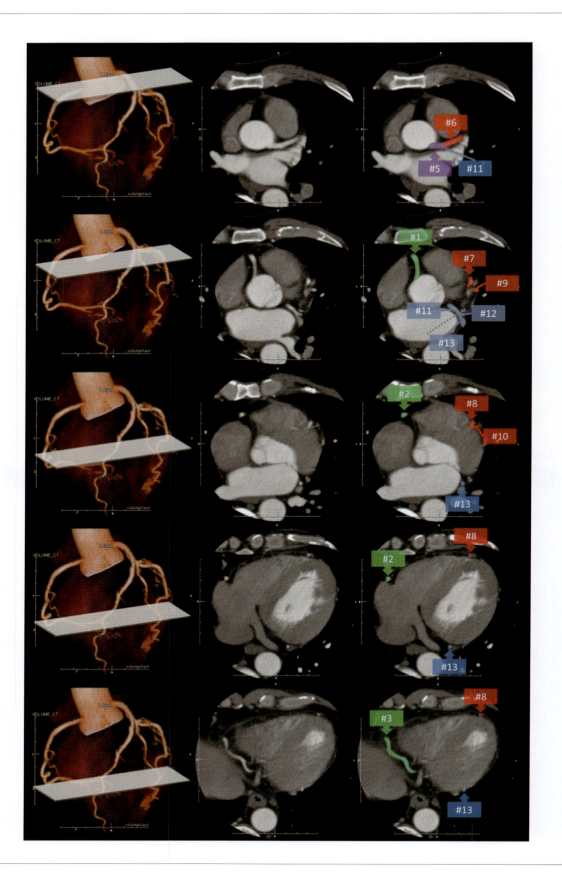

疾患概念

- 心臓原発腫瘍の25〜50％を占め，成人の心臓原発腫瘍としては最多の頻度で認められる。30〜60歳代の女性に多い[1]。粘液腫の90％が単発で心房内に発生する。
- 80％が左房の心房中隔卵円窩付近に発生するが，15〜20％程度に右房発生の報告もある[2]。
- 20％は無症状であるが，腫瘍片や血栓の遊離により中枢神経症状や末梢動脈塞栓症を呈することもある。また左房発生の場合，腫瘍のサイズや位置によっては僧帽弁へ腫瘍がはまりこみ，僧帽弁狭窄症状を呈することがあり，体位変換により狭窄の度合いが変化するのが特徴である。
- 治療は有症状の場合や塞栓症を併発した場合は外科的切除が第一選択。弁機能不全を併発している場合は弁再建術の適応となることもある。切除後は予後良好であるが，10〜15％に再発するとされ，注意深い経過観察が必要である[3]。

CTのポイント

- 心房中隔に有茎性に付着しているのが特徴的で，体位や心周期により腫瘍の可動性が確認されると診断確信度が上がる。CTでは心内腔に存在する内部不均一な低濃度腫瘤として同定される。約16％に石灰化を合併するとの報告があり，右心房発生の場合により高頻度に石灰化が認められる。
- 手術時には心房中隔の腫瘍付着部と僧帽弁との距離が重要となるため，術前のCTで位置関係を評価する。
- CTおよびMRIにおいて造影早期相での増強効果ははっきりせず，造影後期相において内部不均一な造影効果がみられる。MRIは典型的には粘液基質を反映したT2強調像での著明な高信号が特徴的であるが，内部の石灰化や出血成分を反映して信号が不均一に低下してみられる場合もある。

鑑別診断

- 左房内血栓。血栓は，造影後期相で内部に増強効果を認めない点が粘液腫とは異なる。

参考文献

1) Araoz PA, et al. CT and MR imaging of benign primary cardiac neoplasms with echocardiographic correlation. Radiographics 2000; 20: 1303-19.
2) Kassop DK, et al. Cardiac masses on cardiac CT: A review. Curr Cardiovasc Imaging Rep 2014; 7: 9281.
3) 真鍋徳子. 左房粘液腫. 画像診断 2015; 35: 944-5.

川崎病冠動脈瘤
(Kawasaki disease with coronary artery aneurysm)

真鍋徳子

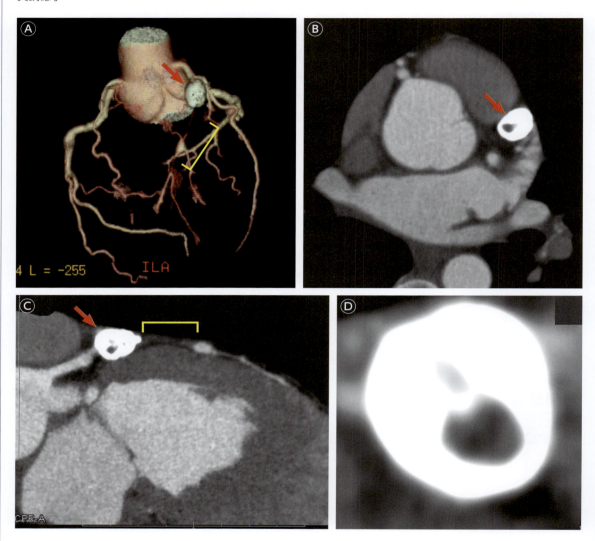

20歳代，男性。1歳8カ月に川崎病罹患。
左前下行枝（LAD）近位部に直径6mm大の瘤形成（**A**：volume rendering像，**B**：体軸水平断像，**C**：CPR像 ➡）。瘤は辺縁が石灰化し，内部から遠位部にかけては血栓閉塞状態で（▬），LAD遠位部は側副血行路を介し再開通。右冠動脈（RCA）および左回旋枝（LCX）にも多発する瘤を認めた。瘤の短軸像（**D**：**血管短軸像**）では瘤内部の壁在血栓が低濃度域として認められる。

疾患概念

- 川崎病は1967年にわが国より報告された疾患であり，通常3歳未満の小児期に発症する原因不明の系統的血管炎である[1]。
- 主要症状には，5日以上続く発熱，不定形発疹，眼球結膜の充血，非化膿性頸部リンパ節腫大，口唇の紅潮/いちご舌，手足の硬性浮腫/掌蹠または指趾先端の紅斑が挙げられる[2]。
- 日本は諸外国と比べて発生頻度が高く，5歳以下の人口10万人あたり265人とされる[3]。
- 冠動脈瘤は川崎病急性期（0〜9日）における血管炎による血管壁の脆弱性により形成され，基本的に真性瘤で，紡錘あるいは嚢状瘤どちらの形態もとりうる。冠動脈瘤の合併は患児の15〜25％にみられる[4]。
- 冠動脈瘤のうち50〜70％は数年以内に退縮するとされるが，残存する場合は，動脈硬化性変化として狭窄や閉塞，血栓形成といった合併症を呈しうる[5]。

CTのポイント

- 冠動脈瘤の定義は隣接する血管径の1.5倍以上の拡張を示し，その範囲が血管全体の50％に満たない場合であり，日本循環器学会，日本川崎病学会，日本胸部外科学会，日本小児科学会，日本小児循環器学会，日本心臓病学会による合同研究班報告[6]では内径4mm以下が小動脈瘤，8mm未満が中等瘤，8mm以上が巨大瘤と分類されている。
- 冠動脈瘤形成例においては，およそ10年以上の経過で高率に瘤壁の石灰化を合併する（発症から5年で12％，10年で44％，20年の経過で94％に冠動脈瘤の石灰化を伴う）[7]。
- 特に巨大瘤の場合，拡張した内腔の血流停滞による壁在血栓による心筋梗塞発症が起こりうるため，血栓の有無についても評価ポイントとなる。
- CTはMR coronary angiographyに比べて，川崎病に特徴的な側副血行路の描出にも優れる。

鑑別診断

- ほかの血管炎あるいは動脈硬化による冠動脈瘤が鑑別となる。川崎病の既往，冠動脈治療歴などの臨床経過がキーとなる。

参考文献

1) Kawasaki T. Acute febrile mucocutaneous syndrome with lymphoid involvement with specific desquamation of the fingers and toes in children. Arerugi 1967; 16: 178-222.
2) Newburger JW, et al. Kawasaki Disease. J Am Coll Cardiol 2016; 67: 1738-49.
3) Makino N, et al. Descriptive epidermology of Kawasaki disease in Japan, 2011-2012: from the results of the 22nd national wide survey. J epidermiol 2015; 25: 239-45
4) Dimitriades VR, et al. Kawasaki disease: pathophysiology, clinical manifestations, and management. Curr Rheumatol Rep 2014; 16: 423.
5) Goh YG, et al. Coronary manifestations of Kawasaki Disease in computed tomography coronary angiography. J Cardiovasc Comput Tomogr 2017; 2018; 12: 275-80.
6) 小川俊一，ほか（日本循環器学会 2012 年度合同研究班報告）．川崎病心臓血管後遺症の診断と治療に関するガイドライン（2013 年改訂版）.
7) Kaichi S, et al. Acute coronary artery dilatation due to Kawasaki disease and subsequent late calcification as detected by electron beam computed tomography. Pediatr Cardiol 2008; 29: 568-73.

Bland-White-Garland症候群

真鍋徳子

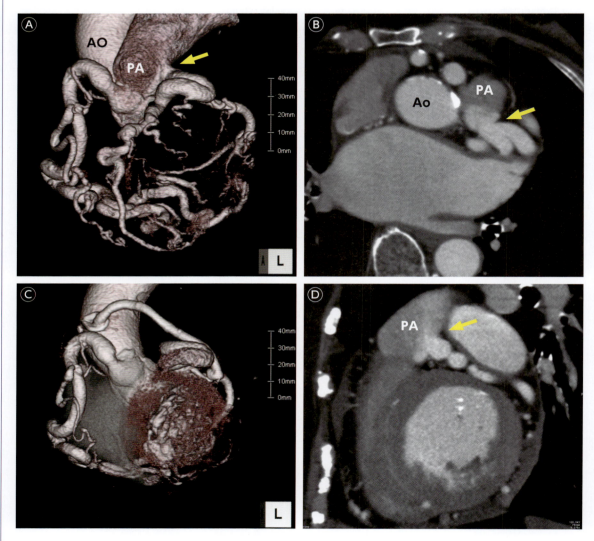

A：術前のvolume rendering像，B：体軸水平断像：大動脈（Ao）左腹側の肺動脈（PA）から左冠動脈（LCA）(⇨) が起始しているのが確認される．冠動脈は全体に拡張している．
C：**左冠動脈肺動脈開口部閉鎖＋冠動脈バイパス術後のvolume rendering像**：大動脈－大伏在静脈－左回旋枝（LCX）バイパスは開存．左内胸動脈－左前下行枝（LAD）バイパスは閉塞（描出されていない）．シャント量減少による容量負荷減少とバイパスによる需要低下で右冠動脈（RCA）からLCAへ向かう側副血行路が，術前より退縮している．
D：**体軸矢状断像**：LCA（⇨）から肺動脈へ造影剤シャントが確認される．

疾患概念

- 左主幹部（LMT）が肺動脈から起始する先天起始異常で、1956年にはじめて報告した著者らの名前からBland-White-Garland症候群と名付けられている。あるいはanomalous origin of the left main coronary artery from the pulmonary artery（ALCAPA）とよばれる。先天性心疾患の0.25〜0.5％とまれな病態である[1]。異常起始したLCAは通常と同様に前室間溝を走向する。
- 血行動態としては大動脈→RCA→側副血行路→LCA→肺動脈となる
- 左－右シャントが75％の症例で認められ、シャント比は1.5ほどである。このため盗血現象による心筋虚血を生じうる。
- 多くは幼児から狭心症様症状を呈するため、若年者の虚血性心疾患の原因となりうる[2]。多くの患者が左心不全を呈し、96％がなんらかの心電図異常を示す。成人発症はまれで、幼少期から心不全をきたす。予後はRCAからの側副血行路の発達に規定される。

CTのポイント

- LMTと大動脈基部との連続性がなく、肺動脈と連続しているのがポイント。
- 肺血管抵抗低下が生じるにつれLCAの血流は逆行し、冠動脈相での撮影において、LCA内の高濃度造影剤が低濃度の肺動脈へ逆流しているのが認められる。
- 冠動脈から肺動脈への逆流をとらえるためには、通常の冠動脈CT撮影同様、造影剤投与に引き続き生理食塩水での後押しによる右心系の造影剤フラッシュが重要である。
- RCAからの発達した側副血行路が特徴的。

鑑別診断

- 冠動脈肺動脈瘻との鑑別になるが、冠動脈肺動脈瘻では冠動脈の起始は正常である点が異なる。
- 頻度は低いがanomalous right coronary artery from pulmonary artery（ARCAPA）という別の形態の冠動脈起始異常もある。

参考文献

1) Fujimoto S, et al. Prevalence of anomalous origin of coronary artery detected by multi-detector computed tomography at one center. J Cardiol 2011; 57: 69-76
2) Wesselhoeft H, et al. Anomalous origin of the left coronary artery from the pulmonary trunk. Its clinical spectrum, pathology, and pathophysiology, based on a review of 140 cases with seven further cases. Circulation 1968; 38: 403-25.

冠動脈瘻
(coronary to pulmonary artery fistula)
真鍋徳子

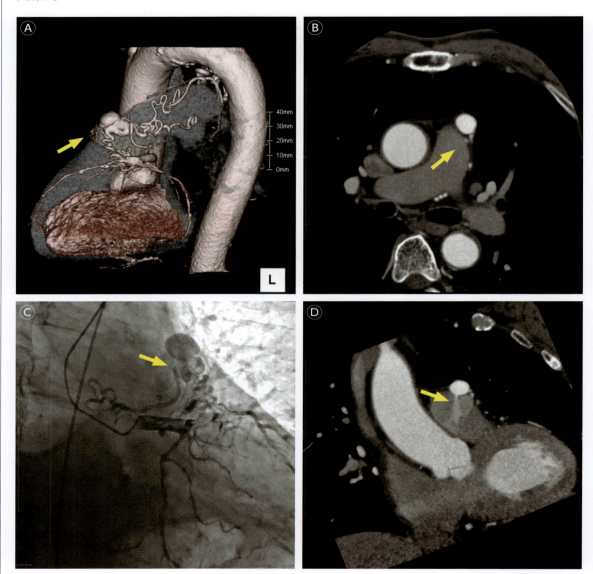

A：volume rendering像，B：体軸水平断像：左前下行枝（LAD）から肺動脈（グレー部分）へ向かう拡張蛇行した異常血管（⇨）を認める。
D：冠状断像：肺動脈本幹表面の異常血管は一部瘤化し，造影効果の低い肺動脈本幹へ高濃度の造影剤シャントが確認される（⇨）。冠動脈造影（C）に比べると，CTのvolume rendering像は複数の血管の関与の有無，開口部確認など総合的に可視化され，全体像を把握しやすい。

疾患概念

- 冠動脈瘻とは冠動脈が心内腔あるいは肺動脈と交通した状態で，先天性心疾患の0.3％と報告されてきたが，CTの普及により0.9％ほどの発生頻度といわれている[1]。冠動脈瘻の90％以上が先天性と考えられている。
- 冠動脈瘻は右冠動脈（RCA）由来が最多で約55％，次いでLAD由来が35％，回旋枝由来は10％程度とされる[2]。単独の冠動脈のみの場合とLCAとRCAの両方が関与する場合とがある。
- 冠動脈瘻は肺動脈本幹（冠動脈肺動脈瘻）あるいは右心系へ開口するが，開口部が複数存在する場合もあるため，読影に注意を要する。冠状静脈洞や上大静脈へ開口する場合もある[3]。
- 臨床症状は無症状からシャントによる心筋虚血や心不全，不整脈，感染性心内膜炎などさまざまである。シャント量により心雑音や，冠動脈の盗血現象の程度が異なる。感染性心内膜炎合併の頻度は3～12％とされ，CTで偶然発見された場合も注意深い経過観察が必要である[4]。有症状の場合は外科的にシャント血管閉鎖を行う場合がある。

CTのポイント

- CTでの読影ポイントはどの冠動脈が関与しているか，また低圧系へのシャントを示す開口部の確認である。冠動脈自体は拡張蛇行し，開口部直前で瘤状になっている場合が多い。
- 通常の体軸水平断像に加えて，肺動脈本幹の軸に沿ったMPR像が開口部確認に有用である。volume rendering像では冠動脈瘻に関与する血管の数やサイズ，開口箇所など複雑な構造を俯瞰的に観察することが可能である。

鑑別疾患

- 冠動脈瘤（川崎病，動脈硬化性）との鑑別のポイントは同じ病的拡張でも，開口部（造影剤シャント）の有無についての確認が重要である。
- 冠動脈と肺動脈の交通を認めた場合にBland-White-Garland症候群との鑑別には，LCA起始部が大動脈基部から正常起始しているかどうかがポイントとなる。冠動脈瘻では正常の冠動脈起始と走行に加えて，そこからの異常feederが確認できる。

撮影のポイント

- 頻度の高い肺動脈開口部の場合，通常の冠動脈撮影の設定で開口部がスキャン外にならないように，特に頭側の撮像範囲（FOV）の設定に注意が必要で，大動脈弓部まで含めるように推奨されている。また冠動脈からの高濃度造影剤のシャントを確認するためには，生理食塩水での後押し注入により肺動脈を含めた右心系の造影剤がウォッシュアウトされていることが重要である。

参考文献

1) Yun G, et al. Coronary artery fistulas: Pathophysiology, imaging findings, and management. Radiographics 2018; 38: 688-703.
2) Ata Y, et al. Coronary arteriovenous fistulas in the adults: natural history and management strategies. J cardiothorac Surg 2009; 4: 62
3) Wilde P, et al. Congenital coronary artery fistulae: sex new cases with a collective review. Clin Radiol 1980; 31: 301-11.
4) Said SA. Characteristics of congenital coronary artery fistulas complicated with infective endocarditis: analysis of 25 reported case. Congenit Heart Dis 2016; 11: 756-65.

心房中隔欠損症（atrial septal defect；ASD）

真鍋徳子

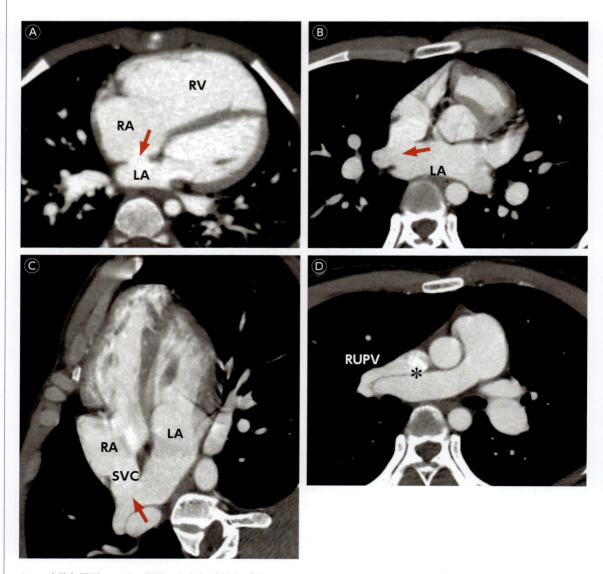

A：二次孔欠損型：16歳，男児。右室（RV）拡大が認められ，径10mmの二次孔型ASDが認められる（➡）。
B～D：静脈洞型（superior form）：2歳，男児。右房（RA）－上大静脈（SVC）連結部レベル（高位）に欠損孔を認める（➡）。
　　右上肺静脈（RUPV）がSVCへ潅流する部分肺静脈潅流異常（*）も認めた。
　　LA：左房。

疾患概念

- 先天性心疾患は約1%の頻度で発見されるが，ASDはそのうちの約6〜10%を占める[1,2]。
- 胎児期には卵円孔を介して血液が流入しているが，通常は生後数時間で塞がり卵円窩となる。
- ASDは発生部位により，卵円窩に欠損がある二次孔型，心房中隔後面の上または下大静脈付近に欠損がある静脈洞型，心室中隔に接する心房中隔前下面に欠損がある一次孔型，冠静脈壁に向かって欠損がある冠静脈洞型に分類される[1]。
- 初期の短絡方向は左から右であり，健診時に偶然発見されることが多い。幼児〜小児期には無症状で経過することが多く，小さなASDでは生後数年間で自然閉鎖する例もある[3]。より大きめのASDが持続すると，加齢とともに大量の短絡が起こり，右心系に容量負荷が生じる。その結果，肺高血圧，肺血管抵抗上昇，および右室肥大をきたし，労作時呼吸困難，動悸，息切れ，易疲労性などの症状が生じる。上室頻拍，心房粗動，心房細動などの心房性不整脈の合併が生じることもある[1]。
- 大量の短絡が修復されない場合，肺動脈圧，肺血管抵抗上昇が顕著となり，成人期にはチアノーゼを伴う両方向性の心房位短絡が生じうる (Eisenmenger症候群)[4]。

CTのポイント

- 体軸水平断像でも，心房中隔の卵円窩部分における欠損像を確認できる。同部の最大欠損孔径を測定する。
- 欠損孔を介して左房の高濃度造影剤が生理食塩水の後押し注入で造影剤がウォッシュアウトされて低濃度となっている右房へシャントしているのが確認される。造影剤シャントが噴く方向は心房中隔に対して垂直であることが多い[5]。
- 左右シャントを反映して右房・右室の拡張を認める。
- 肺高血圧が生じると肺動脈本幹径の拡大を生じる。
- 肺静脈の灌流異常の合併の有無の評価にCTは優れる。ただし，心臓に限った狭い撮像範囲ではなく，縦隔全体に拡げること。

鑑別診断

- 卵円孔開存 (patent foramen ovale；PFO)。ASD同様にPFOでも造影剤の左右シャントが認められるが，造影剤の噴く方向が下方 (心房中隔に対して鋭角に下大静脈方向へ向かう) であることと，flapとよばれる隔壁が同部に確認できる点でASDとは異なる。

参考文献

1) Geva T, et al. Atrial septal defects. Lancet 2014; 383: 1921-32.
2) Hoffman JI, et al. The incidence of congenital heart disease. J Am Coll Cardiol 2002; 39: 1890-900.
3) Hanslik A, et al. Predictors of spontaneous closure of isolated secundum atrial septal defect in children: a longitudinal study. Pediatrics 2006; 118: 1560-5.
4) Sachweh JS, et al. Hypertensive pulmonary vascular disease in adults with secundum or sinus venosus atrial septal defect. Ann Thorac Surg 2006; 81: 207-13.
5) Kim YJ, et al. Interatrial shunt detected in coronary computed tomography angiography: differential features of a patent foramen ovale and an atrial septal defect. J Comput Assist Tomogr 2008; 32: 663-7.

I 心臓CTに役立つ心臓・冠動脈の解剖アトラスと知っておきたい心疾患

冠動脈起始異常
(anomalous origin of coronary artery)

真鍋徳子

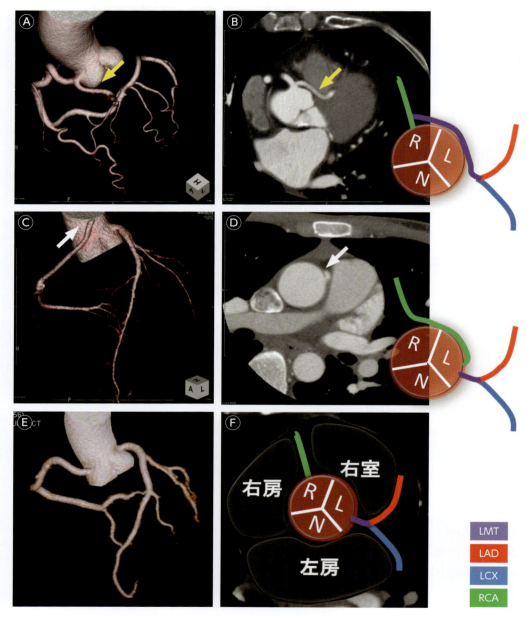

A, C, E：volume rendering像　　B, D, F：体軸水平断像（Fはシェーマ）
A, B：80歳代，女性．狭心症状．通常の大動脈3時方向から分岐するはずの左主幹部（LMT）が同定されず，右冠動脈（RCA）から左冠動脈（LCA）が起始するsingle coronary artery（⇨）．
C, D：10歳代，男性．川崎病の既往．RCAは通常よりも時計軸方向左冠尖近傍から分岐かつ高位分岐（⇨）したのちに，大動脈と肺動脈間を走向するmalignant courseの起始異常を示す．RCA#2には限局的な瘤化も認める．
E, F：70歳代，女性．冠動脈分岐正常例．

026

疾患概念

- 冠動脈の起始異常には，①肺動脈から起始する（Bland-White-Garland症候群：p.20），②大動脈から起始するがほかの冠動脈洞や高位など通常と異なる部位から起始する，③ほかの冠動脈から起始する場合，がある（**A，B**）[1]。

- 大動脈または冠動脈からの冠動脈起始異常の発生頻度は成人例の1%前後と報告されているが[2, 3]，多くの場合は心筋血流の低下は認められず，無症状で発見されることが多い。冠動脈の起始部位や走行経路でいくつかのパターンが考えられる。そのなかでも，冠動脈が大動脈と肺動脈の間を通る例（**C，D**）では，冠動脈の急な屈曲や，一時的な狭窄により血流が低下し，運動中または運動直後に突然死や不整脈が生じうるため，malignant subtypeともよばれ厳重な注意が必要である。America College of Cardiology（ACC）/AHAのガイドラインでは，以下の場合に外科的冠血管再建術が推奨されている[4]。

> a. 大動脈と肺動脈の間をLMTが走行する場合
> b. 冠動脈圧迫による虚血が生じた場合（冠動脈が大動脈と肺動脈の間を走行する場合や壁内走行の場合）
> c. RCAが大動脈と肺動脈の間を走行する症例で虚血が確認された場合

- 冠動脈起始部がsinotubular junction（ST-J）より1cm以上頭側（高位）より分岐している場合を，冠動脈高位起始（high take off）とよぶ（**C，D**）。冠動脈造影の際にカテーテル挿入困難となる場合がある。

CTのポイント

- 冠動脈起始異常の評価には冠動脈CTおよびMR angiographyが有用である[4]。冠動脈CTは冠動脈造影と比較して，冠動脈の起始部，走行，狭窄部位の長さなどの空間的形態的特徴を評価するのに優れている[5]。またMRAと比較して撮像時間が短く，空間分解能が高いメリットがある。

- 実際の読影ではvolume rendering像やangiographic viewにより冠動脈起始，走行の概観をとらえ，水平断像，血管短軸像，slab MIP像，curved MPR画像により詳細な評価を行う。読影医は，冠動脈異常の多様性やそれが及ぼす危険性の有無に関しても精通している必要がある。

参考文献

1) Shriki JE, et al. Identifying, characterizing, and classifying congenital anomalies of the coronary arteries. Radiographics 2012; 32: 453-68.
2) Fujimoto S, et al. Prevalence of anomalous origin of coronary artery detected by multi-detector computed tomography at one center. J Cardiol 2011; 57: 69-76.
3) Frescura C, et al. Anomalous origin of coronary arteries and risk of sudden death: a study based on an autopsy population of congenital heart disease. Hum Pathol. 1998; 29: 689-95.
4) Warnes CA, et al. ACC/AHA 2008 guidelines for the management of adults with congenital heart disease: a report of the American College of Cardiology/American Heart Association Task Force on Practice Guidelines (Writing Committee to Develop Guidelines on the Management of Adults With Congenital Heart Disease). Developed in Collaboration With the American Society of Echocardiography, Heart Rhythm Society, International Society for Adult Congenital Heart Disease, Society for Cardiovascular Angiography and Interventions, and Society of Thoracic Surgeons. J Am Coll Cardiol 2008; 52: e143-263.
5) Cheezum MK, et al. Anomalous origin of the coronary artery arising from the opposite sinus: prevalence and outcomes in patients undergoing coronary CTA. Eur Heart J Cardiovasc Imaging 2017; 18: 224-35.

大動脈二尖弁 (bicuspid aortic valve)

真鍋徳子

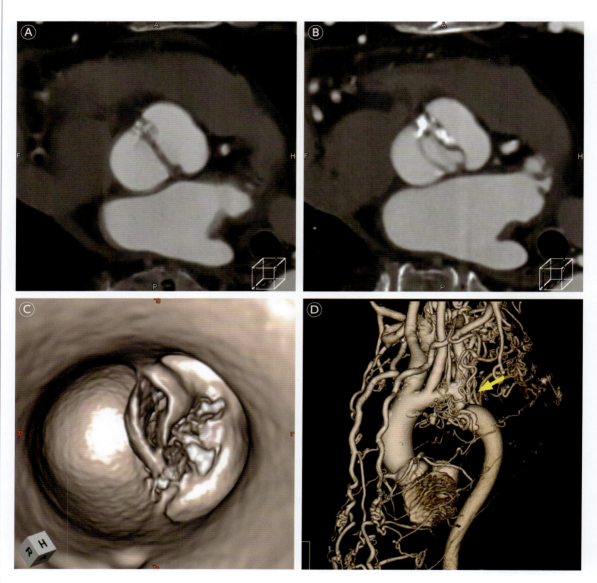

70歳代，男性。
A：拡張期，B：収縮期：大動脈弁がみえるレベルの血管短軸像では通常の三尖が確認されず，二尖のみ。収縮期にはfish mouthと表現される弁の開口制限を認める。
C：3Dの血管内視鏡像でみると，弁尖の石灰化の程度や大動脈弁口の状態が詳細に評価できる。本症例は大動脈縮窄症を合併しており，D：volume rendering像でみると，大動脈遠位弓部の狭窄（⇒）と周囲には側副血行路の発達を認める。

疾患概念

- 大動脈弁は左室と大動脈を隔てており，通常は半月型の弁尖が3枚存在する(右冠尖，左冠尖，無冠尖)。左室の収縮時に開くことで血液を大動脈から全身に送り出し，拡張時に閉じることで逆流を防いでいる。

- 大動脈二尖弁の発生頻度は1%前後と，最も頻度が高い先天性心疾患である[1]。発見契機は，新生児期発症例，30〜40歳代で閉鎖不全により発症する例，50〜60歳代で狭窄により発症する例，無症状で偶発的にみつかる例など多岐にわたる。感染性心内膜炎を合併することがあるが，剖検例での検討では10〜40%にみられ，その多くは30〜40歳代で，50歳以上では比較的少ないと報告されている[1,2]。

- 弁尖の癒合部位は，左冠尖と右冠尖(前後型)，右冠尖と無冠尖(左右型)に多くみられる。半数以上の症例で癒合した弁尖の間に縫線とよばれる線状構造が認められるが，縫線を認めない例では弁輪狭小と狭窄が生じやすい[3,4]。

- 加齢に伴い弁尖の線維性肥厚性変化，逸脱が起こり，40歳を過ぎるころには石灰化も加わり，可動性の低下や狭窄・逆流が生じる。狭窄の頻度は加齢とともに増加し，50歳以上では46%，70歳以上では73%に上ると報告されている[2]。

CTのポイント

- 高齢者では，通常の三尖弁の場合でも大動脈弁の石灰化がみられることがあるが，二尖弁の場合はより若年から生じはじめる。左右型に比べて前後型のほうが石灰化が生じやすく，狭窄になりやすい[5]。

- 上行大動脈や大動脈弁輪の拡大，大動脈解離，大動脈縮窄などの大動脈病変，心室中隔欠損などを合併することがある。

参考文献

1) Roberts WC. The congenitally bicuspid aortic valve. A study of 85 autopsy cases. Am J Cardiol 1970; 26: 72-83.
2) Fenoglio JJ, Jr., et al. Congenital bicuspid aortic valve after age 20. Am J Cardiol 1977; 39: 164-9.
3) Angelini A, et al. The morphology of the normal aortic valve as compared with the aortic valve having two leaflets. J Thorac Cardiovasc Surg 1989; 98: 362-7.
4) Jilaihawi H, et al. A Bicuspid Aortic Valve Imaging Classification for the TAVR Era. JACC Cardiovasc Imaging 2016; 9: 1145-58.
5) Beppu S, et al. Rapidity of progression of aortic stenosis in patients with congenital bicuspid aortic valves. Am J Cardiol 1993; 71: 322-7.

I 心臓CTに役立つ心臓・冠動脈の解剖アトラスと知っておきたい心疾患

左房・左心耳血栓

真鍋徳子

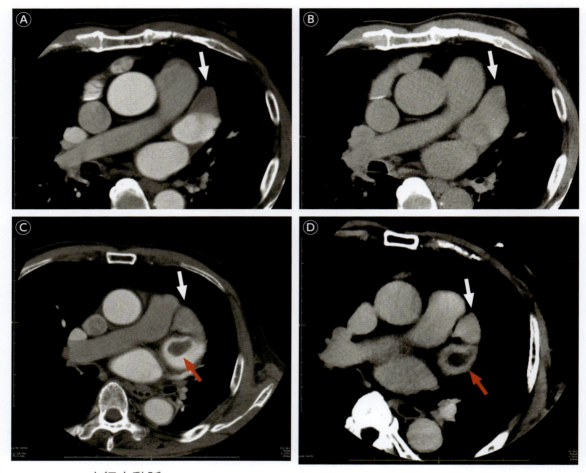

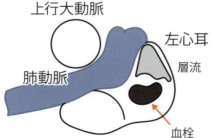

A, B：**偽陽性側**：60歳代，男性。持続性心房細動：A（造影早期相）では左心耳先端に造影欠損が認められるが（⇨），B（造影後期相）では消失しており，層流による偽陽性所見。

C, D：**左房血栓**：70歳代，男性。持続性心房細動：C（造影早期相）ではA同様に左心耳先端に，D（造影後期相）で消失する層流（⇨）を認める。一方，左房内にはC，Dとも再現性のある造影欠損像（➡）があり，左房血栓の所見。

疾患概念

● 心房細動に対する左房のアブレーションは広く行われているが，手技中の塞栓症を予防するため術前に左心房および左心耳血栓の除外が必須である。経食道超音波検査が血栓評価に用いられてきたが，より低侵襲で客観的な方法としてCTが有用である。

● 血栓は通常，造影CTで血液プール腔内の高濃度の造影剤内に造影欠損像として確認される。ただし，左心耳は先端が盲端となっており，ときとして造影剤が十分に充満しないタイミングで撮影されると，造影剤が混ざりきっていない血液部分が低濃度に描出され，血栓との鑑別が問題となってきた。

CTのポイント

● 冠動脈相（造影早期相）では左心耳先端には造影剤が十分に混ざらず，背側の高濃度造影剤と腹側先端の血液を反映した低濃度域とが層流にみえる場合があり，血栓と誤診しやすく注意が必要。特に心房細動などで左心耳が拡張している場合に，この偽陽性所見がよく認められる。

● 層流は造影剤と血液が比較的直線的に分離される（fluid-fluid level形成）のに対して，血栓は重力分布とは異なり，球形を呈することが多いのが特徴である。

● 鑑別には造影剤投与から1〜2分後の造影後期相で，十分に造影剤が左房および左心耳先端に充満している状態で再現性の確認が必要[1]。

● 2回撮影により血栓検出の特異度が上昇するが，被ばくが問題となっていた。

● 近年では一度の撮影でもdual energy技術を用いることで血栓と偽陽性の層流とを鑑別できるとの報告もある[2]。

参考文献

1) Hur J, et al. Left atrial appendage thrombi in stroke patients: detection with two-phase cardiac CT angiography versus transesophageal echocardiography. Radiology 2009; 251: 683-90.

2) Hur J, et al. cardioembolic stroke: Dual-energy cardiac CT for differentiation of left atrial appendage thrombus and circulatory statis. Radiology 2012; 263: 688-95.

II

心臓CTを使いこなすために知っておくべき知識

Ⅱ　心臓CTを使いこなすために知っておくべき知識

役立つ心臓CTの撮り方，基礎知識
心電図同期撮影法および再構成法の選び方
（心拍数別撮影位相も含む）

● 高柳知也

心電図同期撮影法

● 常に拍動している心臓を静止画像として得るために心電図と同期して撮影を行う。

● 心電図同期撮影にはretrospective gating（心電図同時記録撮影法）とprospective triggering（心電図同期撮影法）がある。

● retrospective gating：心電図を取り込みながら撮影を行い，撮影終了後に任意の心位相を選択し再構成を行う方法である。RR間隔すべての心位相を連続ばく射で撮影するため被ばく線量が高くなる（図1A）。

● 冠動脈がCTで評価できるようになった初期はretrospective gating が一般的であったが，近年では冠動脈評価目的のみで用いられることは少なくなっている。しかし不整脈症例や心位相を1周期必要とする心機能解析を行う場合に用いられる。

● また，被ばく低減機能として再構成に不要な心位相を低管電流に設定して撮影するECG modulationがある（図1B）。

● prospective triggering：撮影前の心電図からあらかじめ静止心位相を予測し，必要な心位相のみにばく射設定する方法である。R波をトリガーしてから設定した遅延時間後にX線ばく射を行うため，retrospective gatingより低被ばくである（図1C〜F）が，不整脈には対応できない場合がある。

スキャン方式

● CTのスキャン方式には患者テーブルを固定した状態で撮影するconventional scanと移動しながら撮影するhelical scanの2種類がある。

● 心臓はZ軸方向に10〜12cmほどあるため検出器幅が8cm以下の装置ではhelical scanが一般的（図1A〜C）である。しかし，conventional scan後にテーブルを移動し，異なった場所を再度conventional scanし，さらにテーブルを移動し，これを複数回繰り返してprospective triggeringで撮影するstep and shoot方式もある（図1D）。このstep and shoot方式は被ばく線量が低い。

● helical scanでは連続した心拍で再構成するが，step and shoot方式

ではばく射後テーブル移動し次のばく射をするため2心拍に1回ばく射となる。そのためstair stepアーチファクトがhelical scanより発生しやすい。

- dual source CTでは高い時間分解能とビームピッチでsingle source CTよりも短時間で撮影が可能であり，最新のdual source CTでは超高速helical scanにより1心拍撮影も可能である（図1E）。
- 検出器幅が16cmのCT装置では心臓全体をカバーできるのでconventional scanが用いられ，最短で1心拍撮影が可能である（図1F）。

図1

スキャン方式

retrospective gating

Ⓐ helical scan 連続ばく射　　Ⓑ helical scan ECG modulation

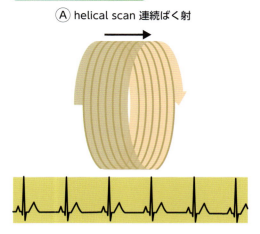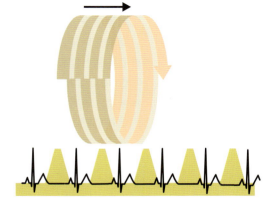

prospective triggering

Ⓒ helical scan flash scan　　Ⓓ conventional scan step and shoot scan　　Ⓔ 二重helical scan flash spiral　　Ⓕ conventional scan volume scan

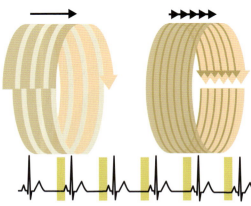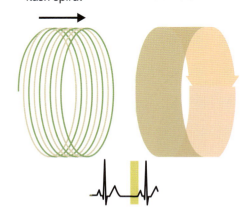

心電図同期再構成法

- 心臓CTでは静止画像を得るために高い時間分解能が必要となる。そのため約180°分のraw dataを使用したハーフ再構成が一般的である。
- ハーフ再構成には1心拍のデータで再構成を行う非分割式ハーフ再構成と複数心拍のデータからハーフ再構成を行う分割式ハーフ再構成がある。
- **非分割式ハーフ再構成**は1回転時間の約半分が時間分解能となる(図2A)。
- **分割式ハーフ再構成**では2心拍および3心拍を使用した再構成では最短で回転時間の約25%,約17%が時間分解能となる(図2B, C)。分割式ハーフ再構成の最大の利点は時間分解能の向上だが,時間分解能は撮影時の心拍数に依存し,さらにhelical scanではビームピッチにも依存して変化する。
- そのため常に最速回転で撮影するのではなく撮影時の心拍数を予測し回転速度を選択,さらにhelical scanではビームピッチを変化させ,高い時間分解能となるようにする(図3)。
- 心拍数と回転時間が同期し再構成開始角度が一致してしまう**resonance case**では非分割式ハーフ再構成と同等となる(図2D)。
- また,複数心拍のデータを用いるので同じ位置に冠動脈が戻ってくることが前提となる。従って冠動脈の位置ずれがある場合はボケとなり画質低下の原因となる(図4)。

図2

非分割式ハーフ再構成と分割式ハーフ再構成

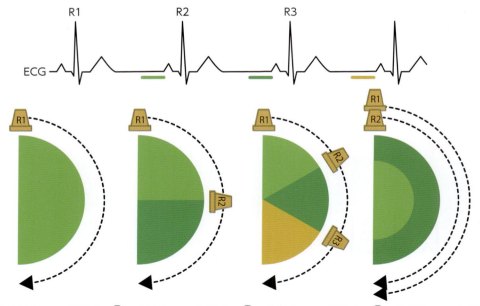

(A) 非分割式ハーフ再構成　(B) 2分割式ハーフ再構成　(C) 3分割式ハーフ再構成　(D) 2分割式ハーフ再構成 (resonance case)

図3

Aquilion™ 64の時間分解能曲線

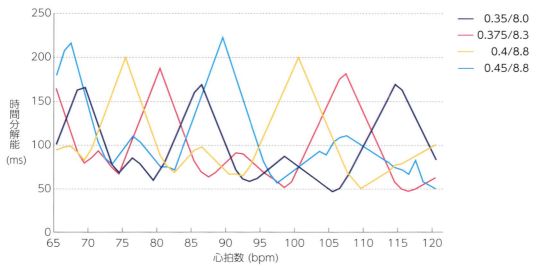

各回転速度の最低ビームピッチ条件で作成

図4

冠動脈が同じ位置に戻っていない症例の一例

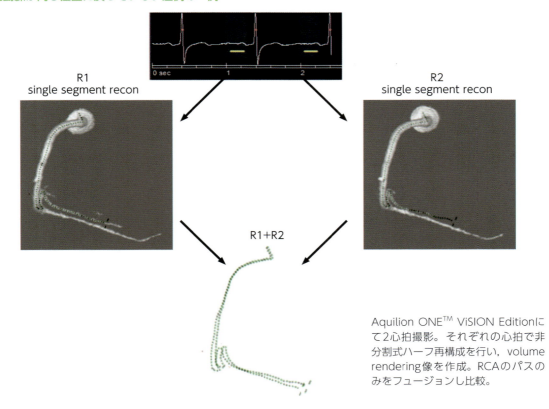

Aquilion ONE™ ViSION Editionにて2心拍撮影。それぞれの心拍で非分割式ハーフ再構成を行い，volume rendering像を作成。RCAのパスのみをフュージョンし比較。

Prospective triggeringのばく射位相設定について

- 冠動脈を評価目的とした心臓CTを行うケースでは静止画像を得られる心位相のみあれば十分であり，再構成に寄与しない心位相のばく射は無駄になる。従って撮影中にX線ばく射のonとoffが可能なprospective triggeringによる被ばくの低減が可能である。
- 低被ばくで静止画像を得るためには，撮影前の心電図から必要な時間分解能とRR間隔のどの心位相にばく射設定をするかを決定しなければならない。
- 非分割式再構成の時間分解能は1回転時間の約半分となるので，例えば0.35s/rotのCT装置では175msとなる。従って心臓が175ms以上静止していると予測できるケースでは非分割式ハーフ再構成を前提としたプランを，静止時間が175ms未満と予測されるケースでは分割式ハーフ再構成を前提としたプランを考慮する。
- 心臓の静止画像が得られる心位相は収縮末期と拡張中期(緩速流入期)となる。緩速流入期の時間は撮影前の心電図より予測が可能である。

TECHNICAL POINT

撮影前の心電図RR時間からPQ時間を引いた時間を計測することで緩速流入期(SF)の時間を推測できる[1]。
50%予測区間　SF(ms)＝－362＋0.742(RR－PQ)
95%予測区間　SF(ms)＝－443＋0.742(RR－PQ)
50%予測区間および95%予測区間で算出された緩速流入期時間は，それぞれ50%，95%の確率で担保される(図5)。

図5

RR時間，PQ時間とSF時間の関係および±95%予測区間

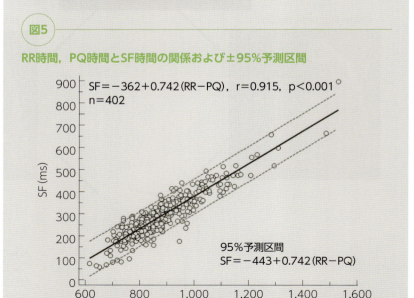

- 拡張中期を狙った撮影では，あらかじめ上記式より緩速流入期の時間を予測し，非分割式ハーフ再構成が可能か，分割式ハーフ再構成が必要となるか判断する。
- 収縮末期再構成で評価可能な画質を得るには時間分解能は100ms以下が必要である[2]。従って収縮末期を考慮した場合，single sourceのMDCTでは分割式ハーフ再構成で時間分解能が100ms以下となるようなプラン構築が必須である。

ばく射位相の選択

- 静止画像を得られる心位相は撮影時の心拍数によって収縮末期となる場合と拡張中期となる場合がある。Aquilion ONE™ ViSION Edition（0.275s/rot）では図6のような結果であった[3]。従ってPQ時間が正常で心拍数65bpm以下であれば拡張中期のみであったが，65～80bpmでは収縮末期と拡張中期が混在した。このため65～80bpmでは収縮末期と拡張中期の両方をばく射する設定とし，80bpm以上では収縮末期位相のみを狙った設定とすることにより，画像再構成に使用しない位相のばく射を避け被ばくを低減することができる。

図6

正常洞調律における心拍数と最適心位相（拡張中期，収縮末期）の割合

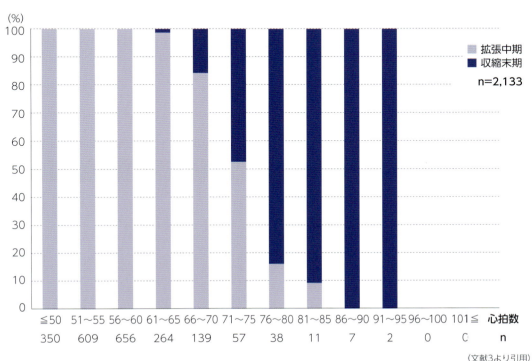

（文献3より引用）

TECHNICAL POINT

RR時間と再構成心位相の関係（図7）により，事前に静止心位相が予測できる[2]。

収縮末期位相（ES）recon phase（ms）＝ 119＋0.286RR

拡張中期位相（MD）recon phase（ms）＝－17＋0.763RR

図7

撮影時RR時間と再構成心位相の関係

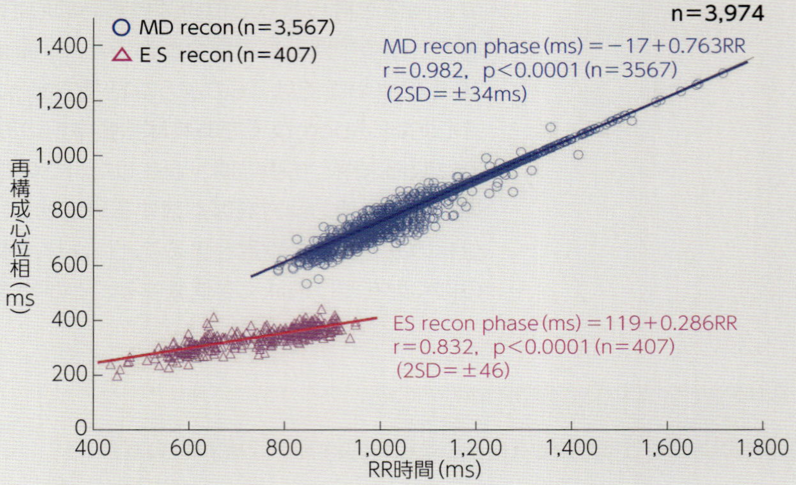

n=3,974

○ MD recon（n＝3,567）
△ ES recon（n＝407）

MD recon phase（ms）＝－17＋0.763RR
r＝0.982，p＜0.0001（n＝3567）
（2SD＝±34ms）

ES recon phase（ms）＝119＋0.286RR
r＝0.832，p＜0.0001（n＝407）
（2SD＝±46）

縦軸：再構成心位相（ms）
横軸：RR時間（ms）

● これらを踏まえて構築したAquilion ONE™ VISION Editionの撮影プロトコルを示す（図8）。

図8

Aquilion ONE™ VISION Editionの撮影プロトコル

HR	phase	scan phase	scan beat	mA & Recon.
51		75〜75%	1beat	30% mA Full Recon.
56	MD	75〜75%	1beat	50% mA APMC Recon.
61		75〜75%	1beat	100% mA Half Recon.
64		75〜75%	2beat	100% mA Seg Recon.
80		35〜80%	2beat	100% mA Seg Recon.
100	ES	250〜400ms	2beat	100% mA Seg Recon.
120		210〜360ms	3beat	100% mA Seg Recon.

APMC：体動補正ソフト，mA：管電流

● Aquilion ONE™では心電図同期再構成においても1回転分のデータを使用したフル再構成が可能である。95%予測区間 SF (ms) ＝－443＋0.742 (RR－PQ) で，PQ時間を200msとした場合，フル再構成が可能な心拍数は51bpm以下となる。事前にフル再構成が可能と判断した場合は，CT-AEC (auto exposure control) で算出された管電流を1/2とすることも可能である。もし，逐次近似応用再構成を用いるならばさらに管電流を下げることができるので，被ばく低減につながる[4]。また，PQ時間が200msより長い症例（Ⅰ度房室ブロック）で，緩速流入期時間が138ms以上あり，拡張中期を狙うケースでは，MD recon phase (ms) ＝RR－PQ＋262－0.371 (RR－PQ) より絶対値位相を求め，相対値に変換することでばく射位相の最適化ができる。

参考文献

1) Sano T, et al. Significance of PQ interval in acquisition of coronary multidetector row computed tomography. J Cardiol 2009; 54: 441-51.
2) 佐野始也，ほか. 収縮末期再構成となった高心拍数症例の冠動脈CT撮影におけるRR間隔，最適再構成心位相，時間分解能，画質の関係 -高心拍数症例の最適撮影プロトコルを求めて-. 日放技学誌2011; 67: 765-71.
3) 高柳知也. 心臓CTの基礎から臨床・読影まで（2）明日から使えるハーフ再構成とフル再構成. 日放技会誌 2016; 63: 766-72.
4) 高柳知也，ほか. 320-ADCT (0.275 s/rot) による冠動脈CT血管造影におけるハーフ再構成，体動補正ソフト (APMC) およびフル再構成の限界 (RR-PQ) 時間. 日放技学誌 2016; 72: 496-502.

Ⅱ 心臓CTを使いこなすために知っておくべき知識

役立つ心臓CTの撮り方，基礎知識
静脈ルートの確保
（右か左か？　注入速度と針ゲージ）

● 八巻　伸

● 心臓CT検査では一般に造影剤の初回循環をとらえることに加え，高い造影効果を得ることが重要となる。高い造影効果を得るためには造影剤をbolus投与する必要がある。このためにはbolus投与可能で，高い造影効果を担保できる静脈ルートを選択する必要がある。

血管確保

● 血管確保は侵襲的な処置であり，太い注入針ほど患者負担は大きくなる。注入針は造影剤の種類，注入速度，注入圧[*1]を考慮して選択する必要がある。注入針の違いによる注入速度と注入圧の関係を図1に示す。造影剤は種類や温度により粘稠度が異なり注入圧も変化する。注入圧の上限を10kg/cm²とした場合，22G留置針では3mL/s以下，20G留置針では3〜6mL/sが適切と考える。翼状針などの金属針では注入時に血管損傷のおそれもあるため，留置針（プラスチック針）で血管確保が望ましい。

● 使用する造影剤は体温程度に加温しておくとよい。造影剤には粘度があり，加温することで粘稠度は低くなる。粘稠度が高いほどインジェクターにかかる圧力は高くなり，圧力リミッターが作動し，目的とした注入速度が出ない可能性がある。また血管にかかる圧力も高くなるため，血管痛

[*1] 本章で用いる注入圧はインジェクターが表示する注入圧（プランジャーにかかる圧力）であり，注入針先端の圧力とは異なる。

図1

注入針の違いによる注入速度と注入圧の関係（加温したイオメプロール350mgI製剤）

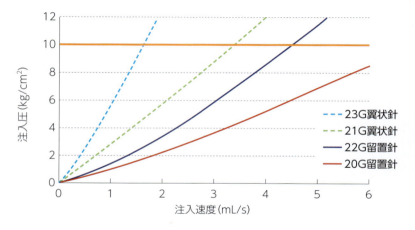

や血管外漏出の可能性も高くなる。
- 造影CT検査時は造影専用の血管確保が推奨される。抗ヒスタミン薬や副腎皮質ホルモンなどの薬剤を造影剤と混合すると配合変化を起こすことが報告されている[1, 2]ことに加え，チューブ内に残った薬剤をbolus投与してしまうおそれがあるため，ほかの薬剤の投与に用いているルートは使用せず，造影剤専用の血管確保が望ましい。新たな血管確保が困難で，ほかの薬剤と同じルートから造影剤を投与する場合は，投与前にチューブ内を生理食塩水などで適切な速度で後押しするなどして薬剤の混合を避けるべきである。

穿刺

- 穿刺は左上肢よりも右上肢が望ましい。左腕頭静脈は大動脈弓を乗り越えて上大静脈に流入するため右腕頭静脈に比べ生理的に長く，うっ滞や頸静脈への逆流の可能性が高いことに加え，迂回路を通ることにより造影剤が拡散し，適切な造影効果を担保することができなくなるおそれがある（図2）。ただし乳房切除術後やシャント造設をしているほうの上肢

図2
腕頭静脈の解剖と灌流障害

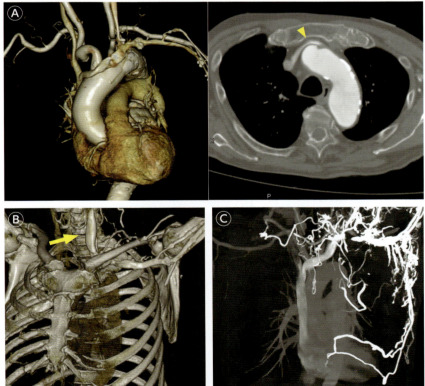

A：左腕頭静脈が大動脈弓を乗り越えている（volume rendering像（左）とaxial像（右）▷）
B：左頸静脈への逆流（⇨）
C：狭窄に伴う側副血行路への造影剤の流入

での静脈ルートの確保は避けたほうがよい。乳房切除術では腋窩リンパ節の郭清が同時に行われることがありリンパ液の環流が低下しているため，感染のリスクが高まる。またシャント側に穿刺するとシャントに負担をかけることになり閉塞などシャントを長持ちさせることができなくなる。

- 穿刺部位は通常，筋肉が少なく柔らかい肘窩部の肘正中皮静脈，橈側皮静脈，尺側皮静脈の血管のうち，太さ，深さ，弾性力などの観点から最も適した血管を選択する（図3）。鎖骨下静脈に直接流入する肘尺側皮静脈が望ましいが，尺側皮静脈の直下を正中神経本幹（前腕内側皮神経）が走行しているため，末梢神経損傷の可能性が高く，穿刺は避けたほうがよい。正中皮静脈の深層には上腕動脈や正中神経があり，静脈を貫通する穿刺手技は避けたほうがよい。橈側皮静脈では前腕外側皮神経が走行している場合があり，どの血管を穿刺しても神経損傷を完全に防ぐことはできない。前腕部の静脈は網目状に分布しておりbolus性を担保できない可能性がある。よって肘正中皮静脈が穿刺と流入の面から最適と考える。しかし実際の現場では肘橈側皮静脈や前腕部の尺側皮静脈から穿刺をせざるをえないときもある。穿刺部位と注入速度について表1にまとめる。

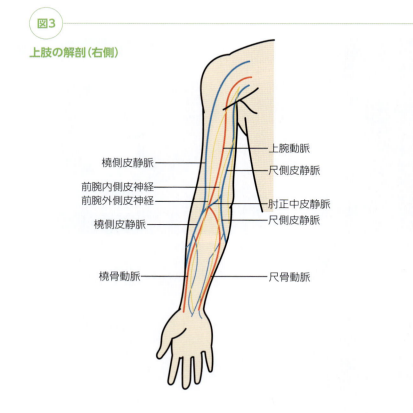

図3　上肢の解剖（右側）

表1

穿刺部位と注入速度

	右上肢	左上肢
穿刺部位	○	△

穿刺血管	肘正中皮静脈	肘尺側皮静脈	肘橈側皮静脈	前腕部
穿刺の面	○	△	○	△
流入の面	○	○	△	△

穿刺針	22G留置針	20G留置針	翼状針
注入速度	3mL/s以下	3〜6mL/s	×

○：推奨する　△：可能であれば避ける　×：推奨しない

- bolus投与に伴い，造影用のシリンジやエクステンションチューブなど造影ルートには高い圧力がかかるため，事前の耐圧性能の確認が必要となる。機器や機材の添付文書には耐圧限界が記載されており，種類によっては高圧注入ができないものやインジェクターの使用を認めていないものもある。インジェクターの圧力リミッターは耐圧限界を超えないように設定する。耐圧限界の上限を超えた設定を行った場合や耐圧でないシリンジやエクステンションチューブを使用すると破損するおそれがあり，安全性の担保が困難である。

撮影範囲が広範囲となるケース

- 心臓に加え大血管の撮影を行うなど撮影範囲が広範囲となるケースでは，エクステンションチューブの延長が必要となる場合がある。しかし過度の延長はチューブ内の抵抗を増やし圧力リミッターの動作に影響を与えるため，設定した注入速度が担保できないケースを生じるおそれがある。また，チューブ内容量の増加により造影剤到達時間の遅延，造影剤注入量の減少や生理食塩水の後押しの量を調整するなどして造影効果を担保するための対策が必要となる。

Tips

心臓内の空気

造影CT検査において穿刺から造影剤注入までの間に迷入したと考えられる空気を心臓内で視認することがあり（図4），当院の心臓CT検査における発生率は19％であった。静脈への空気の混入は空気量が10mLまでであれば肺塞栓症などを招くリスクはないとされており[3, 4]，一般的な点滴ルート内に置き換えると，10mLは長さが2m程度となり，造影CT検査時に10mL以上の空気が迷入するリスクは低いと考える。しかし中隔欠損症や卵円孔開存（図5）などにより右左シャントがあった場合，右心から左心に空気が流れ込み，奇異性脳梗塞症などの空気塞栓症を引き起こす可能性もある。特に卵円孔開存はまれな病態ではなく，一般剖検の集計によれば26％と報告されている[5]。診療放射線技師法改正に伴い，2015年より診療放射線技師はインジェクターを用いた場合は造影剤投与を行うことができるため，技師の手で誤って空気を注入するリスクがあることからチューブ内や接合部の空気がないか確認が必要となる。

図4

心臓内に迷入した空気（▷）

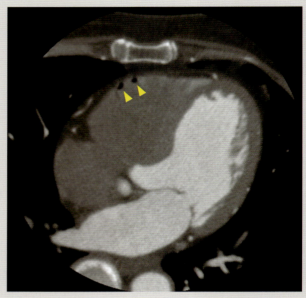

図5

卵円孔開存症例（左房から右房への流入ジェット（◯）を認める）

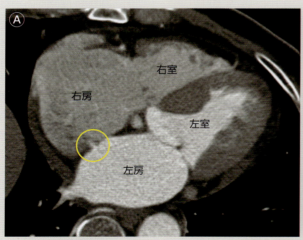
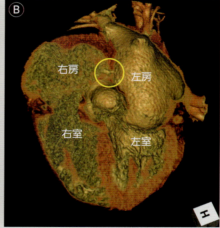

A：axial像，B：VR像

Tips

上肢挙上時の注意点

心臓CT検査において通常両側の上肢を挙上して検査を行う。上肢の過度の挙上や胸郭出口症候群などによる灌流障害がある場合，造影剤の到達時間の遅延や撮影時に設定された造影剤量が到達できずに十分な造影効果を得られないことを経験する。鎖骨下静脈は，解剖学的に鎖骨と第1肋骨の間の肋鎖間隙，小胸筋の肩甲骨烏口突起停止部の後方を走行するため絞めつけや圧迫を受けやすく（➡），上肢を挙上することでさらに絞めつけや圧迫を受ける可能性が高い。そのため過度の上肢の挙上には注意すべきである（図6）。また肘の屈曲は，そこに圧力がかかり造影剤の血管外漏出（皮下漏れ）や圧力リミッターが作動し設定した注入速度が出ない可能性があるので，肘はなるべく伸展させるべきである。

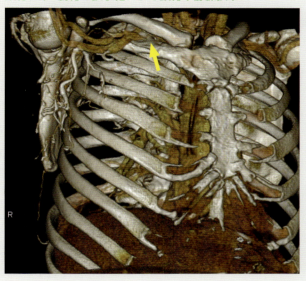

図6

鎖骨と第1肋骨の狭小化による鎖骨下静脈狭窄

参考文献

1) Irving HD, et al. Incompatibility of contrast agents with intravascular medications. Work in progress Radiology 1989; 173: 91-2.
2) Kim SH, et al. Incompatibility of water-soluble contrast media and intravascular pharmacologic agents : an *in vitro* story. Invest Radiol 1992; 27: 45-9.
3) Tunnicliffe FW, et al. The intravenous injection of oxygen gas as a therapeutic measure. Lancet 1916; 188: 321-3.
4) Simpson K. Air accidents during transfusion. Lancet 1942; 1: 697-8.
5) Lee HY, et al. A case of paradoxical air embolism in the coronary artery through a patent fcramen ovale demonstrated by coronary CT angiography. Clin Imaging 2013; 37: 167-9.

Ⅱ 心臓CTを使いこなすために知っておくべき知識

役立つ心臓CTの撮り方，基礎知識
前処置薬剤の使用方法

● 佐藤英幸

亜硝酸薬

- 冠動脈は常に最大拡張しているのではなく，普段はある程度収縮した状態にある．亜硝酸薬は全身の血管平滑筋を弛緩させる特徴があり，心臓CTで対象になる冠動脈を拡張させる効果が得られる．血管が拡張していない状態で検査を行ってしまうと，狭窄の過大評価（正常血管が拡張していないので狭窄を過大に評価する）や分解能の面で冠動脈の遠位側が評価困難になってしまう．そのため，心臓CTの最大の目的である狭窄病変の評価をするためには亜硝酸薬を用いて検査するほうがよい（図1）．
- 亜硝酸薬投与後に血漿中濃度が最大になるのは4〜5分ほどであり，15分経過すると投与前と同等になる．血管拡張持続時間についての報告はないが，しっかりと拡張した状態で本撮影するには，使用するタイミン

図1

亜硝酸薬による冠動脈拡張の違い

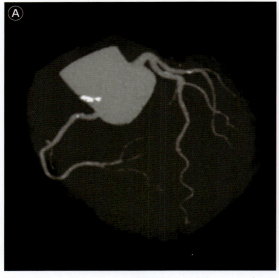 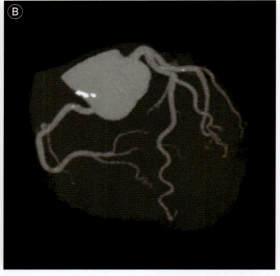

亜硝酸薬なし（A）に比べて**亜硝酸薬あり（B）**のほうが血管拡張しているのがわかる．亜硝酸薬を使うことで末梢まで評価可能である．

グを本撮影の5分前ぐらいにするとよい。各施設のβ遮断薬の運用法や撮影技師の熟練度によりタイミングはおのおの異なる。
- 血管が拡張することで，しばしば血圧低下や頭痛を訴える場合がある。必ず投与の前と後に血圧測定するなど常にモニタリングできる体制を整え，検査を行うべきである。また，血圧が低い場合は使用を控え，急な血圧低下が起きた際は下肢を高い位置に挙げるなど初期対応についても知る必要がある。

Tips

亜硝酸薬は全身の末梢血管に影響を及ぼすため，冠動脈バイパス術（coronary artery bypass grafting；CABG）前の内胸動脈評価，Acamkiewicz動脈同定のための肋間（腰）動脈，そのほか術前評価の血管マッピングなどにも有効である。大動脈は亜硝酸薬による影響はほぼない。心臓CTで得た知識をほかの領域でも生かして活用していただきたい（表1）。

表1

亜硝酸薬による各血管拡張効果（n=10）

	RCA#1	RCA#3	LMT	LAD#7	LCX#13	右内胸動脈	肋間動脈	大動脈
亜硝酸薬なし (mm)	3.5	2.6	4.7	1.8	2.0	1.7	1.9	32.4
亜硝酸薬あり (mm)	4.1	3.8	5.4	1.9	2.1	2.3	2.1	32.6
拡張率	20%	47%	16%	3%	9%	41%	12%	1%

心拍コントロールの必要性

- 心臓CTではいかにしてモーションアーチファクトを抑えて撮影するかが重要である。そのためには，長い緩速流入期における静止位相で画像を作成する必要があるが，緩速流入期は心拍数とPQ時間に依存する[1]。そのため，心拍数を落とすことが緩速流入期を延ばすことにつながり，良好な画像を得ることができる。心拍数を落とすことを目的に使用する薬剤がβ遮断薬（βブロッカー）である。
- 撮影時の心拍数を落とすことで画質が向上するという報告[2]はあるが，心拍数を落とすことで被ばく低減も可能となる。64列CTでは必要な心位相のみを撮影するstep and shoot，線量の強弱をつけるECG mA modulation，全心位相を撮影するmultiphase helicalという3つの撮影プロトコルを心拍数ごとに使い分けて撮影するのが一般的である。当院の検討ではstep and shootを用いることでmultiphase helicalよりも87%線量低減が可能（dose length product比較：882.9±379.4

～155.4±69.1mGy*cm）であった。当院のstep and shootの適応は65bpm以下であり，心拍数を落としてstep and shootで撮影することが画質・被ばくの両面で重要といえる。

● β遮断薬を用いている患者では，用いていない患者に比べて心拍変動が少ない印象を受ける。320列CTや256列CTなどのように1心拍で心臓全体を撮影可能な装置では問題にならないが，64列CTのような複数心拍から画像を再構成する場合には撮影中の心拍変動は画質に大きく影響してしまう。

● 時間分解能の高い装置であれば，より速い心拍数でも良好な画像が得られるようになるが，安定して高画質を得ることと被ばく低減のことを考慮すると，心拍コントロールによる恩恵は大きい。施設ごとに可能な限りβ遮断薬を使用することを勧める。

Tips
緩速流入期は次の式で求めることができる。

緩速流入期＝
$-362+0.742*(RR-PQ)$

β遮断薬の種類と効果および禁忌

● β遮断薬は体内にある交感神経のアドレナリン受容体のうち，β受容体の刺激を抑制（遮断）する作用をもっている。主に高血圧や不整脈の治療などに用いられており，さまざまな種類のものがある（表2）。

● β受容体はβ_1，β_2，β_3の3つのサブグループに分けることができ，臓器により分布が異なる（表3）。β遮断薬は特定の受容体のみを遮断する

表2

β遮断薬の一覧表

一般名	商品名	分類	β_1選択性	半減期	内因性交感刺激作用（ISA）
ランジオロール	コアベータ®	β₁選択性	30.4	3.5～3.7 (min)	－
メトプロロール	セロケン®		6	2.8 (h)	
ビソプロロール	メインテート®		19.6	8.6 (h)	
ベタキソロール	ケルロング®		7.5	13 (h)	
アテノロール	テノーミン®		5.7	11 (h)	
アセブトロール	アセタノール®			3.4 (h)	＋
プロプラノロール	インデラル®（点滴）	β₁非選択性	0.3	2.3 (h)	－

表3

アドレナリン受容体とその働き

アドレナリン受容体		働き
α受容体	α_1	血管収縮や瞳孔散大，立毛，前立腺収縮などに関与
	α_2	血小板凝集，脂肪分解抑制など神経系作用に関与
β受容体	β_1	主に心臓に存在し，心拍数増加，心収縮力増大などに関与
	β_2	気管支や血管などに存在し，気管支平滑筋の拡張，血管平滑筋の拡張，子宮平滑筋などの弛緩に関与
	β_3	脂肪細胞，消化管，肝臓や骨格筋に存在し，脂肪分解や消化管弛緩に関与

ことはできず，少なからずおのおのの受容体に影響を及ぼしてしまうことを理解しなければならない。心臓CTでは目的となる心拍数を下げる効果が期待できるβ_1に強く効き，そのほかの受容体には影響が少ないβ_1選択性のものを用いるとよい。β_1選択性の薬剤でもその程度はおのおの異なる。

● 内因性交感刺激作用（intrinsic sympathomimetic activity；ISA）とは交感神経の興奮度合いにより刺激と抑制の両方の作用を有することを意味し，必要以上に徐脈にならないようにするなど高齢者への処方として作用あり（＋）のものが用いられている。心臓CTでは純粋にβ受容体を遮断する効果のみの作用なし（－）のものがよい。

● 小野薬品工業株式会社から販売されているコアベータ®（一般名：ランジオロール）は心臓CTにおける高心拍時の描出能改善を目的とした薬剤であり，心臓CTで唯一保険適用になっているβ遮断薬である。ほかのβ遮断薬と比べると即効性で短半減期であることから，検査で用いやすい性質を有している。

● β遮断薬の禁忌となる疾患は，①Ⅱ度以上の房室ブロック・洞不全症候群のある患者，②心原性ショック・低血圧患者，③未治療の褐色細胞腫の患者，④糖尿病性ケトアシドーシス・代謝性アシドーシスのある患者，⑤肺高血圧症による右心不全のある患者，⑥β遮断薬に過敏症の既往のある患者，である。

● β_1非選択性の薬剤は気管支喘息や慢性閉塞性肺疾患（chronic obstructive pulmonary disease；COPD）の患者に用いてしまうと，β_2に影響し，気管支攣縮を誘発させることがあるため禁忌である。β_1選択性の薬剤は上記疾患の患者にも使用可能であるが，なかでもβ_1選択性が高いコアベータ®を用いるほうがより安全に検査が可能である。

Tips

β遮断薬を使用するうえで，アナフィラキシーへの対応を知っておかなければならない。β遮断薬投与患者では，アドレナリン（エピネフリン）の効果が減弱し，通常量の2～5倍が必要とされている。これに対し，グルカゴンはβ遮断薬投与患者にも有効であり，心臓CTでβ遮断薬を用いた場合のアナフィラキシー対応薬として胝意して検査を行わなければならない。

β遮断薬の使い方：江戸川病院での運用例

● 当院のβ遮断薬の運用を図2に示す。目標心拍数は60bpmに設定している。当院では最大で3剤使用するプロトコルを組んでいるが，実際には95%が2剤以下で運用可能である（図3）。副作用に関してもこれまで入院を必要とすることは起きておらず，安全に検査ができている。

● 2012年1月～2018年4月までに64列CTで心臓CT（冠動脈評価のみ，不整脈症例除く）を施行した連続8,897例では，平均心拍数が56.6±7.2bpmであり，step and shootが73%，ECG mA modulation

が21％，multiphase helicalで撮影された患者は5％のみであった。60bpm未満が69％，70bpm未満が95％と良好に心拍コントロールができており，4段階視覚評価（4点：Excellent，3点：Good，2点：Poor，1点：Very poor）では合格点の3点以上の患者割合が高く，被ばくの低減と高画質を両立できている（図4, 5）。

Tips

心拍数を落とし，緩速流入期を延ばすためにβ遮断薬を用いるが，不整脈患者では若干使用方法が異なる。Ⅰ度房室ブロックではPQ時間が延長するため，正常洞調律患者よりも緩速流入期は短くなる。そのため，少し積極的（5bpm程度）に心拍コントロールすることを目標にすると，良好な画像が得られる。最適心位相も若干手前になる（RR：65～75％）。また，心房細動患者ではP波が消失しているため緩速流入期は長く，高い心拍数でも比較的良好な画像が得られることが多い。最適心位相は拡張末期（RR：90～95％）がよい。

図2

江戸川病院におけるβ遮断薬の運用プロトコル

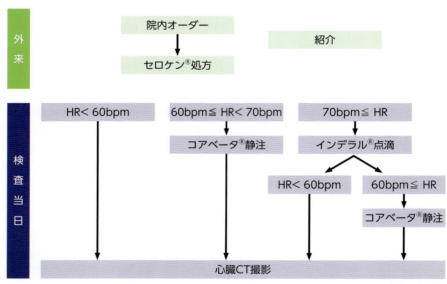

HR：心拍数

図3

江戸川病院におけるβ遮断薬使用割合

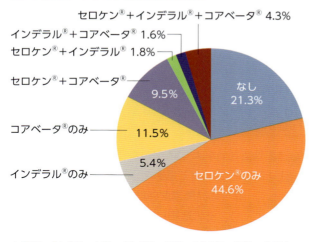

未使用：21.3%，1剤：61.5%，2剤：12.9%，3剤：4.3%

図4

心臓CT撮影時の心拍数（HR）割合

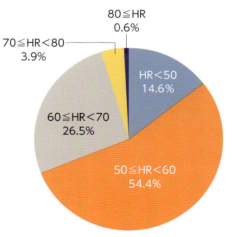

70bpm未満が95.5%と十分心拍コントロールができている

図5

撮影心拍別の4段階視覚評価

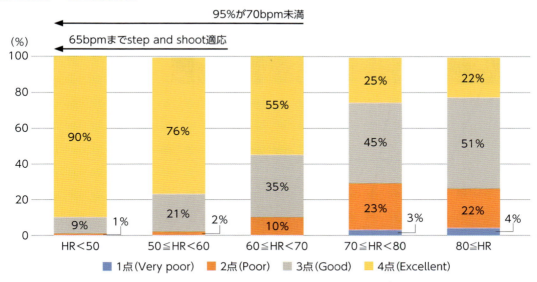

心拍数（HR）を70bpm未満まで落とすことで画質も良好（3点以上が9割）である。被ばく低減（step and shoot適応）には65bpm（可能であれば60bpm）まで落とすとよい。

参考文献

1) Sano T, et al. Significance of PQ interval in acquisition of coronary multidetector row computed tomography. J Cardiol 2009; 54: 441-51.
2) Nagatani Y, et al. Multidetector-row computed tomography coronary angiography-optimization of image reconstruction phase according to heart rate. J Am Coll Cardiol 2007; 71: 112-21.
3) Guimaraes S, et al. Vascular adrenoceptors: an update. Pharmacol Rev 2001; 54: 319-56.

Ⅱ 心臓CTを使いこなすために知っておくべき知識

役立つ心臓CTの撮り方，基礎知識
造影法
（撮影タイミング取得方法，至適造影効果と画像ノイズ）
● 山口隆義

効率的な冠動脈CT造影の考え方

● 冠動脈CTで，良好な造影効果を効率よく得るには，造影剤のファーストパスをとらえてその造影ピークに合わせて撮影を行うことである。造影剤を一定速度で注入すると，一峰性の時間濃度曲線（time enhancement curve；TEC）が得られる（図1）。その造影ピークは後方に出現し，造影剤の到達からピークとなるまでの時間は造影剤の注入時間に一致するこ

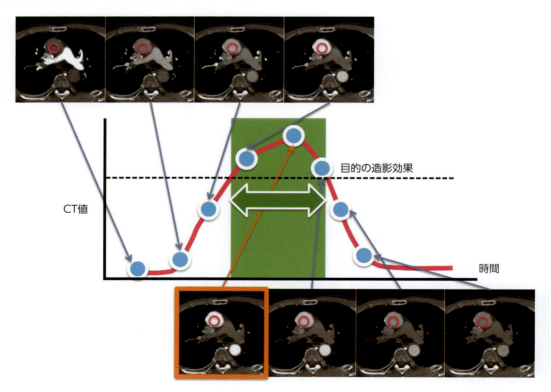

図1 時間濃度曲線（time enhancement curve；TEC）

単一速度で造影剤を注入し，上行大動脈のCT値を計測すると，一峰性の時間濃度曲線が得られる。造影ピーク（→）周辺で，目的とする造影効果の得られる時間が撮影時間と一致（↔）するような造影剤注入を行い，そのタイミングを正確にとらえられれば，最も効率的な造影検査となる。

とが知られている。また，体格指標を用いて造影剤使用量を規定すると，造影効果の変動は抑えられるとされている。

● これらを踏まえて，最も効率的な造影検査とするポイントは，造影ピーク周辺で，目的とする造影効果の得られる時間が撮影時間と一致するような造影剤注入を行い，そのタイミングを正確にとらえることである。

撮影タイミング取得方法

Bolus tracking（BT）法

● 造影剤の到達をリアルタイムにとらえる方法としてbolus tracking（BT）法がある。これは，関心領域でCT値をモニタリングし，目視または設定された閾値を超えた時点で撮影を開始する方法である（図2）。簡便であり造影タイミングを大きくはずさないため，広く普及している。

● 最適なモニタリング位置は冠動脈が分岐する上行大動脈で，そこへの造影剤の到達を確認した時点で，息止めアナウンスの後に撮影を開始する。息止め直後より数秒後のほうがValsalva効果の影響も含めて心拍数が安定するため，遅延時間を設ける場合も多い。よって，これら一連の時間や寝台移動時間を含めた造影持続時間が必要で，64列相当のCT装置では，上記した"最も効率的な造影検査"より造影剤使用量が増加する傾向にある。これを回避するため，造影剤の到達を早めに確認する目的でモニタリング位置を左心房や左心室としたり，息止めアナウンスを造影剤到達前に開始するなどの工夫を行っている施設もある。

Test bolus（TB）法

● Test bolus（TB）法は，あらかじめ少量の造影剤を注入し，目的の部位への造影剤の到達時間を計測しておき，実際の撮影に反映させる方法である。一般的には，TBの造影ピーク時間に一定時間を加えたタイミングを撮影開始時間とするため，BT法よりも造影ピークをとらえやすい（図2）。よって，造影持続時間を撮影時間に合わせることで，使用造影剤量はBT法と同等もしくは減量が図れる。

● TBの造影ピーク値から，実際の造影効果を推定し使用量を調整する方法も試みられている。また，より精度を高めるために，希釈造影剤を用いて実際の撮影時と同じ注入量と注入速度によるTBから造影ピーク時間や造影効果の推定を行う方法もある。しかしながら，一般的な造影検査ではBT法の使用頻度が高く，2回の造影剤注入とCT値計測などの操作が必要なTB法は，スループットへの影響や操作者への受容性が課題となる。

図2
Bolus tracking法（A）とTest bolus法（B）の概要

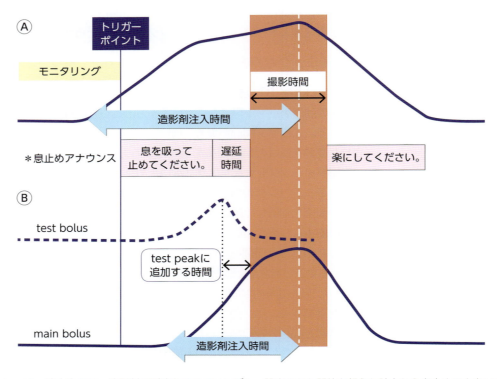

Bolus tracking法（A）では，造影剤の到達をモニタリングし，設定された閾値を超えた時点から息止めアナウンスおよび心拍の安定する遅延時間の後に撮影を開始する。
Test bolus法（B）では，少量の造影剤（test bolus）で目的部位への到達時間を計測しておき，実際の注入（main bolus）に合わせた到達時間から撮影を開始する。
造影剤の注入時間はAよりBのほうが短い傾向にある。

Test bolus tracking（TBT）法

- Test bolus tracking（TBT）法は，われわれが開発した新たな方法である。TB法のtest bolusとmain bolusを，時間軸を固定し連続で行い，test bolusの造影ピークを撮影タイミングとする。TB法での造影ピークを捉える精度に加えてBT法の簡便性も併せもつ方法で，TB法よりも造影ピークを正確にとらえられる方法である（図3）。
- 2回に分けた通常のTB法では，注入量の少ない影響や，心拍数の変化などに伴う心拍出量の変化などで，予測されるタイミングとは異なってしまう場合があるが，TBT法では1回の連続注入のみのため，それらの影響は最小限となる。TB法のような造影効果の推定はできないものの，造影ピークを正確にとらえることによって，ばらつきが少なく高い造影効果が得られるのも特徴である。

Test bolus tracking法の概要

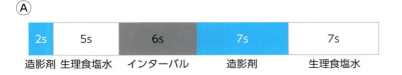

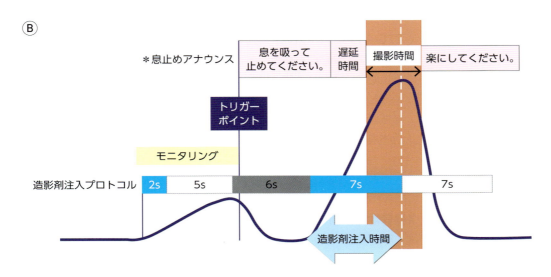

Test bolus法のtest bolusとmain bolusを時間軸を固定し連続的に行う(**A**)のが特徴である。最初に到達する造影剤のピークを確認し，決められた撮影開始時間までの間に息止めアナウンスと心拍の安定する遅延時間を設ける(**B**)。

冠動脈の至適造影効果と画像ノイズ

● CT angiographyにおける血管形状の描出は，血管内腔の造影効果が高いほど良好となる。しかしながら，冠動脈CTでは石灰化との判別やプラークCT値への影響などがあるため，適切で安定した造影効果が求められる。これまでのさまざまな報告から，冠動脈のCT値は近位部で400HU程度の確保が適切と考えられる。また，撮影線量に関しては，自動露出機構(auto exposure control；AEC)などを用いて体格に応じた設定とする。2mm程度の冠動脈の描出を想定した場合では，300～400HU程度の造影効果と標準的な画像再構成関数の使用下において，画像標準偏差(SD)値が20～25HU程度となるような条件が目安となる。

使用する造影剤量

- 造影効果に大きく影響するのは，造影剤の使用量と注入速度である。造影剤の使用量は体格を指標として決定されるが，撮影時間が長い場合は目的とする造影効果の持続時間も長くする必要があるため，体格指標あたりの造影剤使用量を多くし注入時間も長く設定する。しかしながら，心臓の撮影時間は，使用するCT装置の体軸方向検出器幅によっておおむね決定されるため，各装置においては，造影剤の注入時間を固定する方法によって簡便に造影剤使用量を決定できる。目安として，64列相当のCT装置であれば，注入時間が10〜15s程度必要となり，体重換算で270〜350mgI/kg程度の造影剤使用量となる。
- 心臓を1〜数心拍で撮影できる装置では注入時間の短縮を考えるが，極端に短い注入時間では，造影剤の到達からピークとなるまでの時間とは一致しなくなることが報告されている。われわれの検討でも最短の注入時間は7〜8s程度と考えられ，撮影タイミングが正確であれば200mgI/kg前後の使用量でも良好な造影効果が得られる。ただし，CT装置はメーカーもしくは機種ごとにX線のエネルギー特性が異なるため，同じ管電圧であっても同じ造影効果とはならないため注意が必要である。

X線管電圧と画像ノイズ

- X線管電圧の設定によって造影効果は異なる。これは，低い管電圧ほどヨードのCT値が上昇するためであり（図4），この効果を利用した造影剤

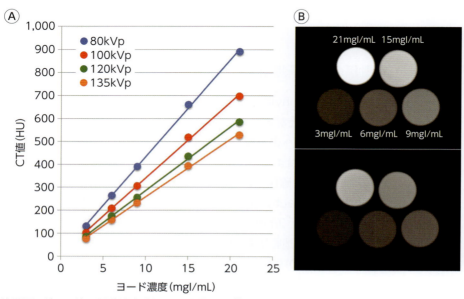

図4 管電圧とヨード濃度との関係

低い管電圧ほどヨードのCT値は高くなり，120kVpに比べて100kVpでは1.2倍，80kVpでは1.5倍となっている。

図5

同一症例による異なる管電圧でのコントラスト比較

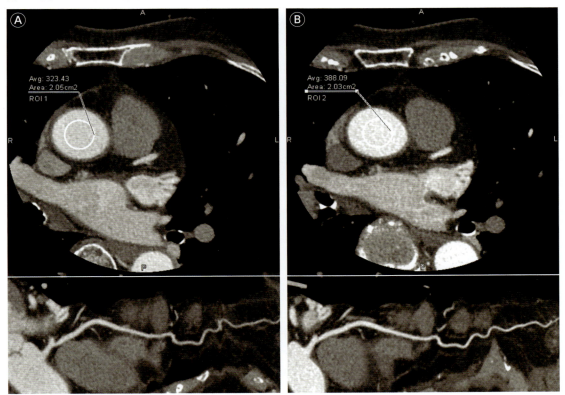

120kVp（A）に比べ100kVp（B）では，上行大動脈のCT値は323HUから1.2倍の388HUへと上昇し（**上段**），LADの末梢までの描出が良好である（**下段**）。

量や被ばくの低減が考えられる。一般的に120kVpから100kVpで1.2倍，80kVpで1.5～1.6倍のCT値上昇が見込めるとされる（図5）。

- これによるヨードコントラストの向上を利用した線量低減は，冠動脈の描出に対する1つの選択肢とはなるが，プラークや心筋といった低コントラスト領域への影響が懸念される。同様に，dual energy撮影による仮想単色X線画像でもヨードコントラストの向上が大きな特徴であるが，低いkeV画像ではノイズが増加する。
- これらへの対策として，逐次近似再構成やそれに類似したノイズ低減処理を行うことで，信号雑音比（contrast-to-noise ratio；CNR）が改善するとされている。しかしながら，低線量撮影や信号の少ない画像再構成における過度のノイズ低減処理は，ノイズの周波数分布を大きく変化させるため，画像の質感や低コントラスト領域の空間分解能，微小構造の形状再現性などへの影響に留意しなければならない。

図6

各種の撮影および画像再構成法における視認性

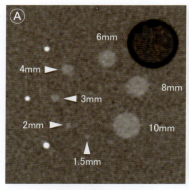 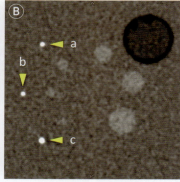 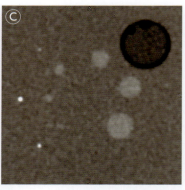

フィルタ逆投影法で**画像SD値10HU（A）**では1.5mmのアクリル球（▷）まで視認できるが，1/2線量で**画像SD値15HU（B）**では2mm以下の視認が困難である。Bに逐次近似応用再構成を適応し，**画像SD値9HU（C）**となっても，Bと同様で視認性の変化はない。一方で，b（▷）のタングステンワイヤー（0.05mm）はすべての画像で大きな変化はないが，a（0.16mm）およびc（0.28mm）の炭化タングステン球はCで視認性が低下しており，実効スライス厚の増加が伺える。

造影効果に影響するほかの因子

- CT angiographyにおける造影理論は，造影剤のbolus性が担保されている条件で成り立っている。しかし，造影剤の注入ルート上における静脈狭窄などでの注入不良や小循環内での短絡疾患および高度の弁膜症などでは，bolus性が崩れTECが鈍化するため造影不良となってしまう場合がある。また，心拍出量の影響も知られており，心拍出量の増加によって造影効果は低下する。CT撮影時の心拍出量増加は，緊張などによる交感神経刺激での心拍数上昇が影響していると考えられるが，β遮断薬による心拍数コントロールによって，その影響を軽減する効果も期待できる。

参考文献

1) 市川智章，編. CT造影理論. 東京: 医学書院; 2004.
2) 八町　淳，企画. CT造影技術. 東京: メディカルアイ; 2013.
3) 山口隆義，ほか. 新しい造影方法であるtest bolus tracking法の開発と，冠状動脈CT造影検査における有用性について. 日本放射線技術学会雑誌 2009; 65: 1132-40.
4) 日本放射線技術学会，編. 放射線医療技術学叢書(27) X線CT撮影における標準化〜GALACTIC〜（改訂2版）. 京都: 日本放射線技術学会; 2015.
5) Löve A, et al. Six iterative reconstruction algorithms in brain CT: a phantom study on image quality at different radiation dose levels. Br J Radiol 2013; 86: 1031-42.

役立つ心臓CTの撮り方，基礎知識
最適心位相の検索

● 高柳知也

心周期

- 冠動脈CT angiography撮影終了後における最適心位相の検索はraw dataから冠動脈のモーションアーチファクトのない心位相，もしくはモーションアーチファクトがあってもそれが最も少ない心位相を選択することが画像解析を行う前段階の作業である。
- 整脈における心位相は等容収縮期と駆出期を合わせた収縮期（systole；S）と，等容拡張期，急速流入期（rapid filling；RF），緩速流入期（slow filling；SF），心房収縮期（atrial contraction；AC）を合わせた拡張期（diastole）に分類される（図1）。

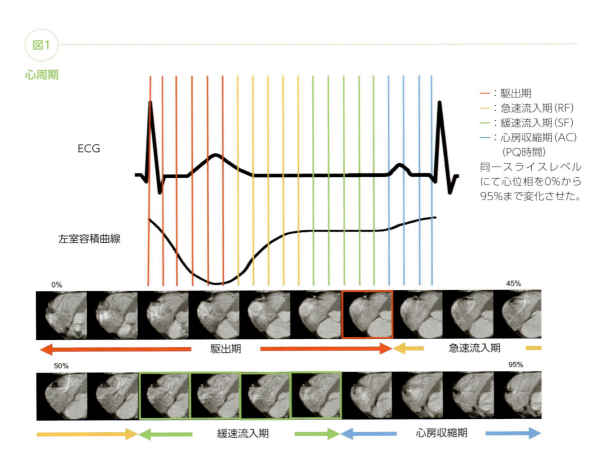

図1 心周期

- 冠動脈の動きは左室容積曲線と近似しており，冠動脈を静止画像でとらえられる可能性の高い心位相は収縮末期と緩速流入期である。
- 心拍数の変動に対し収縮期（S），急速流入期（RF），心房収縮期（PQ）時間はさほど変化せず，緩速流入期（SF）時間のみ大きく変化することが報告されている[1]。
- 従って収縮末期位相と緩速流入期開始位相はRR時間が変動してもさほど変化しない。
- 緩速流入期時間はRR時間が延長するほど延長するため，長い緩速流入期を得るためには徐脈化が必要となる（図2）。

図2

R-R間隔（RR）と各心位相の関係

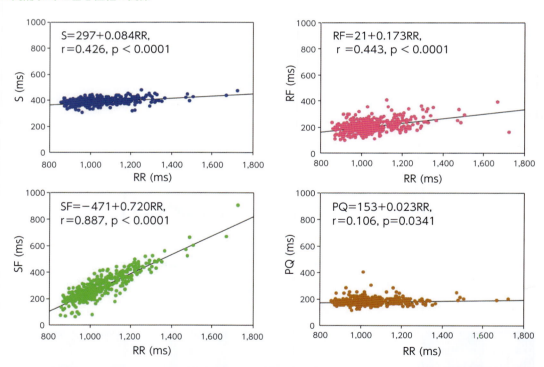

RR時間と収縮期（S），急速流入期（RF），緩速流入期（SF），およびPQ時間の間に統計的に有意な相関が観察された。特に，RR時間の変化に応じてSFは著しく変化した。

（文献1より引用）

再構成心位相の指定方法

- 再構成心位相の指定方法は3種類あり，相対値遅延時間法（relative delay）と絶対値遅延時間法（absolute delay），絶対値戻し時間法（absolute reverse）がある（図3）。
- 相対値遅延時間法はRR時間を100%とし再構成心位相を%で指定する方法。
- 絶対値遅延時間法はR波から遅延時間をmsで指定する方法。
- 絶対値戻し時間法はR波から戻し時間をmsで指定する方法。
- 心拍数が安定している症例ではどの指定方法でも違いは少ないが，心拍数の変動がある症例では心位相の指定方法により最適心位相からはずれた位相を含み画像劣化の原因となることがある。

図3
再構成心位相の指定方法

相対値遅延時間法（relative delay）
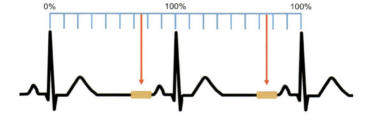

絶対値遅延時間法（absolute delay）
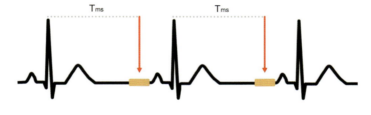

絶対値戻し時間法（absolute reverse）
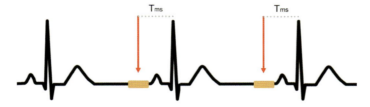

TECHNICAL POINT

収縮末期再構成における心位相の指定方法

収縮末期再構成において心拍数の変動のある症例では，相対値遅延時間法で指定した場合，第1拍目（R1－R2）より短いRR時間の心拍（R2－R3）では想定していた心位相よりも前で再構成をすることになり，長いRR時間の心拍（R3－R4）では想定していた心位相よりも後ろで再構成をすることになる。これらの場合，収縮末期からはずれた心位相を含む再構成となり，画質は劣化する。従って心拍変動のある症例では絶対値遅延時間法を推奨する（図4）。

図4
収縮末期再構成

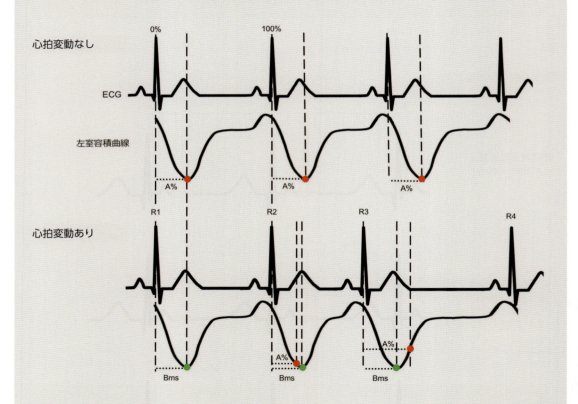

TECHNICAL POINT

緩速流入期再構成における心位相の指定方法

心拍数変動のある症例で緩速流入期再構成を行う場合，最短のRR時間（R1−R2）の静止心位相を絶対値で検索し，絶対値遅延時間法で再構成すればRR時間が変動（R2−R3，R3−R4）しても緩速流入期内で再構成が可能で静止画像が得られる。相対値遅延時間法ではR波からの遅延時間は変動するが緩速流入期内で再構成できれば静止画像は得られる（図5）。

図5

緩速流入期再構成

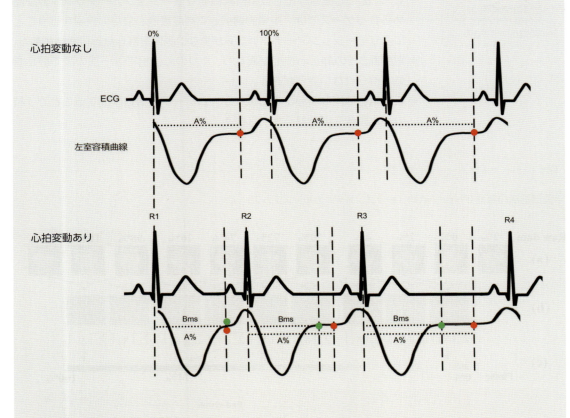

最適心位相検索方法

- 最適心位相検索方法には視覚的選択法と自動選択法がある。
- 視覚的選択法は任意のスライス断面で相対値もしくは絶対値で指定し再構成してモーションアーチファクトの最も少ない心位相を目視で選択する方法である（図1）。
- 自動選択法とは，RR間隔を細かく分割し隣どうしの画像を比較することで動きの少ない心位相を自動で検索する方法[2]である（図6）。
- 整脈症例においてPhase Navi（キヤノンメディカルシステムズ）を使用した収縮末期位相では視覚的選択法との一致率は75％と報告されている[2]。従って最適静止心位相検索機能でモーションアーチファクトが認められるケースでは，視覚的選択法で再度最適心位相の検索を行うことによりモーションアーチファクトが少ない画像を得られる可能性がある。
- 冠動脈3枝の静止心位相が異なり，1つの心位相では一部の枝で静止画像が得られない症例がある。
- この場合は異なる心位相でボリュームデータを複数作成することで3枝の静止画像を得られるケースがある。

Tips

最適心位相検索を短時間で行うコツは，撮影終了後，自動選択法でCT装置に心位相検索を託し，モーションアーチファクトがある場合のみ視覚的選択法を行うことである。また位相検索は自動選択法でモーションアーチファクトが認められたスライスレベルで行うと時間短縮が期待できる。

図6

自動選択法の原理（Phase NAVI，キヤノンメディカルシステムズ）

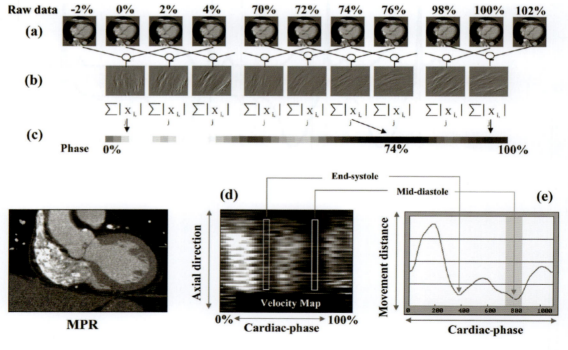

（文献2より引用）

- 図7の症例では収縮末期再構成でLADとRCAの静止心位相に80msの差異があった。また，図8の症例ではRCAは収縮末期，LADとLCXは緩速流入期で静止画像が得られた。
- モーションアーチファクトで冠動脈内腔評価が困難な場合，CAGを施行されてしまう可能性が高い。従って最適心位相の検索は今後の患者負担を考えると非常に重要な作業である。
- モーションアーチファクトが発生した場合，その原因を究明することが撮影技術の向上につながると考えられる。

図7

収縮末期再構成で最適心位相が血管により異なる症例

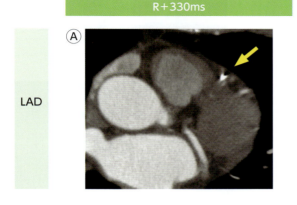
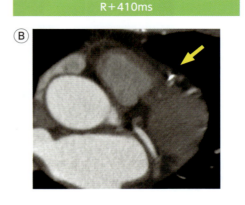
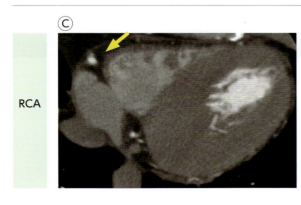
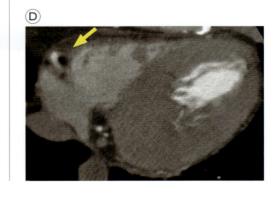

A：R+330ms LAD motion（＋）
B：R+410ms LAD motion（－）
C：R+330ms RCA motion（－）
D：R+410ms RCA motion（＋）

図8

最適心位相が収縮末期と緩速流入期に分かれた症例

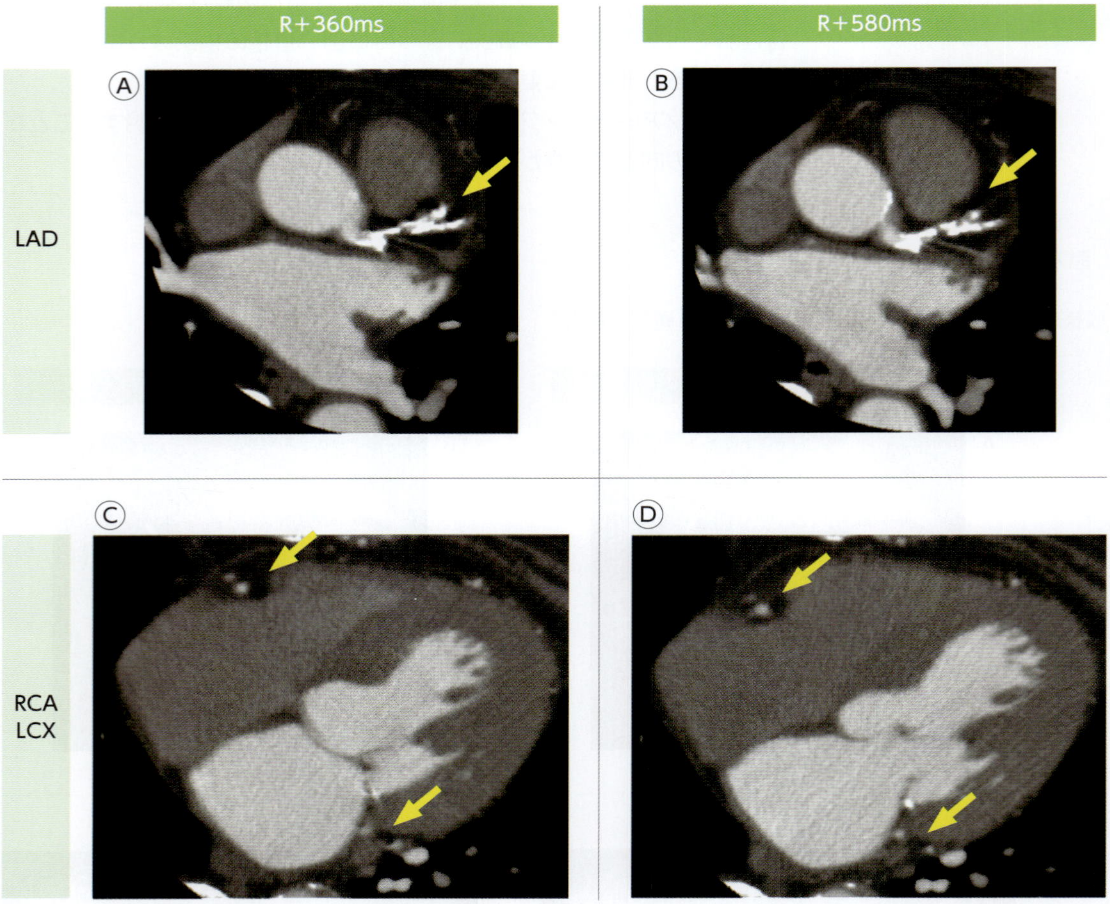

A：R+360ms LAD motion（＋）
B：R+580ms LAD motion（－）
C：R+360ms RCA motion（－）LCX motion（＋）
D：R+580ms RCA motion（＋）LCX motion（－）

参考文献

1) Sano T, et al. Significance of PQ interval in acquisition of coronary multidetector row computed tomography. J Cardiol 2009; 54: 441-51.
2) 松本良太, ほか. Coronary CT Angiography における最適心位相検出の自動化－心房細動患者に対する臨床的有用性－. 日放技学誌 2016; 72: 496-502.

Ⅰ 心臓CTを使いこなすために知っておくべき知識

役立つ心臓CTの撮り方，基礎知識

不整脈対策
（Ⅰ度房室ブロック，期外収縮，洞不整脈，心房細動）

● 松谷英幸

不整脈に対する考え方

● 不整脈に対しては，撮影および再構成に工夫を要する64列MDCTなどの装置を用いてhelical scanで撮影することを想定した考え方について説明する。

心電図編集

● 64列MDCTなどでは複数心拍の同一心位相データを体軸方向に積み重ねて心臓全体を構築するため，特にリズム不整を伴う不整脈が発生した場合には，その心動態を考え正常な心拍と位相を合わせて再構成する必要がある。装置には心電図編集（ECG Edit）機能[1]が搭載されており，撮影後にR波トリガーの削除や移動，RR間隔の削除などが可能で，さまざまなパターンの再構成を行うことができる。

● ECG Editの基本は洞調律RR間隔と比較して短いRR間隔を削除すること。理論的にはハーフ再構成の時間分解能より短い緩速流入期（SF）になるRR間隔となる。SFは－443＋0.742（RR－PQ）の式で推測可能で，その算出された値がハーフ再構成の時間分解能より短い場合には削除対象となる。しかしRR間隔を削除することで体軸方向のデータ欠損が問題になる場合がある。図1Aは削除した部分のデータは用いることができないためデータ欠損している。これを回避するには図1Bに示すようにhelical pitch（HP）を通常より小さく設定し寝台移動速度を遅くして撮影する必要がある。

● HPは小さくするほどにデータ欠損しにくくなるが，HPを下げると撮影時間が延長し被ばくも増加するので，撮影前からECG Editを予測した最適なHPの設定が必要である。Aquilion™ 64を用いた検討においては，ガントリ回転速度r（s）およびHPとデータ欠損を生じない最大データ間隔Tmax（s）の間にはTmax＝（69.88/HP－0.64）×rがあることが報告されている[2]。この式からHPは24.46/（Tmax＋0.224）で求めることができる。ほかの装置の場合には適用できないため，事前にTmaxをファントム実験で求め，おおよそでも把握しておくことが重要である。

図1

RR間隔の削除によるデータ欠損（A），最適なhelical pitchの設定によるデータ欠損の回避（B）

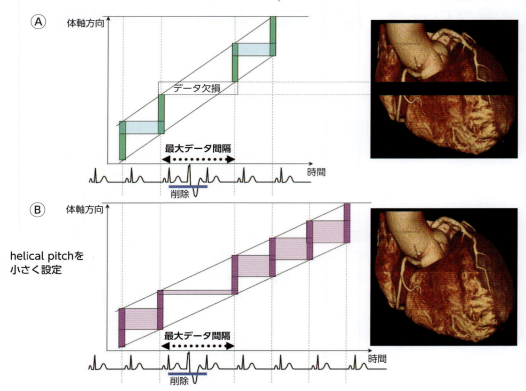

再構成心位相

- 再構成心位相については，良好な静止画像を得るには整脈と同様に拡張期がベストである。そのため不整脈症例でも洞調律の心拍数は下げておくことが前提となるので，必要に応じてβ遮断薬を使用する。
- β遮断薬が禁忌の場合や，β遮断薬を使用しても心拍数が下がらず洞調律のSFがハーフ再構成の時間分解能より長くない場合には，収縮期での再構成を考慮しなければならない。しかしリズム不整を伴う不整脈を収縮期再構成する場合には，先行RRによる収縮期位相のずれが問題となる。
- 図2に先行RRによる収縮期位相のずれを代償性心室期外収縮2段脈の症例で説明する。R1は長い先行RRのために左室が十分に拡張しているため収縮に時間を要し，R1＋310msが収縮末期となる。しかしR2は短い先行RRのために左室が十分に拡張されず，その状態から収縮するために収縮末期に達する時間は短くR2＋100msで収縮末期となり，R2＋310msでは急速流入期に入っている。よってリズム不整を伴う不整脈症例では収縮末期で良好な画質を得るのは困難である。一方で拡張期についてはSF内では先行RRに影響しない。特に不整脈によって出現する長いRR間隔に

期外収縮の心電図編集

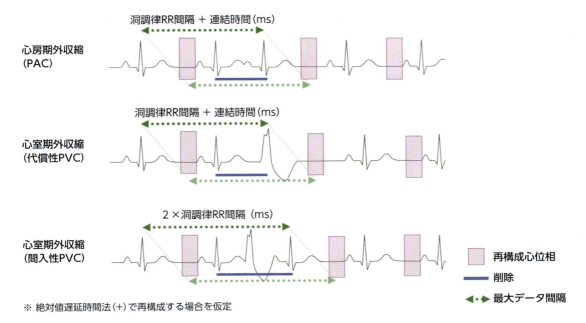

※ 絶対値遅延時間法（+）で再構成する場合を仮定

症例提示 間入性PVC（使用装置：Aquilion™ 64，図5）

- 洞調律はRR時間：880ms，PQ時間：180msで，SFの式から76msと算出され，ガントリ回転速度0.35s/rotでのハーフ再構成の時間分解能（175ms）では足りないためβ遮断薬を静注した。その結果RR時間：1,080ms，SFは225msと十分な長さとなった。撮影時に間入性PVCが発生し，短いRR間隔を削除することを考えた場合の最大データ間隔は2,160msと予想された。心拍変動によりTmaxが10％延長した場合を考慮したHPは24.46/（Tmax×1.1＋0.224）の式となり9.3と算出された。撮影時には予測していた間入性PVCが多く発生し，ECG Editで短いRRをすべて削除した。最大データ間隔は2,200msとなったが，それを予測した最適なHPを設定していたためにデータ欠損せず良好な画像が得られた。

TECHNICAL POINT

洞調律のSFはハーフ再構成の時間分解能より長くなるようにβ遮断薬を使用して調節する。撮影直前の心電図から不整脈が出た場合の最大データ間隔を予測し，データ欠損しないHPを設定して撮影する。再構成ではECG Editで期外収縮による短いRR間隔を削除し，拡張中期での冠動脈静止位相を探す。

図5

間入性心室期外収縮の症例

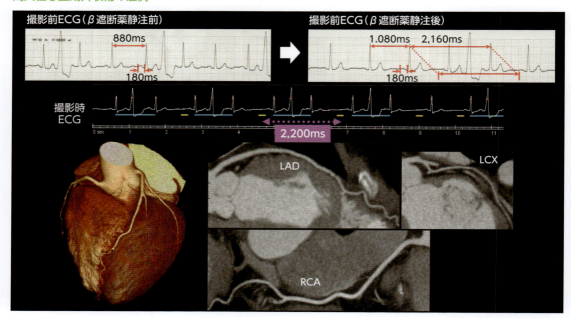

洞不整脈

● 洞結節からの刺激発生が一定でない状態を洞不整脈という。RR間隔が不規則になるので短いRR間隔が出現すればECG Editで削除する必要があり，期外収縮と同様にデータ欠損しないHPで撮影する。しかし問題として期外収縮の場合には撮影前に出現が確認できれば最大データ間隔はある程度予測できるが，洞不整脈はそのときによってRR間隔がバラバラになるため最大データ間隔の予測は不可能である。そのため，どのようなRR間隔が出現してもECG Editで対処できるように，HPを装置の最小値に設定する必要がある。

症例提示 洞不整脈（使用装置：Aquilion™ 64, 図6）

● RR間隔が不規則で最大データ間隔の予測は不可能なためHPは装置最小値であるHP 8.0（BP 0.125）の設定で撮影した。ガントリ回転速度0.35s/rotでHP 8.0のTmax(s)は式より2,833msとなる。つまり最大データ収集間隔が2,833ms以下であればデータ欠損しないので，短いと思われるRR間隔を数多く削除することができる。ECG Editで短いRR間隔を削除し，ハーフ再構成の時間分解能より長いSFとなるRR間隔のみで拡張中期を再構成した。最大データ間隔は2,800msとなりデータ欠損限界寸前であったが，データ欠損せず良好な画像が得られた。

洞不整脈の症例

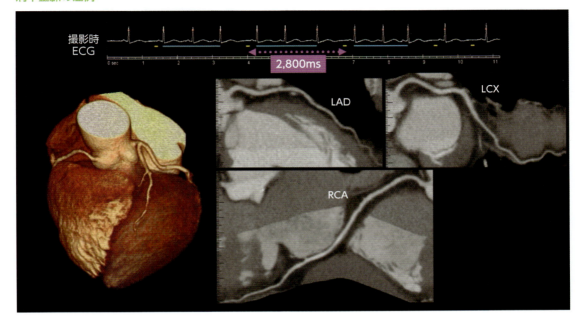

TECHNICAL POINT

RR間隔は不規則で最大データ間隔は予測不可能なため，HPは最小限に設定し撮影する．再構成ではECG Editでデータ欠損しない範囲でなるべく短いRR間隔を削除し，拡張中期での冠動脈静止位相を探す．

心房細動

- 心房のあらゆるところから異所性に発生する異常興奮により，心房が細かく震えるように動いている状態を心房細動という．心房収縮（P波）が欠如するのが特徴で，心房の興奮の大部分は房室結節でブロックされ，一部が心室へ不規則に伝導するためリズム不整となる．そのため短いRR間隔が出現すればECG Editで削除する．

- 洞不整脈と同様にRR間隔が不規則で最大データ間隔は予測不可能なため，HPは最小限に設定し撮影する必要がある．図7に示すように，洞不整脈と違う点はP波がないためPQ時間を考慮する必要がないことである．つまり心房細動ではPQ時間は0msと考えられるため，R波（拡張末期）までSFがあり，それに加えて30ms程度の等容収縮期（isovolemic contraction；IVC）も冠動脈静止時間となるため，洞不整脈よりは短い

図7
心房細動と洞不整脈の違い

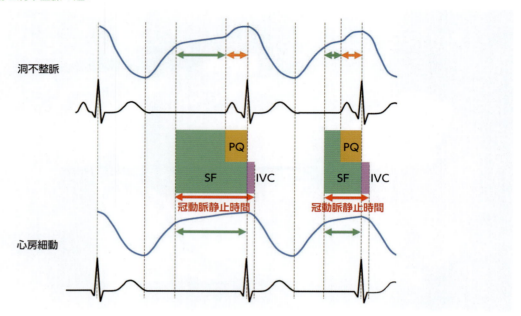

RRを使用して再構成できる。ECG Editでデータ欠損しない範囲で短いRR間隔を削除し、長いRR間隔のみで拡張末期を再構成することで良好な画像が得られる。Aquilion™ 64を用いた検討ではガントリ回転速度0.35s/rotでHP 8.0の条件下では、750msもしくは800ms未満のRR間隔を目安にECG Editで削除を行い、データ欠損せずに拡張末期を再構成することができれば、モーションアーチファクトのない画質が高率で得られると報告されている[3]。

症例提示　心房細動（使用装置：Aquilion™ 64, 図8）

- RR間隔が不規則で最大データ間隔の予測は不可能なため、HPは装置最小値であるHP 8.0（BP 0.125）の設定で撮影した。ECG Editで750ms未満のRR間隔を削除し、絶対値戻し時間法で拡張末期を再構成した。最大データ間隔は2,330msとなったが、データ欠損せず良好な画像が得られた。

図8
心房細動の症例

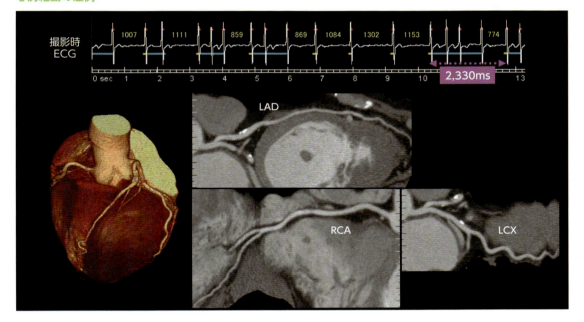

TECHNICAL POINT

RR間隔は不規則で最大データ間隔は予測不可能なため，HPは最小限に設定し撮影する．再構成ではECG Editでデータ欠損しない範囲でなるべく短いRR間隔を削除し，拡張末期での冠動脈静止位相を探す．理想は750msもしくは800ms以上のRRのみを使用してデータ欠損せず拡張末期画像が得られることである．データ欠損してしまう場合には，750ms未満のRRも使用して再構成する．

参考文献
1) Matsutani H, et al. ECG-edit function in multidetector-row computed tomography coronary arteriography for patients with arrhythmias. Circ J 2008; 72: 1071-8.
2) 松谷英幸，ほか．ECG-editの必要な不整脈例の心臓MDCT撮影におけるヘリカルピッチ（HP）の最適化．日放技学誌 2008; 64: 1343-51.
3) 松谷英幸，ほか．心房細動症例における64列冠動脈MDCTの再構成：ECG-editを用いてどの程度短いRR間隔の心拍を削除すべきか？ 日放技学誌 2012; 68: 50-8.

II 心臓CTを使いこなすために知っておくべき知識

役立つ心臓CTの撮り方，基礎知識
心臓CTでみられるアーチファクト

● 山口隆義／宮下宗治

アーチファクトの発生要因

● CTでみられるアーチファクトとその要因は多種多様であり，心電図同期撮影および画像再構成に起因するものもある。ここでは，心臓CT検査でみられる特徴的なアーチファクトを提示し解説する。

モーションアーチファクト

● モーションアーチファクトは，スキャン中の動きによって発生し，軟部組織などでのゆっくりとした動きでは主にボケとなるが，造影された冠動脈や石灰化およびステントなどの高吸収物質からはストリーク状のアーチファクトが出現する（図1A, B）。これは，画像再構成に用いる投影デー

図1

各心電図同期再構成法によるアーチファクト（RCA）

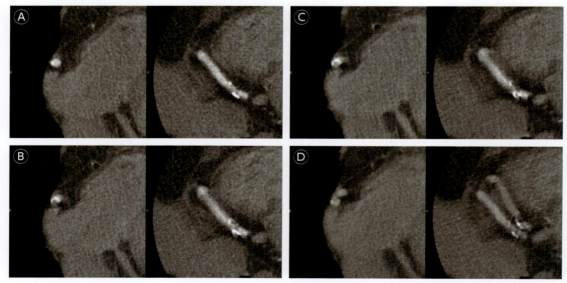

撮影時心拍数は72bpmであったが，非分割式ハーフ再構成（A）の心位相79％で静止画像が得られていた。同じ拡張中期の心位相73％（B）ではモーションアーチファクトがみられ，2心拍による分割式ハーフ再構成（C）でもアーチファクトが出現しており，BとCの区別は困難である。極端に心位相の異なる2心拍を用いた分割式再構成（D）では，冠動脈が2重となるアーチファクトが出現している。

タの不連続性によって発生する。
- 動きの要素としては，心臓の拍動や息止め不良による呼吸性移動および体動である。ガントリ回転の高速化による時間分解能の向上が1つの対処法となる（図2）。また，冠動脈の動きを追跡しアーチファクトを抑制する特殊な方法や，投影データを時間軸上で重み付けしアーチファクトを抑制する方法もある。

図2
同一患者における時間分解能の違いによるモーションアーチファクトの比較

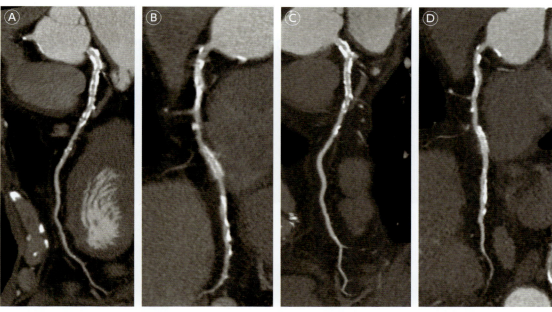

ガントリ回転速度が0.35sの64列CT装置を用いて心拍数が54bpmで撮影された画像では，**LAD (A)** は良好であったが，**RCA (B)** ではモーションアーチファクトによって石灰化部位およびステント内腔の血管評価が困難であった。その後のフォローアップでは，0.275s回転の320列CTを用いて心拍数が57bpmで撮影され (**C, D**)，RCAのモーションアーチファクトが抑制され良好に描出された (**D**) (A～Dすべて非分割式ハーフ再構成法)。

心電図同期に起因するアーチファクト

- 体軸方向に複数心拍を用いて撮影する場合，それぞれの心拍データから再構成されるデータ幅に応じて発生するアーチファクトがある。これはバンディングアーチファクトとよばれ，心電図同期特有の現象である。要因としては不整脈による心位相のズレや，スキャン中の横隔膜の移動などがある。CT装置の再構成処理によっては，明確なstair stepアーチファクトとして出現する場合や（図3），ずれ前後の画像を用いた補間に

図3
バンディングアーチファクト例

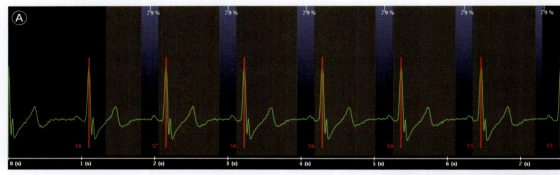

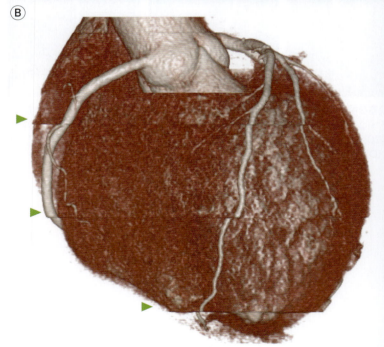

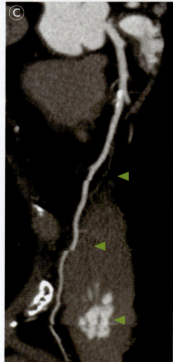

撮影時の心拍数（A）は50bpmと一定であったが，volume rendering像（B）にて，体軸方向で一定間隔に冠動脈の段差がみられ，curved MPR像（C）でも血管の連続性が失われている。

よって，モーションアーチファクト様のボケとなったり，冠動脈が2重に描出される場合もある．対処法の1つとして，使用するデータを心電図上で編集する方法がある．
- 類似するアーチファクトとして，複数心拍から画像再構成を行う場合に発生するものがある．これは，分割式ハーフ再構成が行えるすべてのCT装置で発生しうる．要因は上記のバンディングアーチファクトと同様であるが，整脈であっても1心拍ごとの冠動脈の動きが同じ軌道とならない場合にも発生する（図4）．モーションアーチファクトとの区別が困難であるため，最適心位相抽出の際に苦慮する場合が多い（図1C, D）．対処法としては，心電図編集もあるが非分割式ハーフ再構成によってアーチファクトが軽減される場合もある．

図4

分割式再構成によるアーチファクト

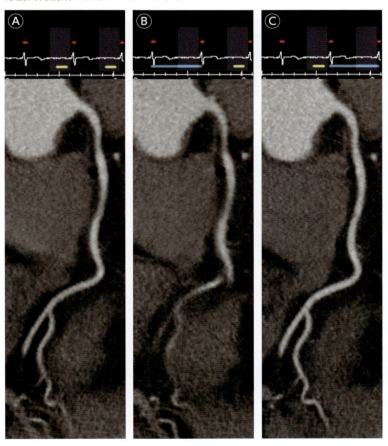

心拍数66bpmで撮影された320列CT画像．**2心拍の分割式ハーフ再構成（A）** ではRCAの一部でボケが生じている．**2心拍目を用いた非分割式ハーフ再構成（B）** では強いモーションアーチファクトを認めたが，**1心拍目だけの非分割式ハーフ再構成（C）** で良好な静止画像が得られた．

ブルーミングアーチファクト

- ブルーミングアーチファクトとは，高吸収物質やその周辺のCT値が不正確となってしまい，本来は小さな高吸収物質が膨らんだように描出される現象である。冠動脈は血管径が小さく，石灰化やステントに接する血管内腔およびプラークが評価対象となるため，特にこの影響を大きく受ける。これは，空間分解能の不足による高吸収物質のボケに伴うCT値の影響とパーシャルボリューム効果が複合した結果と考えられる。
- 画像再構成時に用いるフィルタ関数によって面内の空間分解能は調節可能（図5，6）であるが，一般的に高空間解像度を示す関数を用いると画像ノイズが上昇する。またエンハンスされた高空間解像度関数は，高吸収物質との境界でアンダーシュートなどの擬像の出現も懸念されるため，プラークの描出も考慮した適切な関数の選択が行われる。

図5

石灰化によるブルーミングアーチファクト

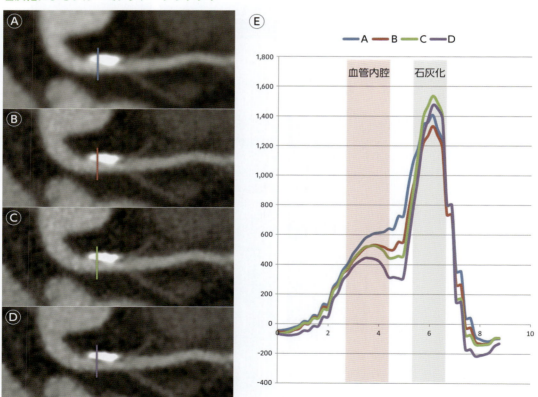

A→Dの順で空間分解能の高い画像処理となっている。石灰化と血管内腔との境界にあるソフトプラークは，空間分解能が高いほど明瞭となっており，**プロファイルカーブ（E）**でも明らかである。

図6

ステント（直径4mm）によるブルーミングアーチファクト

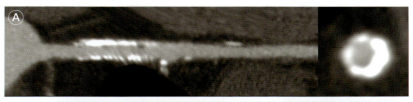
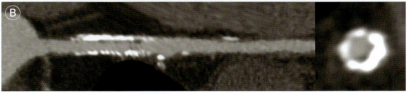

逐次近似応用再構成法（A）に比べて空間分解能の高い**逐次近似再構成法（B）**では，ステント内側のプラークが明瞭に描出されている。

ビームハードニングアーチファクト

- CTで用いられるX線は連続スペクトルを有し，被写体内を指数関数的に減弱しながら通過する。この際，減弱係数は低エネルギー側で高いため，被写体通過後のスペクトルは高エネルギー側にシフトする。これをビームハードニング現象という。これに伴い，被写体厚と投影データとは非線形の関係となるため，CT値が不正確となりアーチファクトが生じる。
- 心臓領域では，造影効果の高い左室内腔と大動脈との間や（図7），ステント植え込み部を含む高度石灰化の近傍での低いCT値として認められる。

図7

ビームハードニング現象によるアーチファクト

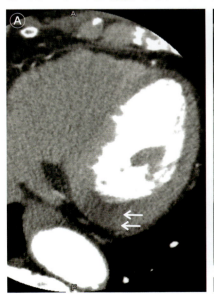
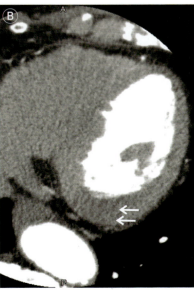

ビームハードニング補正なし（A）では，左室内腔と大動脈の高い造影効果によって，その間の心筋にアーチファクトが認められる（⇨）。**補正を加えた画像再構成（B）**によって，アーチファクトは軽減している。

特に，冠動脈の評価では，ステント内狭窄との判別が難しい場合もある（図8）。ビームハードニング補正処理によってある程度は抑制可能であるが，dual energy CT技術によって，より正確なビームハードニング補正が可能となる。

図8
ビームハードニング現象によるステント内腔の描出

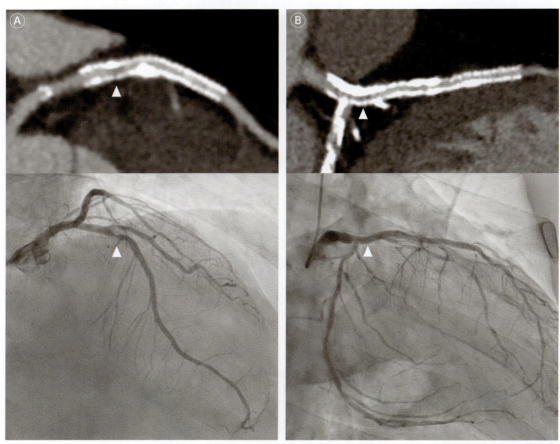

A，Bともに，ステント近位部の内腔で低いCT値を示す部分を認める。下段の冠動脈造影において，Aでは同部位に狭窄病変を認めたがBでは認めなかった。

金属アーチファクト

● 金属のような極端にX線の減弱が高い物質があると，ビームハードニングやパーシャルボリューム効果などによって非線形性が顕著となりストリーク状のアーチファクトが発生する。心臓領域では，ペースメーカなどの植え込みデバイスや，弁置換術やバイパスグラフト術などの外科手術後における種々の金属，撮影範囲に入り込む脊椎固定術による金属などが考えられる。

- 撮影体位などの工夫で撮影範囲に金属を含めないことが基本となるが，dual energy CT技術による方法や，raw data上で金属領域と非金属領域を抽出して別々に画像再構成しアーチファクト低減する技術の使用も有効である(図9)。

図9
ペースメーカ電極によるメタルアーチファクト

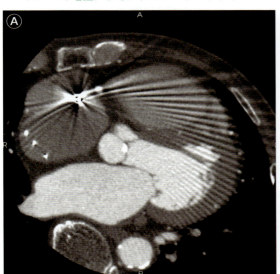
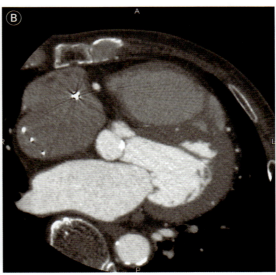

右房の電極から強いメタルアーチファクトが出現し，周辺の評価が困難であるが(**A**)，メタルアーチファクトリダクション処理によってアーチファクトは大幅に低減し，RCAの評価が可能となった(**B**)。

そのほかのアーチファクト

- 心臓と横隔膜が接する左室の下後壁付近で，肺野の形状がシャープな構造となっている部分から認める線状の低CT値を示すアーチファクトや，帯状の高CT値を示すアーチファクトを認める場合がある(図10A)。これらにはエッジグラディエント効果(隣り合う物質の密度が大きく異なり，シャープな構造となっている部位において発生し，寝台や消化管内の液面などが発生要因として知られる)やコーンビームによるアーチファクト(coverageがワイドになるにつれX線のコーン角の影響が顕著になり，画像再構成に使用されるデータと理想データとの幾何学的な矛盾が大きくなり発生する)が関与していると考えられる。また，椎体の骨棘からも線状の低CT値を示すアーチファクトを認める場合があり，上記に加えてビームハードニングなどの複合的な要因が考えられる(図10B)。

図10
そのほかのアーチファクト

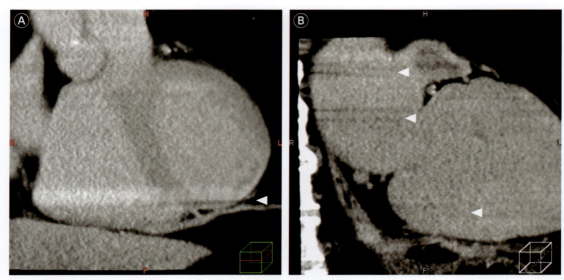

Aでは，横隔膜レベルにてやや低CT値，その上方で高CT値の線状および帯状アーチファクト（▷）を認める。
Bでは，椎体から低CT値の線状アーチファクト（▷）を認める。

参考文献
1) Kalisz K, et al. Artifacts at Cardiac CT: Physics and Solutions. Radiographics 2016; 36: 2064-83.
2) 日本放射線技術学会, 監修. CT撮影技術学 改訂2版. 東京: オーム社; 2011.
3) 森　一生, ほか. CTとMRI-その原理と装置技術-. 東京: コロナ社; 2010.
4) VERSUS研究会, 監修. 超実践マニュアル 心臓CT. 東京: 医療科学社; 2012.

Ⅱ 心臓CTを使いこなすために知っておくべき知識

画像表示方法

● 佐野始也

● 冠動脈CTは三次元のボリュームデータの特徴を生かし，さまざまな方向から詳細な観察が可能ある。従って，診断だけでなく治療支援としての役割も大きい。

● 細く蛇行する冠動脈の全体像や細かな冠動脈病変の把握には，複数の画像表示法の特徴を十分理解したうえで，組み合わせて評価することが必要となる[1]。ここでは代表的な表示法についての手法や特徴を解説する。

多断面変換表示法（multi-planar reconstrustion；MPR）

● 最小スライス厚の二次元水平断面画像（axial）を体軸方向に積み重ねた三次元のボリュームデータに対して，冠状断（coronal），矢状断（sagittal），斜断面（oblique）など，任意角度の断面を表示する方法である。簡便に作成可能で，主に左室の壁性状や弁疾患の評価に用いられ，CT値や距離の計測も可能である。さらに表示スライス厚の変更や後述するMIP処理なども可能である（図1）。

ボリュームレンダリング法（volume rendering；VR）

● 冠動脈を含めた心臓全体を三次元画像として構築し任意方向からの観察が可能である。特に冠動脈の奇形や起始異常，血管走行や瘤など，任意方向からの立体的な形体把握に適している（図2A, B）。

● VRでは目的とする領域のCT値の上限/下限値を設定し，その閾値における色やグラデーションを任意設定する。さらにその範囲でopacity（不透明度）というパラメータを追加することによりさまざまな表現が可能となる。opacityとは光の透過のしにくさを表す値で，この設定を効果的に用いることにより半透明状態を作り，重なった部分の奥の物体を描出することが可能である。しかし，閾値やopacityの不適切な設定は必要な情報を描出できなくなる可能性があるため注意を要する[2]（図3A, B）。また，必要とする情報や欠損している血管がないよう，常にaxialなどの原画像と対比させながら作成することが重要である。

図1

MPRによる左室心筋評価

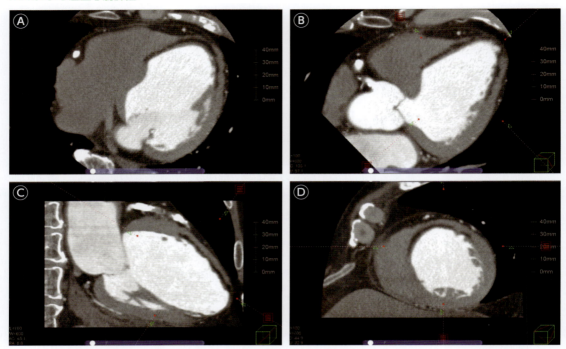

A：二次元水平断面画像, B：水平長軸断面（horizontal long）, C：垂直長軸断面（vertical long）, D：短軸断面（short）
陳旧性心筋梗塞の症例である。前壁から中隔を含み心尖部にかけて広範囲に左室心筋壁の菲薄化と脂肪変性がみられる。

図2

図2 冠動脈起始異常（単冠動脈）（A），冠動脈瘤（B）

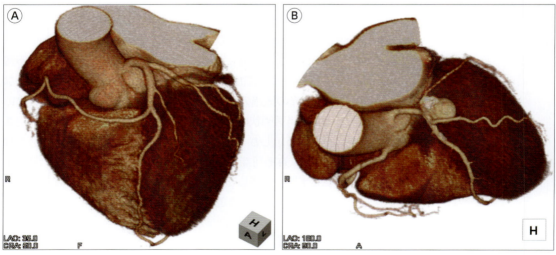

A：RCAはLADから分枝し肺動脈の前方を走行し右房室間溝へ走行。
B：LAD起始部に石灰化を伴う約20mmの冠動脈瘤。

図3

閾値やopacity設定と画の変化

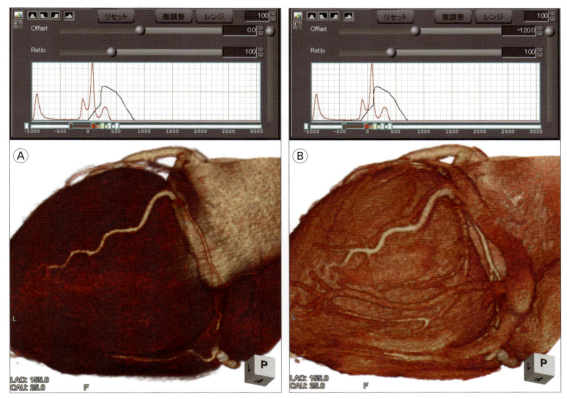

LCX#14の閉塞病変である。
Aの閾値（offset）では閉塞血管のおよびその末梢の描出が乏しく，場合によっては閉塞血管を見落とす可能性がある。
Bのように閾値（offset）を変化させることにより，造影効果の乏しいもしくは閉塞した血管の存在および走行を確認することができる。

融合画像

- 融合画像は大きく2種類に分類される。一般的に普及しているのは1時相で得たボリュームデータから個別にパーツを分解抽出し，別々に色付け（カラーレンダリング）した画像を作成，必要なパーツを加算して組み合わせた画像でレイヤーとよばれている。特に完全閉塞病変では，造影された冠動脈のみのVR像と造影されていない閉塞血管を加算表示することにより，冠動脈造影（coronary angiography；CAG）では確認できない閉塞部血管の走行を任意方向から観察することができ，治療支援としての有用性は高い（図4）。

図4
融合画像（レイヤー）

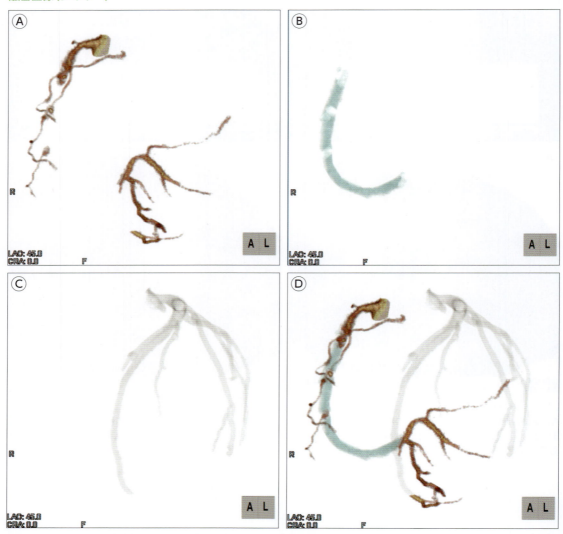

RCA#1distal〜#3の慢性完全閉塞（CTO）である。RCAの造影された冠動脈（**A**），閉塞部血管（**B**），LCA（**C**）をそれぞれ抽出し，カラーレンダリング画像を作成，加算表示を行う（**D**）。

- 特殊な融合画像としては，2時相以上の異なる時間で得られたボリュームデータ，もしくは異なるモダリティのボリュームデータを，三次元的に位置合わせ（レジストレーション）させて加算した画像でフュージョンとよばれている。心筋SPECTと冠動脈CTのフュージョン画像においては，心筋の虚血領域と，その領域を支配する冠動脈を対比してみることができ，虚血の責任血管をさらにわかりやすく評価できる（図5）。

融合画像（フュージョン画像）

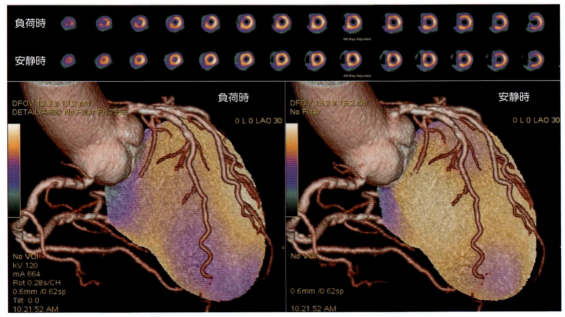

冠動脈CTにてLAD#6distalに石灰化を含む75％程度の狭窄病変を認め，心筋SPECTが施行された。フュージョン画像においてLAD領域に一致した虚血領域を認める。（画像提供：星総合病院）

最大値投影法（maximum intensity projection；MIP）

- 観察方向の投影経路に存在するすべてのデータのうち最大CT値のみを表示する方法である。MIPは，さらに angiographic view[3] とslab maximum intensity projection（slab MIP）に分類される。
- angiographic viewは心内腔（心房，心室）および肺動脈，大動脈の造影領域のみを除去し，冠動脈と心筋のみのデータを残し最大値投影する方法である。VR像と同様，任意方向から冠動脈全体の観察が可能である。投影像という意味ではCAGと同様であり，angiographic viewはCAGと類似した画像となる（図6）。
- 最大値投影であるがゆえ1方向の画像から血管の重なりを識別することは困難で多方向からの観察が必要である。特に，高いCT値をもつ石灰化の分布を容易に把握できる点で優れている。しかし，投影方向における最大CT値のみを表示するため，非石灰化プラークは表現できない。また，投影方向の前後や対象血管に高いCT値をもつ石灰化や冠動脈ステントが存在する場合には血管内腔の評価は困難となる。
- slab MIPは，厚みをもたせたMPR像をMIP表示したもので（図7），冠動脈の診断には5mm程度の厚み（slab厚）が最適である。ボリュームデータの関心領域を直接的に操作するため解析作業などは必要ない。

図6
angiographic viewとCAG

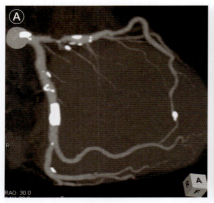
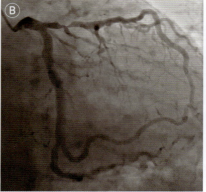

LCAのangiographic view（RAO 30°，CAU 30°）。AにおいてLAD#6に比較的石灰化の少ない高度狭窄病変を認める。後日のCAG（B）と比較しても酷似しており，石灰化分布の表現力はCAGより優れている。LCX#13は偏心性の高度石灰化が存在し，この方向での血管内腔評価は困難である。

図7
図6症例のslab MIP像caudal view（A），cranial view（B）

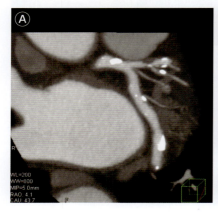
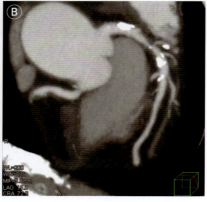

LAD#6高度狭窄病変と側枝の関係，およびangiographic viewでは評価不可能な非石灰化プラークが描出されている。

- 蛇行する冠動脈に対して直線的な断面となるため，冠動脈全体を同時に表現することは不可能である。従って，関心領域の変更もしくは前後スクロールしながら冠動脈全体を観察することとなる。投影方向は保持され，血管内腔や石灰化・非石灰化プラーク，側枝との位置関係など，詳細な評価が可能である（図7）。

曲面変換表示法（curved multi-planar reconstruction；curved MPR）

- 蛇行する冠動脈1枝の内腔中心をトレースし，そのトレースに沿って中枢から末梢にかけて連続的に同一平面上に描出（彎曲面に対するMPR表示）する方法である。また，トレースラインを直線的に引き延ばした表示をstretched curved MPR，それに直交する画像はcross sectional viewとよばれる（図8）。

図8

図6症例のcurved MPR, stretched curved MPR, cross sectional view

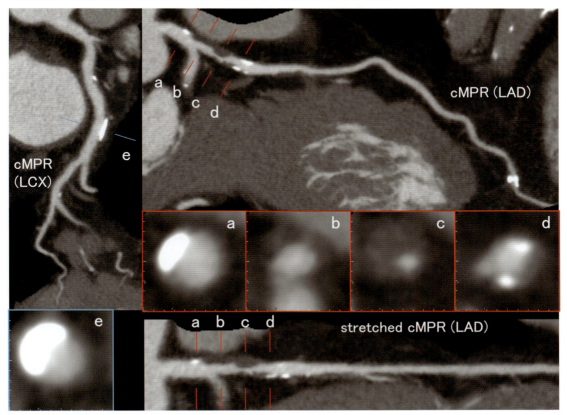

LAD#6の高度狭窄病変は偏心性で、多量の非石灰化プラークはLMT distalから主にLCXの対側に存在している。LCX#13は高度な石灰化があるものの、偏心性で血管内腔は十分確保されている。

- ワークステーション上ではcurved MPR, stretched curved MPRの任意方向からの観察や、カーソル位置にリンクしたcross sectional viewを観察することにより、石灰化やステントが存在する部分も含めた冠動脈の内腔評価、血管径や病変長の計測、プラーク性状やリモデリング評価など、詳細な把握が可能である。また、cross sectional viewは冠動脈短軸像に相当するもので、血管内超音波 (IVUS) 画像に類似し[4]、プラークの性状評価にも用いられる (図9)。
- curved MPRでは内腔中心のトレースが重要となる。現行のワークステーションでは自動トレース精度が向上しているものの、鋭角に蛇行している血管のショートカットや石灰化などの高CT値部位にトレースラインが引き寄せられるなど、内腔中心からトレースラインがずれた場合には偽狭窄として表示される可能性がある。正確なトレースがされているかstretched curved MPRで直線的に表示されていることを確認し、必要に応じてトレース修正することが重要である。

図9
CT，CAG，IVUSの画像対比

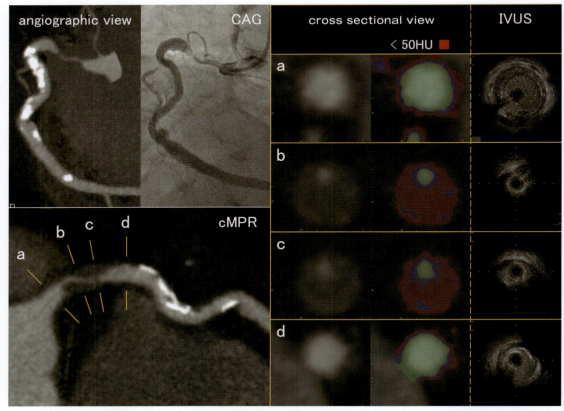

CTではRCA#1に多量の非石灰化プラークを伴う高度狭窄が認められ，その後のCAGにおいてもangiographic viewほか，CT画像と同様の高度狭窄が認められた。CTのcross sectional viewおよびcolor code表示におけるプラーク評価では，lipid richプラークと思われる広範囲の低CT値領域を認めた[5]。IVUS画像においても低CT値領域に一致し，lipid richプラークを示唆するエコー減衰を認めた(b, c)。

- 最後に，画像解析者は各種画像表示法の特徴を理解するとともに，冠動脈疾患に対する知識や治療戦略を把握し，診断，治療に有用な画像を提供することが重要である。

参考文献
1) Raff GL, et al. SCCT guidelines for the interpretation and reporting of coronary computed tomographic angiography. J Cardiovasc Comput Tomogr 2009; 3: 122-36
2) Ferencik M, et al. Diagnostic accuracy of image postprocessing methods for the detection of coronary artery stenoses by using multidetector CT. Radiology 2007; 243: 696-702.
3) Jinzaki M, et al. Diagnostic accuracy of angiographic view image for the detection of coronary artery stenoses by 64-detector row CT: a pilot study comparison with conventional post-processing methods and axial images alone. Circ J 2009; 73: 691-8.
4) Kopp AF, et al. Non-invasive characterisation of coronary lesion morphology and composition by multislice CT: first results in comparison with intracoronary ultrasound. Eur Radiol 2001; 11: 1607-611.
5) Miura K, et al. Association of nonculprit plaque characteristics with transient slow flow phenomenon during percutaneous coronary intervention. Int J Cardiol 2015; 181: 108-13.

Ⅱ 心臓CTを使いこなすために知っておくべき知識

特殊撮影方法
CABG後冠動脈撮影

● 永澤直樹

CABGとは

● 冠動脈バイパス術 (coronary artery bypass grafting；CABG) とは，冠動脈の狭窄や閉塞による冠動脈硬化症・虚血性心疾患に対して，血流の改善を行う冠血行再建術の1つである。

● CABG は内胸動脈 (internal thoracic artery；ITA) や大伏在静脈 (saphenous vein graft；SVG) などのグラフトを用い，冠動脈の狭窄部の遠位側にバイパスすることで心筋虚血を改善させることができる。

● 冠血行再建術は開胸手術であるCABGのほかに，血管カテーテル手技で行う経皮的冠動脈形成術 (percutaneous coronary intervention；PCI) がある。

● CABGの適応は各種ガイドライン[1-4]によって，左主幹部病変や3枝病変に対して勧められている。

● CABG後においてCTはネイティブ冠動脈病変のみならず，バイパス/グラフトの走行や開存の程度，吻合部の評価に優れている[5]。

グラフトの種類（図1～3）

● 左内胸動脈 (left ITA；LITA) はCABGによる血行再建術において第一選択となるグラフトである。LADに吻合をするLITA-LADバイパスがよく行われている。

● LITAをLAD以外に接続した場合は，右内胸動脈 (right ITA；RITA) をLADに吻合するRITA-LADバイパスが行われる。

● RITAはLCXとのRITA-LCXバイパスにも用いられる。

● LITA，RITAは長期開存率に優れ，グラフトの攣縮/SPSMが起きにくい。

● 右胃大網動脈 (right gastroepiploic artery；GEA) は心臓下面にあるRCA末梢の後下行枝 (#4 posterior descending；4PD)，房室結節枝 (#4 atrio-ventricular；4AV) やLCXとのバイパスに用いられる。GEAは腹部大動脈の第3分枝のため少し血流が弱い。

● 橈骨動脈 (radial artery；RA) は上行大動脈と冠動脈をバイパスするA-Cバイパス時のfreeグラフトとして用いられ，またLITAの中途から分岐させて別の冠動脈につなぐY-compositeグラフトとしても用いられる。

図1

LITA-LAD, RA-PL,
GEA-PD-AV

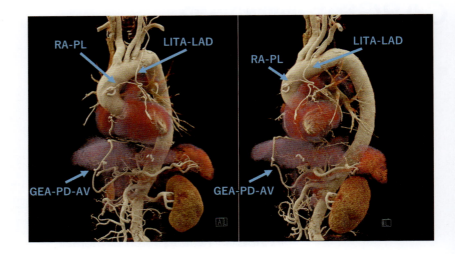

図2

LITA-LAD, RITA-RA-RCA

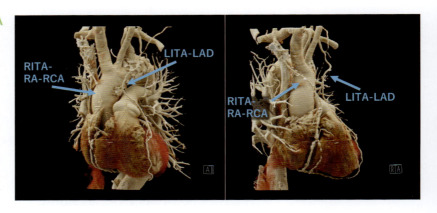

図3

LITA-LAD, SVG-4PD
（閉塞）

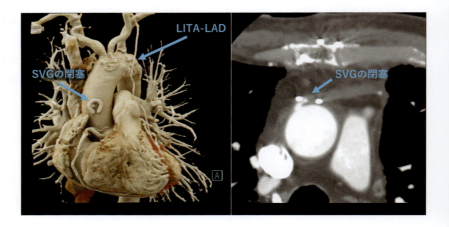

- SVGはA-Cバイパス時のfreeグラフトとして用いられる。ほかのグラフトと違い静脈のため，長期の開存率が悪い。足にあるので開胸時に術野を妨げることなく採取でき，緊急手術時によく用いられる。

CT装置

- グラフトのみならず冠動脈も含めて撮影するため，64列CT以上で，高い時間分解能をもったCTが必要となる。
- 撮影範囲が広いため（約25cm），長い息止め時間が求められる。64列CTであれば15〜18s程度の撮影時間がかかる。
- 256列や320列のarea detector CT（ADCT），2つのX線発生装置をもつdual source CT（DSCT）であれば，撮影時間が短くなり，画質が向上し，そして被ばくの低減が可能になる。

撮影準備

- 心電図同期用の電極貼付位置のうち，左・右鎖骨下の位置はそれぞれ電極を挟むクリップの金属アーチファクトがLITA，RITAグラフトと重なる可能性があるため，電極貼付位置を肩や上腕に移動させるか，装置メーカーによっては金属部分の少ないクリップがあるのでそれを使用したほうが金属アーチファクトの影響を軽減できる。
- 造影剤注入用のルート確保は通常の心臓CTと同様に，右腕の静脈に20Gの静脈留置針を使用するのがよいが，もしグラフトに*in-situ* RITAを使用している場合，造影剤原液の滞留によるアーチファクトにより鎖骨下動脈からの分岐が評価できなくなる可能性がある。その場合は，左腕静脈からの造影も考慮する。
- ネイティブ冠動脈も評価する必要があるため，亜硝酸薬の使用，そして高心拍の場合は，β遮断薬の使用を考慮する。

撮影条件

- CABG後冠動脈撮影はグラフトだけでなく冠動脈も撮影するため，撮影条件は心臓CTとほぼ同様である[6, 7]。
- 64列や80列CTの場合，retrospective gatingによるhelical scanで撮影する。低ピッチ撮影で広範囲を撮影しなければならないため，被ばくが増えることに注意する必要がある。しかし撮影中にピッチを変更することができるvariable pitch helical scan（メーカーオプション）を用いれば心臓撮影部分のみ心電図同期撮影を行い，そのほかの部分を心電図非同期の高ピッチで撮影できるので被ばくを低減することができる。
- 64列や80列CTの場合，step and shootによるスキャンでは検出器幅が3〜4cm程度しかないため，7〜8スキャンを要し，撮影時間の延長，造影剤量の増加，つなぎ目の造影ムラが生じる。ただし被ばくは大幅に低減できるので，A-Cバイパスなどの撮影範囲が狭い場合は使用を考慮する。

- 256列や320列のADCTの場合，可能な限り，prospective gatingで撮影すべきである。retrospective gatingに比べ，80〜90%程度の被ばく低減が期待できる。prospective gatingは高心拍では使用できないため，β遮断薬の使用も考慮する。
- ADCTは検出器幅が広いため（16cm），step and shootによるスキャンでも2スキャン程度で短時間に撮影できる。しかしつなぎ目の造影ムラが生じるため，造影剤の注入時間の延長など，造影剤の注入方法に工夫が必要になる。また，息止めが不良の場合，撮影範囲上下のつなぎ目でグラフトがつながらず評価が難しくなることがあるため，入念な息止め練習が必要である（図4）。
- ADCTの場合もhelical scanで撮影することができる。検出器幅が広いため，短時間に撮影することができる。variable pitch helical scan（メーカーオプション）を用いれば心臓撮影部分のみ心電図同期撮影を行い，そのほかの部分を心電図非同期の高ピッチで撮影できるので被ばくを低減することができる。
- DSCTでもADCTと同様に，可能な限りprospective gatingで撮影すべきである。
- 高速二重らせんスキャンを使用し心臓撮影部分だけ心電図同期させて撮影するFlash Chest Painモードを使用することで，1sに満たない息止めで低被ばくに撮影することが可能になる。
- 心臓CTと同様に低管電圧を積極的に使用することで被ばくの低減が可能になる。また，CT値が上がることによりcontrast-to-noise ratio（CNR）の向上や造影剤量の低減が期待できる。

図4

LITA-LAD, SVG-#9-#14, SVG-4PD

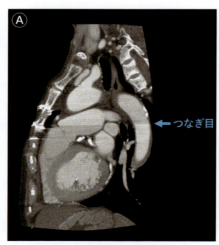 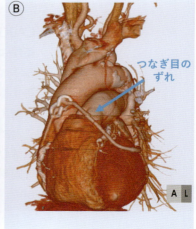

Aquilion ONE™によるwide-volume scan（2 bed）。上半分と下半分で造影効果の段差ができている（**A**）。また息止めが不良だったため，上下のつなぎ目がずれている（**B**）。

- しかしグラフト周囲にある金属クリップやマーカーは低管電圧の使用により金属アーチファクトの影響が増えるおそれがあるため，カルシウムスコア撮影などの単純CTにおいて事前に金属の位置を確認しておくべきである。
- X線量は自動露出機構（automatic exposure control；AEC）を使用し，可能であればECG mA modulation機能を使用することで，必要な心位相に十分な線量を当て，不必要な部分の線量を下げ，被ばくの低減が可能になる。
- 撮影範囲を決める際は事前にカルテや過去画像などでバイパスの解剖学的情報を把握しておく必要がある。例えばLITA-LADバイパスの場合は鎖骨下から心臓まで撮影しないといけないが，Ao-SVG-RCAの場合は上行大動脈から心臓までの範囲で十分評価可能になる。GEAを使用している場合は心臓よりかなり尾側にあるため，事前に解剖学的情報を把握して撮影範囲を腹部まで延長しなければならない。

Tips

撮影方向は心臓CTと同様の頭尾方向とするのが簡便で一般的であり，LITA-LADバイパスの場合，鎖骨下から心臓へ血流を追いかけていくように撮影できるため，失敗の少ない撮影が可能になる。また心臓下部にあるGEAは造影剤の到達が心臓に比べかなり遅いため十分に待つ必要があり，頭尾方向で撮影することでその時間を稼ぐことができる。
逆に，上大静脈の造影剤のアーチファクトを嫌って尾頭方向で撮影し，ちょうど後押しの生食が上大静脈にきたあたりで撮影できるように工夫している施設もみられる。また64列CTの場合，息止めが15sほどかかるので，息止めが続かない可能性を考え，先に心臓部分を撮影し，呼吸の影響を受けにくい鎖骨下周辺のグラフトを後に撮る目的で，尾頭方向に撮影を行っている施設もみられる。

造影剤注入条件

- 造影剤注入条件は基本的に冠動脈CTと同様になる。ただし撮影時間が冠動脈CTに比べ長いので，注入時間を延長する必要がある。注入時間は少なくとも15～20s程度必要になる。撮影範囲が広く撮影時間が長いほど注入時間を延長しなければ，撮影後半が造影ピークを過ぎてしまう可能性がある。
- GEAは腹部大動脈の第3分枝のため，造影剤の到達が遅く，造影剤を長めに注入し少し遅めに撮影する必要がある。
- 冠動脈CTと同様に生理食塩水（生食）後押しは必須であり，スパイラルフローチューブの使用や台形クロス注入＋生食後押し（図5）をすることでより効率よく鎖骨下や上大静脈の造影剤の停滞を軽減することができる[8]。
- 造影ピークを過ぎた状態で撮影するとグラフトやネイティブ冠動脈の評価が難しくなるのはもちろんだが，逆に造影ピークより早いタイミングで撮影すると，グラフトの冠動脈吻合部周辺に造影剤が十分に到達しておらず，狭窄や閉塞様にみえてしまう。
- これらの理由により，CABG後CTは造影剤の注入時間を十分に保たねばならず，造影剤の減量は難しい。

図5

台形クロス注入＋生食後押し

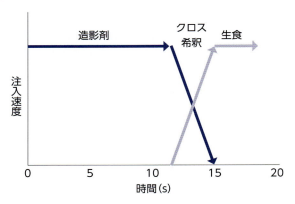

造影剤注入の終盤の注入速度を少しずつ下げ，その分，生食の注入速度を上げていくことでシームレスに造影剤と生食を切り替えることができ，効率のよい生食後押し効果が得られる。

TECHNICAL POINT

動脈グラフトを使用して，中程度狭窄の冠動脈をバイパスする場合，ネイティブ冠動脈の血流があるためバイパスの血流は弱い（血流競合：competitive flow）。動脈は筋肉でできており，生理的に血流に応じて内腔を自己調節するため，血流が弱いと，動脈グラフトが退化していく。造影剤使用量の減量や注入速度が遅いと，細くなったグラフト内のCT値が上がらなくなるため注意が必要である。

撮影タイミング

- 冠動脈CTと同様に上行大動脈でROIを設定し，bolus tracking法またはtest bolus tracking法，test injection法を用いることで適切なタイミングで撮影が可能である。

画像再構成

- 基本的には冠動脈CTと同様に画像再構成を行う。
- 再構成有効視野（FOV）は心臓に合わせるが，RITAをグラフトに使用している場合など，再構成FOVに収まらない場合がある。そのときは広いFOVの再構成画像を追加する。
- クリップなどの金属アーチファクトが強く，グラフトの評価が難しい場合は，高周波数関数の再構成を追加する。
- 3D volume rendering（VR）像はグラフトの解剖学的情報をすぐに把握

できるので有用である(図6)。
- グラフトのcurved MPR像を作成すると,直行断面にて狭窄程度を評価できるので有用である。

図6

3Dワークステーション(Ziostation2)による冠動脈バイパス術後解析の一例(LITA-LAD, RA-OM, SVG-#4PD)

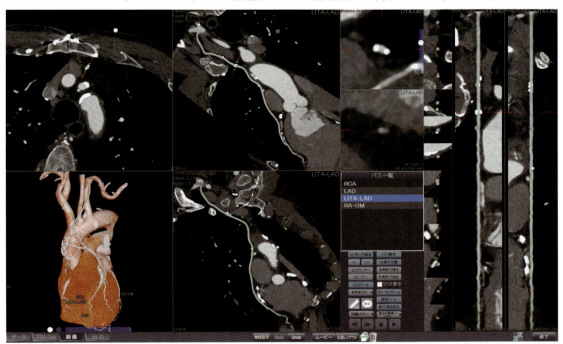

参考文献

1) 循環器病の診断と治療に関するガイドライン(2010年度合同研究班報告).虚血性心疾患に対するバイパスグラフトと手術術式の選択ガイドライン(2011年改訂版).東京:日本循環器学会; 2012. http://www.j-circ.or.jp.
2) Wijns W, et al. European Association for Percutaneous Cardiovascular Interventions. Guidelines on myocardial revascularization: The Task Force on Myocardial Revascularization of the European Society of Cardiology (ESC) and the European Association for Cardio-Thoracic Surgery (EACTS). Eur Heart J 2010; 31: 2501-55.
3) Patel MR, et al. ACCF/SCAI/STS/AATS/AHA/ASNC 2009 Appropriateness Criteria for Coronary Revascularization: A Report of the American College of Cardiology Foundation Appropriateness Criteria Task Force, Society for Cardiovascular Angiography and Interventions, Society of Thoracic Surgeons, American Association for Thoracic Surgery, American Heart Association, and the American Society of Nuclear Cardiology: Endorsed by the American Society of Echocardiography, the Heart Failure Society of America, and the Society of Cardiovascular Computed Tomography. Circulation 2009; 119: 1330-52.
4) Kushner FG, et al. American College of Cardiology Foundation/American Heart Association Task Force on Practice Guidelines. 2009 Focused Updates: ACC/AHA Guidelines for the Management of Patients With ST-Elevation Myocardial Infarction (updating the 2004 Guideline and 2007 Focused Update) and ACC/AHA/SCAI Guidelines on Percutaneous Coronary Intervention (updating the 2005 Guideline and 2007 Focused Update): a report of the American College of Cardiology Foundation/American Heart Association Task Force on Practice Guidelines. Circulation 2009; 120: 2271-306.
5) Hamon M, et al. Diagnostic performance of 16-and 64-section spiral CT for coronary artery bypass graft assessment: meta-analysis. Radiology, 2008; 247: 679-86.
6) 日本放射線技術学会,編.放射線医療技術学叢書(27) X線CT撮影における標準化〜GALACTIC〜(改訂2版).京都:日本放射線技術学会; 2015. p40-1.
7) Dewey M. Cardiac CT. Springer; 2014. p191-8.
8) 八町 淳, ほか. CT造影技術. 東京: メディカルアイ; 2013. p196-204.

Ⅱ 心臓CTを使いこなすために知っておくべき知識

特殊撮影方法
冠動脈＋大動脈

● 藤岡知加子

- 冠動脈と大動脈の同時撮影を求められることがあったが，従来では造影剤の使用量の増加や，どちらか一方もしくは両方の画質（造影効果など）が維持できないなどの問題があり困難であった。どうしても必要な場合は，従来の装置では2回の造影剤注入で撮影することが多かった。
- 近年ではCT装置が大幅に進歩し冠動脈の撮影時間も16cmのwide coverageの装置では1心拍での撮影が可能となった。冠動脈の撮影時間と大動脈撮影への移行時間が短い装置であれば冠動脈＋大動脈の撮影が1回の造影方法で可能である。

冠動脈＋大動脈同時撮影のさまざまな撮影方法（図1）

Ⅰ：冠動脈を心電図同期で撮影後，もう一度造影剤を注入して大動脈を撮影する方法

Ⅱ：大動脈を心電図同期で撮影する方法

Ⅲ：冠動脈より上部を心電図同期撮影の後，腹部を心電図非同期撮影する方法

Ⅳ：冠動脈より上部を心電図非同期撮影，冠動脈を心電図同期撮影したのち，腹部を心電図非同期撮影する方法

Ⅴ：冠動脈を心電図同期撮影したのち頸部（胸部）まで移動し，大動脈を心電図非同期撮影する方法

- Ⅰでは2回の造影剤注入が必要となるために造影剤の大幅な減量は困難である。一方，おのおのの検査が通常と同じ検査方法で行うことができるため検査方法としては安定している。
- Ⅱでは大動脈のモーションアーチファクトが低減できる，心電図同期helical撮影では被ばく線量が大幅に増える。心電図同期axial撮影では心電図同期helical撮影と比較して少ないが，バンディングアーチファクトが発生する可能性が高い。また撮影時間が長くなることから造影剤の低減は難しい[1]。またwide coverageの装置ではヒール効果の影響によりaxial撮影のつなぎ目で濃度差がみられる可能性がある。大動脈の撮影が高速で可能になりモーションアーチファクトの影響が少なくなった近年の装置では，大動脈全体を心電図同期撮影で撮影されることは少ないと考える。

図1

冠動脈＋大動脈同時撮影のさまざまな撮影方法

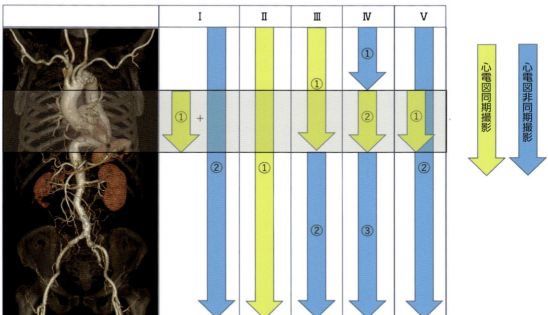

- Ⅲでは冠動脈と大動脈の撮影の間でバンディングアーチファクトが発生する可能性がある。
- Ⅳでは心電図非同期撮影→心電図同期撮影→心電図非同期撮影とモードの変更が2回必要になるために，撮影モードの変更時間が高速で複数回できる必要がある。またⅡ，Ⅲと同様にバンディングアーチファクトが発生する可能性がある。
- Ⅴでは冠動脈部分が若干被ばくは増えるが，大動脈にバンディングアーチファクトが発生することがないこと，冠動脈の撮影タイミングが冠動脈だけの撮影と同じであることから冠動脈の撮影精度は冠動脈のみの撮影と同じである利点がある。また高心拍，不整脈，心機能解析など，さまざまな心臓の撮影モードにも従来の冠動脈の撮影と同様に撮影すれば対応可能である。ただし，冠動脈が1心拍で撮影可能な16cm wide coverage以外の装置では撮影時間が長くなるので困難であることが予測される。大動脈の撮影は冠動脈の撮影プロトコルから回転速度を変化させると心電図同期撮影から冠動脈非同期撮影に移行する時間が長くなることから，冠動脈と同じ速度で行うことが多い。このことにより時間分解能がよく大動脈のモーションアーチファクトが軽減される。しかし，心機能が悪く血流が非常に遅い場合には造影剤よりも撮影のほうが早く，血流を追い越す可能性もあるので考慮が必要である。

● 当院で使用しているRevolution CT（GEヘルスケア，以下GE）では冠動脈から大動脈の撮影への切り替え時間と頸部までの移動時間を合わせて3s程度で可能である。冠動脈の回転速度（0.28s/rot）で80mm beamで撮影すると3s程度で頸部から骨盤部まで撮影できるため，総腸骨動脈で造影剤の追い越しがみられることがある。このため大動脈は40mm beamを使用して5〜6sの撮影時間で撮影している。また下肢動脈を同時に撮影する場合にはさらに追い越す可能性が高くなるため，撮影範囲が下肢動脈までの場合は回転速度を0.28s/rot→0.35s/rotに変更して撮影している（図2）。この場合は心電図同期撮影から心電図非同期撮影の切り替え時間が約3s→6sに延長する。また少ない造影剤で大動脈を撮影する場合は100kVpなどの低電圧撮影を採用するのも有用である。

図2

広島大学病院（Revolution CT，GE）における撮影プロトコルと撮影モード移行時間

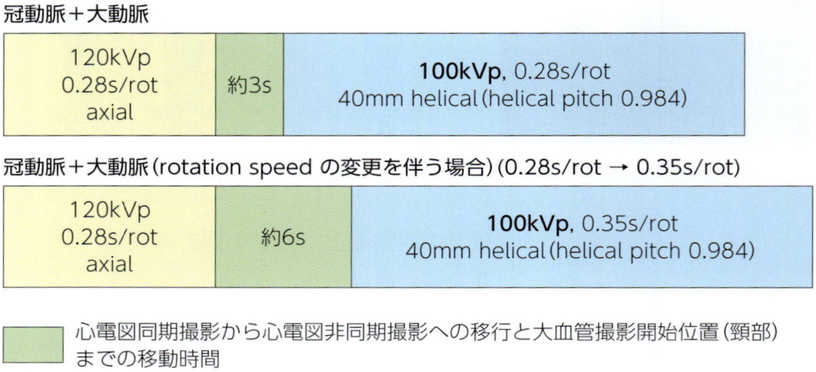

冠動脈＋大動脈

120kVp 0.28s/rot axial	約3s	100kVp, 0.28s/rot 40mm helical（helical pitch 0.984）

冠動脈＋大動脈（rotation speed の変更を伴う場合）（0.28s/rot → 0.35s/rot）

120kVp 0.28s/rot axial	約6s	100kVp, 0.35s/rot 40mm helical（helical pitch 0.984）

心電図同期撮影から心電図非同期撮影への移行と大血管撮影開始位置（頸部）までの移動時間

冠動脈と大動脈を同時撮影（1回造影）するために必要なポイント

● 冠動脈の撮影時間が短いこと。
● 心電図同期撮影から心電図非同期撮影への切り替え時間が短いこと。
● 造影剤注入時間は冠動脈，大動脈の撮影時間以外に，心電図同期撮影から心電図非同期撮影への切り替え時間分は増量する必要がある。

造影剤注入方法

● 冠動脈撮影後に大動脈の撮影をする場合は，冠動脈造影の後に大動脈撮影分の造影剤を追加すればよい。冠動脈撮影から大動脈撮影の切り替え時間に要する時間分は造影剤を注入しておかないと，上行大動脈が生理食塩水（生食）に置き換わってしまうため注入時間の延長（造影剤の増量）が必要である。

- 通常，冠動脈CTの造影法では造影剤使用量を低減する目的のほかに，右室に濃度の高い造影剤が入ることでアーチファクトが発生しRCAの評価が困難になることを避けるために注入している。これは左室に比較して右室の心筋が薄いため，心室の造影剤の影響を受けやすいためである。造影剤注入時間が延長すると冠動脈撮影時に右室のCT値が高く，アーチファクトになる可能性もある。
- 図3に造影剤注入時間の違いによる右室の造影効果の例を示す。Aの冠動脈のみの造影では右心系は完全に生食に置き換わっており，右冠動脈の描出は容易である。Bは冠動脈撮影に比較して3s注入時間を延長した場合，Cは冠動脈撮影より5s注入時間を延長した場合である。注入時間を延長すればするほど冠動脈撮影時の右室の造影剤濃度は上昇する。心電図同期撮影から大動脈撮影への切り替え時間が長いと注入時間が長くなるため右室の造影効果は高くなる。
- 心電図同期撮影から心電図非同期撮影への切り替え時間は早いほうが望ましく，10s以上かかる場合には別々の検査として2回造影剤を注入したほうが冠動脈検査における右室のアーチファクトの影響もなく，造影剤量もほぼ変わらず撮影できるので，装置の性能に合わせて撮影法を選択する必要がある。

図3

冠動脈撮影時における造影剤注入時間の違いによる右室の造影効果

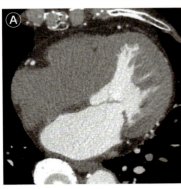 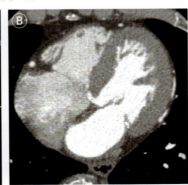 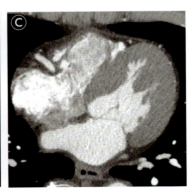

A：冠動脈のみ（造影剤注入時間10s）
B：冠動脈＋大動脈（造影剤注入時間13s）
C：冠動脈＋大動脈（造影剤注入時間15s）

広島大学病院における冠動脈と大動脈を同時撮影（1回造影）の造影プロトコル（Revolution CT，GE）（図4）

- 冠動脈のみの場合は21mgI/kg/s（10s注入）が基本となっている。
- 心電図同期撮影から心電図非同期撮影への移行時間分は造影剤注入時間を延長する。
- 造影剤注入の後に混合注入をすることで右室の造影効果の極端な上昇を軽減する効果と，大動脈が生食に完全に置き換わることを防止している。
- Revolution CTにおける心電図同期撮影から心電図非同期撮影への移行時間は約3s，回転速度を0.28s/rot→0.35s/rotに変更するのに約6s。このため造影剤注入時間はそれぞれ3s，5s延長している。造影剤注入後，造影剤と生理食塩水の混合注入（1：1）を5s，その後生食後押しを5s行っている。

図4

広島大学病院における冠動脈と大動脈を同時撮影（1回造影）の造影プロトコル（Revolution CT，GE）

冠動脈のみ

21mgI/kg/s（10s）	生食後押し（10s）

冠動脈＋心機能解析

21mgI/kg/s（10s）	混合注入；1：1 5s	生食後押し 5s

冠動脈＋大動脈（心電図同期から心電図非同期撮影への移行時間：約3s）

21mgI/kg/s（13s）	混合注入；1：1 5s	生食後押し 5s

冠動脈＋大動脈（rotation time の変更を伴う場合）（心電図同期から心電図非同期撮影への移行時間：約6s）

21mgI/kg/s（15s）	混合注入；1：1 5s	生食後押し 5s

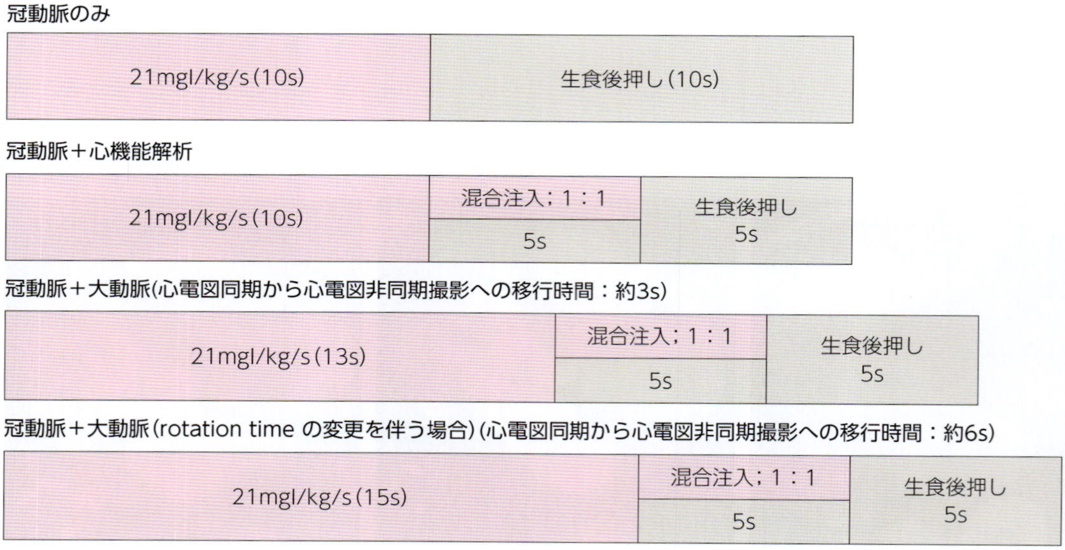

冠動脈＋大動脈撮影における2回造影剤注入方法と1回造影剤注入方法の造影剤使用量の比較（図5）

- 体重55kg，冠動脈の造影方法は21mgI/kg/s，造影剤は350mgI製剤を使用したとしてシミュレーションしたものである。
- シミュレーションにおける2回注入法では大動脈の撮影に造影剤を50mL使用しているが，仮に大動脈撮影を30mLで行ったとしても，総使用量

冠動脈＋大動脈撮影における2回造影剤注入方法と1回造影剤注入方法の造影剤使用量の比較（55kgの場合）

2回注入法

| 冠動脈 | 3.3mL/s（33mL）（10s） | 生食後押し（30mL） |

| 大動脈 | 2.5mL/s（50mL）（20s） | 生食後押し（30mL） |

造影剤使用量83mL（350mgI/mL製剤）

1回注入法

| 冠動脈＋大動脈 | 3.3mL/s（42mL） | 1.8mL/s（8mL） / 1.8mL/s（8mL） | 3.6mL/s（18mL） |
| | 造影剤（13s） | 生食混合注入（1：1）（5s） | 生食後押し（5s） |

造影剤使用量50mL（350mgI/mL製剤）

は63mLとなり，1回注入法の造影剤使用量50mLより低減することは難しい。1回注入法における造影剤低減効果は大きいといえる。

撮影タイミング

- 撮影タイミングは冠動脈撮影と同じタイミングで行っている。このことにより冠動脈の造影効果は通常と同じである。
- 当院ではbolus tracking法を用いている。左房にregion of interest（ROI）を置き左房が造影されはじめた時点で呼吸停止を行い，閾値（300HU）に達した時点で撮影を開始している。
- 図6にbolus tracking法を示す。ROIを複数設定している理由は，モニタリングが心電図同期撮影ではないため心筋に重なり左室内のCT値が計測できない可能性があるためである。ROIが動かせる場合は複数個のROIは必要ない。当院では左室でbolus trackingのモニタリングを行っている。その理由はモニタリング中に右室への造影の流入状況を把握するためと，モニタリングから本番撮影までの移行時間を最短にするためであるが，上行大動脈で行っても特に問題はない。

> 図6

撮影開始タイミング（bolus tracking）

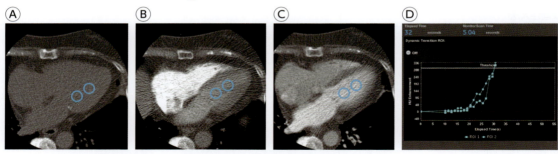

A：ROI設定，B：呼吸停止開始，C：撮影開始，D：撮影時の時間濃度曲線（TEC）

症例提示 冠動脈＋大動脈撮影（1回造影）（図7）

- 冠動脈の撮影は通常の冠動脈と同じタイミング，同じ注入速度で行われているため通常の造影と大きく変化はない（図7A）。
- 右房のCT値は少し高めであるが，RCAの描出には問題ない。一方，大動脈撮影は冠動脈と同じレベルでは右室は生食に置き変わっている（図7B）。

> 図7

臨床例：冠動脈（A）＋大動脈（B）撮影（1回造影）

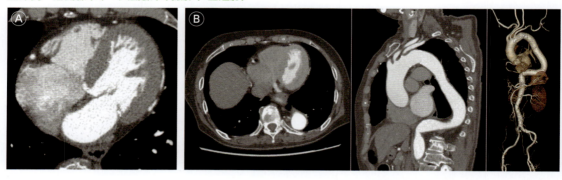

162cm　61kg　（造影剤使用量；55mL（350mgI/mL製剤））

造影剤注入法	3.6mL/s（47mL）	1.8mL/s（9mL）	3.6mL/s（18mL）
		1.8mL/s（9mL）	
	造影剤（13s）	生食混合注入（1:1）（5s）	生食後押し（5s）

撮影法	120kVp 0.28s/rot axial	約3s	100kVp, 0.28s/rot 40mm helical（helical pitch 0.984）

● 冠動脈と同じ回転速度で撮影しているため時間分解能がよく上行大動脈のモーションアーチファクトはみられない（図7B）。

● 冠動脈，大動脈同時撮影は冠動脈の撮影時間，心電図同期撮影から心電図非同期撮影への移行時間がともに短いことが重要なポイントとなる。これは装置の性能に大きく依存するので使用装置によってどの方法で行うのか考慮する必要がある。

参考文献

1) Fujioka C, et al. Survey of aorta and coronary arteries with prospective ECG-triggered 100-kV 64-MDCT angiography. AJR Am J Roentgenol 2009; 193: 227-33.

Ⅱ 心臓CTを使いこなすために知っておくべき知識

特殊撮影方法
冠動脈＋下肢動脈

● 芳賀喜裕

はじめに

● 末梢動脈疾患 (peripheral arterial disease；PAD) は，冠動脈疾患 (coronary artery disease；CAD) の危険因子 (併発率は約5割) のため[1]，冠動脈と末梢動脈 (以下，下肢動脈) を一連に検査をすることは意義がある。

● 冠動脈と下肢動脈を一連に行える検査は，血管造影検査やCT検査，MRI検査などあるが，検査時間や侵襲性の面で，CT検査は有用といえる。

● しかし，撮影範囲が広いうえ，病態により血流速度が異なり，造影効果を担保することは難しい。

● CT装置の性能で，スムーズなプロトコルの設定ができないケースもある。

● 本稿は，CT検査で冠動脈と下肢動脈を一連に撮影する方法や下肢血管の画像表示方法などについて解説する。

プロトコルの設定について (図1)

TECHNICAL POINT

冠動脈と下肢動脈をCT撮影するには，使用するCT装置の特徴や性能を理解してプロトコルの設定を行う必要がある。特に，心電図同期と心電図非同期の設定がポイントである。

● 図1①は，心電図同期撮影で心臓から下肢動脈まで撮影する方法である。helicalで撮影する場合，下肢の被ばくや造影剤の使用量は増加する傾向にある。被ばくは，任意位相 (拡張中期や収縮末期) でwide volume scanやflash scanを行うことで，低減が図れる。

● 図1②は，可変pitch helical撮影を用いた方法である。冠動脈は心電図同期helicalで，下肢動脈は心電図非同期helicalで撮影する。撮影途中で心電図同期helicalから心電図非同期helicalにhelical pitchを切り替えて撮影するキヤノン製CT装置の機能である。図1①より被ばくや造影剤の使用量が低減できる。有用な撮影法だが，helicalしか撮影できないため，心房細動などの不整脈患者では，冠動脈がpoor studyになるケースがある。

プロトコルの設定について

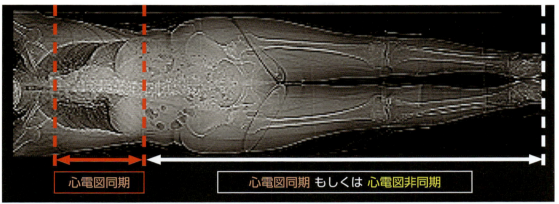

撮影方法	造影注入条件	利点	欠点
① 心電図同期もしくはvolume scan 心臓から下肢まで	1回造影	撮影条件の設定が簡便	被ばく多 造影剤多
② 可変pitch helical撮影 心臓：心電図同期 下肢：心電図非同期	1回造影	被ばく少 造影剤少	helical scanのみ
③ 心臓と下肢を分けて撮影 心臓：心電図同期 下肢：心電図非同期	2回造影	被ばく少 volume scan可	造影剤多
④ 心臓を撮影後，下肢を一連に撮影 心臓：心電図同期 下肢：心電図非同期	1回造影	造影剤少 volume scan可	撮影条件の設定が難しい

- 図1③は，冠動脈と下肢動脈を別々に撮影する方法である。冠動脈が撮影できるすべてのCT装置で撮影できるが，2回に分けて造影剤を注入するため，造影剤の使用量は増加する。
- 図1④は，1回の造影剤注入条件で，冠動脈撮影後に続けて下肢動脈を撮影する方法である。心電図同期から心電図非同期に切り替える際，装置上のタイムラグが生じるため，造影剤の注入条件や低管電圧の使用などの撮影条件を工夫する必要がある。GE製の最新CT装置は，心電図同期と心電図非同期の切り替え時間が短いため，スムーズな撮影が可能である。

血流の通過時間と血流速度（図2）

- 冠動脈と下肢動脈の血流速度は，病態によって異なるため，造影効果を担保することは難しい。特に下肢動脈は，大動脈瘤，大動脈解離，動脈狭窄・閉塞などにより，造影効果が大きく異なる。

図2
血流の通過時間と血流速度

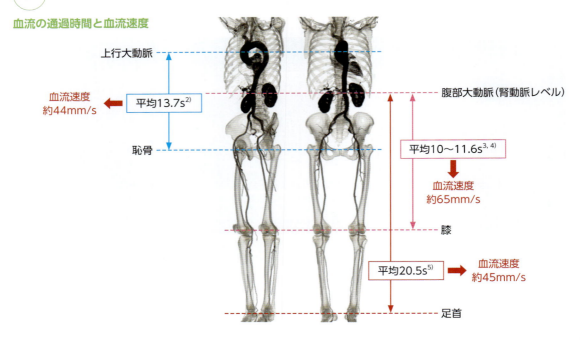

- 大動脈瘤や大動脈解離の症例では，上行大動脈から大腿動脈までの血流通過時間が平均13.7s（血流速度：約44mm/s）である[2]。
- 腹部大動脈から膝窩動脈では，4〜24sで，平均10s（血流速度：約65mm/s）[3,4]，腹部大動脈から足首では，平均22.5s（血流速度：約45mm/s）となる[5]。
- 寝台移動速度を速くしすぎると、血管内の造影剤を追い越してしまう可能性があるため，造影効果に合わせた設定が必要である。

> **TECHNICAL POINT**
>
> 上行大動脈と大腿動脈間の通過時間と大腿動脈のピーク時間にはよい相関があることから[5]，test injection法を用い上行大動脈と大腿動脈の2点のROIでCT値を測定することで，最適な寝台移動速度を把握することができる。装置の機能上，上記の測定が難しい場合は，造影不良に備え追加撮影を考慮したプロトコルを作成することがポイントである。

図1④の撮影方法part1（図3）

- 図3は，冠動脈は心電図同期ボリュームで，下肢動脈は心電図非同期helicalで撮影した画像である。

- 造影剤は，冠動脈CTで用いた量（イオパミロン®注370，52mL）のみを使用した。撮影条件をTECHNICAL POINTに示す。
- bolus tracking法を使用し，上行大動脈が200HUに到達後に撮影開始した。冠動脈と下肢動脈の撮影開始時間は，造影剤注入後23sと36sとした。
- 心電図同期と心電図非同期の切り替えに生じたタイムラグ（約12s）によって，腹部大動脈から大腿上部までCT値は低下した。大腿下部から下腿までは250HU以上と，診断に十分なCT値が担保されていた。
- 低管電圧撮影や造影剤の注入方法を工夫することで，腹部大動脈のCT値の低下を改善できると考える。

TECHNICAL POINT

①冠動脈CTの撮影条件
　X線管電圧：120kV，X線管電流：CT-AEC（SD20，スライス厚：0.5mm），回転速度：0.275s/rot，スライス厚：0.5×320mm

②下肢動脈CTの撮影条件
　X線管電圧：120kV，X線管電流：CT-AEC（SD7.5，スライス厚：10mm），回転速度：0.35s/rot，スライス厚：1.0×32mm，helical pitch：27

図3

図1④の撮影方法part1

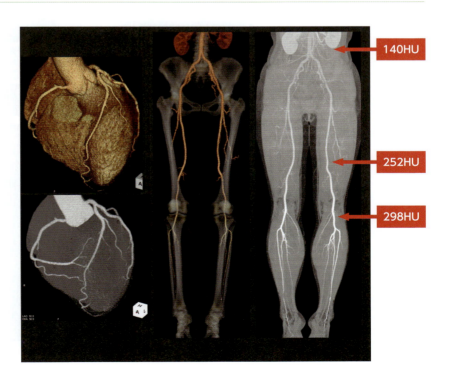

図1④の撮影方法part2－造影剤の2段階注入法（図4）

- 図3のような腹部大動脈から大腿上部までのCT値の低下を避けるため，造影剤を2段階に注入することでこれを改善できる（図4A）。
- 造影剤は，1段目に45mLと2段目に19mLの合計64mLを使用した。
- 撮影条件と撮影開始タイミングは，図3と同様である。冠動脈を撮影した後，25sの休止時間を設けて，その後下肢動脈を撮影する。この撮影法は，頸胸部から撮影を行うためのプロトコルであり，腹部から撮影する場合は，冠動脈と下肢動脈の撮影間隔（休止時間：25s）を頸胸部の時間分（2～3s程度）追加することで，最適条件での撮影が可能となる（図4B）。
- 僧帽弁閉鎖不全症や心房中隔欠損症などでは，造影ピークが上がりにくいため，注入速度を上げるなど工夫が必要である。

図4

図1④の撮影方法part2－造影剤の2段階注入法

A：撮影プロトコル
B：症例

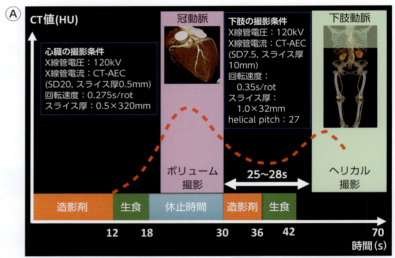

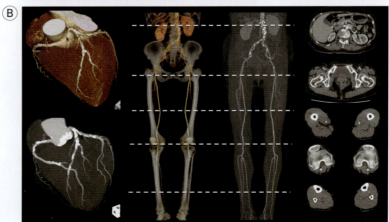

TECHNICAL POINT

造影剤注入条件

・1段目造影剤

　注入速度：26.5（mgI/kg/s）×体重（kg）　　造影剤注入量：注入速度×12s

・1段目生理食塩水

　注入速度：26.5（mgI/kg/s）×体重（kg）　　造影剤注入量：注入速度×6s

・2段目造影剤

　注入速度：19.5（mgI/kg/s）×体重（kg）　　造影剤注入量：注入速度×6s

・2段目生理食塩水

　注入速度：19.5（mgI/kg/s）×体重（kg）　　造影剤注入量：注入速度×6s

下肢動脈の画像表示方法

症例提示 PAD症例（70歳代男性）（図5）

VRの半透明画像（図6）

- 下肢動脈の画像表示方法は，冠動脈同様にvolume rendering（VR）や最大値投影法（maximum intensity projection；MIP），curved planar reconstruction（CPR），cross sectional像を用いることを推奨したい（冠動脈はp.87を参照されたい）。
- 図5は，右浅大腿動脈のPAD症例の画像である。経皮的末梢血管インターベーション（percutaneous peripheral Intervention；PPI）の術前精査でCT検査を行った。
- Trans Atrantic Intersociety Consensus（TASC）ⅡやEuropean Society of Cardiology（ESC）/European Society for Vascular Surgery（ESVS）などのガイドラインを基に，PPIを行ううえで病変部位や狭窄の程度，範囲，石灰化などを把握することは重要である。また，アクセスルートや側副血行路の発達の有無，末梢のrunoffなども評価できるのはCT検査の大きな役割といえる。
- しかし，VR，MIPは高度石灰化やステントにより，血管内腔の様子を観察するのは難しい。VRのopacityを調整して，半透明画像を作成することでも血管内腔が表現できる（図6）。

TECHNICAL POINT

VRのopacityを調整して，半透明画像を作成することがポイントである。

図5

下肢動脈の画像表示方法（70歳代，男性のPAD症例）

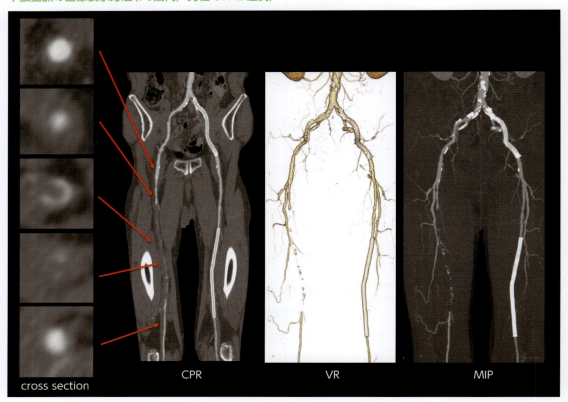

図6

VRの半透明画像

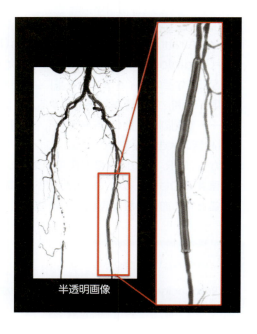

下肢動脈のサブトラクション(図7)

- 高度動脈硬化症例では，石灰化によって下肢動脈の評価が困難なケースがある。
- 造影CT angiography画像から単純CT画像を差分して，サブトラクション画像を作成すると血管内腔の評価が容易になる。しかし，下肢は広範囲のためミスレジストレーションが生じやすいので，ポジショニングの際は，下肢の十分な固定が必要である。また，dual energy imagingを用いることも有用である。

図7

下肢動脈のサブトラクション

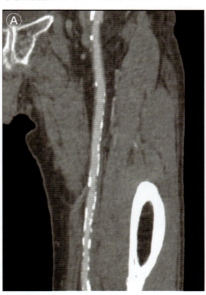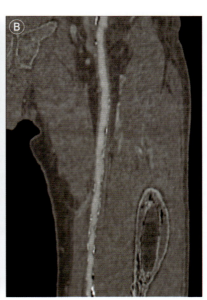

A：CTA，B：サブトラクション

症例提示 腸骨静脈圧迫症候群の症例(70歳代，女性)(図8)

- 腸骨静脈圧迫症候群(May-Turner症候群)は，腸骨静脈が動脈との交差部で圧迫され血流障害が生じる状態で，成人の20%に存在すると考えられている。そのため，静脈の評価も重要である。
- 本症例は，腹部大動脈瘤でYグラフトを施行後，下肢浮腫を認めた患者である(May-Turner症候群，図8A)。左総腸骨動脈瘤と椎体に左総腸骨静脈が圧排されている(図8B ➡)。
- 左総腸骨静脈が圧排していることにより，左上行腰静脈(➡)と卵巣静脈叢，子宮腔静脈叢，膀胱静脈叢(➡)に静脈血が逆流していることが確認できる(図8C，D)。

117

- 経皮的血管形成術を施行し，左総腸骨静脈にステントを留置することで，静脈血の逆流が改善した（図8E ➡）。

図8

腸骨静脈圧迫症候群の症例（70歳代，女性）

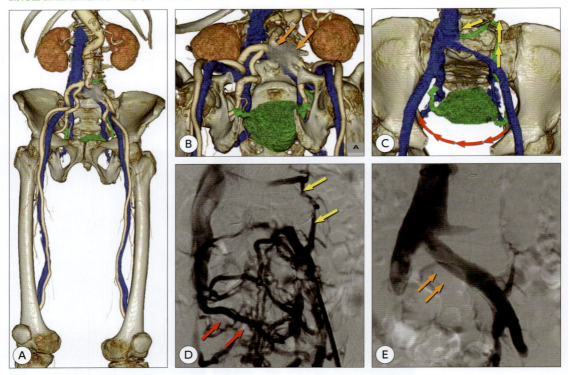

- 現在，下肢の血管内治療は，下肢動脈のみならず，下肢静脈も対象となるため，動脈相と平衡相（120〜180s）の撮影が求められる場合がある。平衡相を撮影する際は，造影剤のヨード量が少なくなり観察しづらくなるため，注意が必要である。

参考文献

1) Sarangi S, et al. Correlation between peripheral arterial disease and coronary artery disease using ankle brachial index-a study in Indian population. Indian Heart J 2012; 64: 2-6.
2) 星野貴志，ほか．テストボーラス法を用いた大動脈computed tomographic angiography撮影タイミングの最適化．Acta Radiologica 2016; 57: 829-36.
3) Dominik F, et al. CT Angiography of Peripheral Arterial Disease. J Vasc Interv Radiol 2006; 17: 3-26.
4) Baxa J, et al. Low contrast volume run-off CT angiography with optimized scan time based on double-level test bolus technique feasibility study. Eur J Radiol 2014; 83: e147-55.
5) 北井孝明，ほか．64DAS-MDCTを用いた下肢血管angiographyにおける撮影方法の考案：two point ROI method．日放技学誌 2011; 67: 51-6.

Ⅱ　心臓CTを使いこなすために知っておくべき知識

特殊撮影方法
TAVI

● 武田和也／力石耕介／小島基揮

TAVIにおけるCTの必要性

● 経カテーテル大動脈弁植込み術 (transcatheter aortic valve implantation；TAVI/transcatheter aortic valve replacement；TAVR 以下 TAVI) は2002年にフランスのAlain Cribier医師によって最初に行われて以来[1]，重症大動脈弁狭窄症に対する新たな治療法として急速に普及しており，欧州諸国では外科的大動脈弁置換術よりも多く施行されている[2]。

● わが国では2010 年からバルーン拡張型カテーテル弁の「SAPIEN XT」，また2011年から自己拡張型カテーテル弁「CoreValve™」の治験が行われ，2013年にSAPIEN XT，2015年にはCoreValve™が薬事承認され，現在はこれらの後継機種である「SAPIEN3」と「CoreValve™」「Evolut™ R/Pro」が使用され，2018年には130施設以上で施行されているに至っている[3]。

● TAVIは主に経大腿動脈アプローチで行われることが多いが，心尖部，鎖骨下動脈，そして大動脈からカテーテルにてアプローチして大動脈弁に人工弁を留置する治療法で，外科手術のように直接大動脈弁輪を計測することができないため，TAVI術前に弁輪部のサイジングを正確に行うことがハイリスクな患者に対して安全にTAVIを施行するポイントである。当初は経食道心臓超音波検査によって大動脈基部 (根部)，弁輪部の評価，計測が行われてきたが，近年では心電図同期CTの有用性が示されるようになった[4]。

● 心電図同期CTは石灰化病変の重症度および二尖弁を含む大動脈弁奇形の有無，さらに冠動脈起始部および大動脈基部の形態の把握，計測も同時に可能である。TAVIの施行においてはデバイスのサイズが弁輪部に対して小さいと大動脈弁逆流 (aortic valve regurgitation；AR) やデバイス逸脱のリスクがあり，大きければ弁輪破裂に至り致死的な合併症を引き起こすため，リスクの評価になくてはならない検査といえる。また，適切なアクセス血管の評価は，TAVIを成功させ，合併症を防止するために最も重要な要素の1つである。アクセス部位の選択に関しては造影CTによる評価が最も正確で，経大腿・腸骨動脈アプローチの実施可能性を予測するために最も有用な情報が得られる[5]。

● 本稿では面検出器搭載CTやdual source CTによるTAVI術前における撮影プロトコルと画像再構成，またTAVIの治療方針決定に大きく影響する画像解析について述べる。

TAVI術前評価のためのCT撮影技術

● TAVIが検討されている患者に対してCT検査を実施することが推奨されており，その役割は，大動脈基部および大動脈弁輪の計測や石灰化を含めた評価，アクセスルートの評価などのTAVIの適応確認，術前シミュレーション画像の提供である。CT検査による弁口面積の測定や大動脈弁狭窄症の重症度の評価は必須項目ではない。

● 現在のところ心臓CT学会 (Society of Cardiovascular Computed Tomography；SCCT) におけるガイドラインでは表1のような推奨事項が示されているが[6]，撮影方法の標準化や適正化はされておらず，CT装置のスペックや患者の状態により多種多様な撮影方法で実施されているのが現状である。

表1

SCCTガイドラインにおけるTAVI術前のCT検査における推奨事項

	大動脈基部の評価	アクセスルートの評価
撮影範囲	基部を含めた心臓全体	鎖骨下動脈〜鼠径部
撮影スライス厚	1.0mm以下	
心電同期	必要（全心位相収集は必須ではない）	不要
そのほか	モーションアーチファクトを最小限に抑える 心電同期撮影，非心電同期撮影を別々に検査することも考慮してよい 造影剤減量および造影剤腎症予防プロトコルの遵守	

(文献6より作成)

撮影プロトコルを構築

● 患者の腎機能や状態，TAVIの実施日時などにより大動脈基部とアクセスルートの評価を同一日検査内で実施するか，検査日を変えて実施するかにより撮影プロトコル構築方法が異なる。

● TAVI候補者は腎機能障害を有している場合が多く，腎機能低下患者は検査日の変更など，腎機能への影響を軽減すべきである。腎機能が正常の場合は同一日に検査可能であると考えられるが，造影剤量を極力低減させたプロトコル構築が求められる。

前処置

● TAVIにおけるCT検査の役割に鑑みると冠動脈の評価は必須ではない。しかし，冠動脈の評価を含めることで，冠動脈造影検査を省略できる可能性がある。そのためには前処置が必要であるが，β遮断薬の使用は慎重に行うべきであり，一般的に硝酸薬は使用しない。基本的には冠動脈CT angiography（CTA）検査とは異なり前処置の必要性は低いと考えられる。

撮影条件

- 大動脈弁狭窄症は石灰化を伴う場合が多く，ブルーミングの影響が少ない高管電圧撮影が有用である．しかし，少ない造影剤で造影効果を得るために，解析に影響を及ぼさない程度の低電圧撮影も考慮すべきである[7, 8]．
- 冠動脈CTA検査や大動脈CTA検査と同様に撮影線量は適正に設定することが望ましい．大動脈基部では全心位相収集は必須でなく，prospective triggeringや逐次近似再構成法などを用いて被ばく線量低減に努める必要があるが，デバイスなどにより必要な位相が異なるため注意が必要である．

造影剤注入方法

- 大動脈基部とアクセスルートの評価に対して，検査日を変更し実施する場合は，1検査に対して1回の注入となる．同一日検査では，造影剤を2部位に対して1回のみ注入する方法（同一日1回注入法）と，2回に分けて注入する方法（同一日2回注入法）に分かれる．それらの造影剤注入方法選択の指標として患者体格（BW，BMI，LBWなど）や腎機能（Cr，eGFRなど）がある．
- 注入速度は大動脈の目標CT値を250～400HUとし，Fractional dose：18～22mgI/kg/sが多く用いられている．造影剤総量は，最大100mL（300～370mgI/mL）を上限としている場合が多く，注入時間は，撮影時間が指標となり注入方法や撮影方法により異なる．
- 主に用いられている注入方法は，造影剤＋生理食塩水後押しのみの単相注入法，造影剤＋（造影剤＋生理食塩水）＋生理食塩水後押しの混合注入法，台形クロス注入法（図1）などが挙げられる．それぞれの注入方法には特徴があり，詳しくは専門書で確認していただきたい．しかし，どの注入方法を用いても，造影剤を極力低減させることが重要となる．

図1

造影剤注入方法

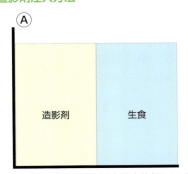
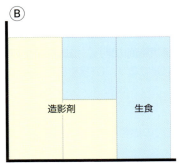
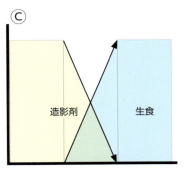

A：単相注入法（生理食塩水後押し），B：混合注入法，C：台形クロス注入法

撮影方法

- 大動脈基部の評価では，心電図同期を用いた撮影が必須であるが，アクセスルートの評価では心電図同期撮影が必須ではない。一連の流れとして大動脈基部を心電図同期で撮影した直後に非同期でアクセスルートの撮影をする方法と，大動脈基部を心電図同期で撮影した後，非同期でアクセスルートの撮影を別々で行う方法，アクセスルートの撮影を心電図同期で行い大動脈基部の画像をそのなかから再構成する心電図同期高速撮影法がある。
- 撮影方法は撮影機種による制限が大きくメリット，デメリットを考慮し（表2），大動脈基部が静止している画像，アクセスルートが評価できる画像を取得し，後述する画像計測が的確にできる撮影方法で行うことが重要である。

表2　撮影方法によるメリット，デメリット

	心臓⇒大動脈 （別々で撮影）	心臓⇒大動脈 （一連で撮影）	心電図同期高速撮影法 （一連で撮影）
撮影範囲	1st time 心臓 2nd time 肺尖〜大腿動脈	1st phase 心臓 2nd phase 肺尖〜大腿動脈	1st phase（time） 肺尖〜大腿動脈 （撮影範囲の途中で非同期に切り替わる撮影法含む）
造影剤注入回数	2回	1回	1回
メリット	手技がわかりやすい 息止め困難症例に対応しやすい 不整脈に対応しやすい	操作が簡便 息止め困難症例に対応しやすい 不整脈に対応しやすい	造影剤量が少ない 撮影タイミングがつかみやすい
デメリット	造影剤量が多い 検査時間が長い	撮影間に遅延時間が発生 撮影タイミングが難しい 右心系に造影剤が残りやすい	不整脈に対応しづらい 息止めが長い
備考		参考施設：A	参考施設：B C

TECHNICAL POINT

撮影体位には注意が必要！
CTでの体位と手術室での体位が異なるとperpendicular viewが一致せず，透視時間の延長，造影剤量が増加する。特に円背患者には細心の注意が必要であり，CT撮影時の体位などの情報の共有が重要である。

- 参考施設の撮影条件について示す（表3）。

参考施設の撮影条件

参考施設：A

スキャンモード	Dual Scano	Volume Ca Score (心電図同期：単純)	Real Prep	Volume Scan (心電図同期：造影)	Helical (心電図非同期：造影)
ECG	—	ON	—	ON	OFF
Delay	—	—	10s	0s	10s
kV	120	100	100	100	100
mA (CT-AEC)	30mA/50mA	SD35 (@0.5mm)	50	SD25 (@0.5mm)	SD15 (@7mm)
回転速度	—	0.275	0.275	0.275	0.275
スライス厚	—	0.5mm×320列	0.5mm×4列	0.5mm×320列	0.5mm*100列
helical pitch	—	—	—	—	—
FOV	—	M	M	M	—
撮影時間	—	0.275	40	—	4〜5s
撮影範囲	耳介〜膝	心臓	—	心臓	肺尖〜大腿動脈
補足	—	—	上行大動脈：250HU	ECG dose modulation R-Rを5%間隔で再構成	心臓撮影後一連で撮影

造影方法	注入方法	注入速度(mgI/kg/s)/ 注入量(ml)	注入時間(s)	濃度(mgI/mL)	補足
	造影剤⇒生理食塩水	13〜18(mgI/kg/s)/40〜80mL	20〜22(s)	320or370(mgI/mL)	腎機能により注入量変更注入速度下限2.0mL/s

参考施設：B

スキャンモード	topogram	Flash spiral (単純)	Test Bolus	Spiral (心電図同期：造影)	Flash spiral (心電図非同期：造影)
ECG	—	ON	—	ON	—
Delay	—	—	10sec	Test Bolusより	4sec
kV	120	120	80 or 100	80 or 100	80 or 100
mA (CT-AEC)	35	CAREDose4 Dm As/rot300	45	CAREDose4 Dm As/rot300	CAREDose4 Dm As/rot300
回転速度	—	0.28	1	0.28	0.28
スライス厚	—	0.6×128列	1.0×10列	0.6×128列	0.6×128列
helical pitch	—	—	—	—	—
FOV	—	最大332mm	280mm	200mm	最大332mm
撮影時間	—	2s	左室と下行大動脈を通過終了まで	8s	2s
撮影範囲	下顎〜骨盤腔	胸部〜骨盤腔	—	心臓全体	胸部〜骨盤腔
補足	—	—	本番撮影と同じkVで撮影	全位相撮影 5%間隔で再構成30%で計測	心臓撮影後一連で撮影

造影方法	注入方法	注入速度(mgI/kg/s)/ 注入量(mL)	注入時間(s)	濃度(mgI/mL)	補足
	造影剤(8s) ⇒混合注入(6s) ⇒生理食塩水	100kV-26(mgI/kg/s) 80kV-22(mgI/kg/s)/ 30〜60mL	14(s)	300or370(mgI/mL)	混合比率 (造影剤：生食＝5：5)

参考施設：C

スキャンモード	Dual Scano	Volume Ca Score (心電図同期：単純)	Real Prep	VHP (心電同期：造影)
ECG	—	ON	—	ON
Delay	—	—	7s	0s
kV	120	100	100	100
mA (CT-AEC)	30mA/50mA	SD25 (@0.5mm)	50	SD19 (@0.5mm)
回転速度	—	0.35	0.35	0.35
スライス厚	—	0.5mm×100列	0.5mm×4列	0.5mm×100列
helical pitch	—	—	—	Standard (ECG同期部) HP87 (ECG非同期部)
FOV	—	M	M	M
撮影時間	—	0.35	40	16〜18
撮影範囲	下顎〜膝	大動脈弓部〜心臓下端	—	下顎〜大腿1/2程度
補足	—	W-Volume	上行大動脈：180HU	Retrospective gating R-Rを5%間隔で再構成

造影方法	注入方法	注入速度(mgI/kg/s)/注入量(ml)	注入時間(s)	濃度(mgI/mL)	補足
	造影剤⇒クロス注入(5s) ⇒生理食塩水	16(mgI/kg/s)/60〜80mL	撮影時間と同じ +クロス5s	300(mgI/mL)	台形クロス注入法

TAVI術前評価・計測

- デバイス別のアプローチ方法(表4)
- デバイス別の計測部位(表5)

表4

デバイス別のアプローチ方法

カテーテル \ アプローチ	大腿動脈	心尖部	鎖骨下動脈	大動脈(Direct-Aortic)
SAPIEN3	○	○	―	○
CoreValve Evolut™ R	○	―	○	○
Care Valve Evolut™ PRO	○	―	○	○

表5

デバイス別の計測部位

	SAPIEN3	CoreValve Evolut™ R	CoreValve Evolut™ PRO
アクセスルート(大動脈)	○	○	○
アクセスルート(鎖骨下動脈)	―	○	○
大動脈弁輪	○ (収縮期)	○ (収縮期)	○ (収縮期)
左室流出路(LVOT)	○ (収縮期)	○ (収縮期)	○ (収縮期)
自己弁尖の長さ	○ (収縮期)	○ (収縮期)	○ (収縮期)
Valsalva洞(sinus of Valsalva)	○ (収縮期)	○ (拡張期)	○ (拡張期)
Valsalva洞の高さ	○ (収縮期)	○ (拡張期)	○ (拡張期)
sinotubular junction(ST-J)	○ (収縮期)	○ (拡張期)	○ (拡張期)
冠動脈起始部の高さ	○ (収縮期)	○ (拡張期)	○ (拡張期)
上行大動脈	○ (収縮期)	○ (拡張期)	○ (拡張期)
上行大動脈の長さ	○ (収縮期)	○ (拡張期)	○ (拡張期)
アクセスルートアングル	○ (収縮期)	○ (拡張期)	○ (拡張期)
perpendicular view	○	○	○

TECHNICAL POINT

使用デバイスの種類により推奨される計測の心周期が異なる。Valsalva洞やSTJは拡張期において計測値が小さくなり，「CoreValve Evolut™ R」ではR－R間隔の60～70％での計測が推奨される。

アクセスルートの評価・計測

- TAVIにおけるアクセス血管の合併症は出血性ショックによる術中の死亡リスクを増加させることが知られているため，心尖部から大腿動脈までのアクセスルートの評価は非常に重要である（図2）。
- 血管合併症の予測因子として血管径・石灰化の存在や蛇行・動脈硬化プラークや血栓の有無などの血管性状以外に，シース外径と大腿動脈内径の比（sheath to femoral artery ratio；SFAR）が重要とされ，そのcut pointは1.05とされる[5]。大腿動脈に石灰化がなければシース外径は大腿動脈内径より少し大きくても問題はないが，石灰化がある場合は大腿動脈内径を超えないほうがよいと報告される。
- 大腿動脈アプローチが困難な場合にはほかのアプローチである経鎖骨下動脈アプローチや心尖アプローチ，大動脈アプローチが適応となるため鎖骨下動脈にも同様の評価が必要となる。

図2 アクセスルート（大動脈）の評価

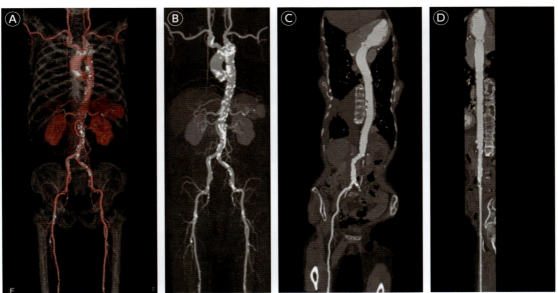

A：volume rendering, B：最大値投影法（MIP）, C：stretched CPR, D：straightened CPR

心尖部から大腿動脈までの最小血管径，石灰化の存在やその程度・屈曲や蛇行・動脈硬化プラークや血栓の有無などを確認する。

> **TECHNICAL POINT**
> 左鎖骨下動脈からのアプローチは大動脈弁輪に対する位置関係が良好であり，脳組織への血流阻害が少ないことから推奨される。

大動脈基部の計測・評価

大動脈弁輪

- TAVIでは大動脈弁輪破裂や弁周囲逆流（paravalvular leak；PVL），さらにデバイスの逸脱・遊走などの合併症を予防することが重要である。前述したように，大動脈基部破裂は大動脈弁輪サイズより大きなデバイスを留置することで起こる特有の合併症であり，致死的である[9]。逆に小さなサイズを選択することで起こるPVLは長期予後に影響を与えることが報告されている[10]。そのため術前における詳細な大動脈弁輪の計測が非常に重要であり，正確な計測には大動脈基部の理解が必要となる。
- 大動脈弁輪は3枚の弁尖の最下点を結んだ平面からなり，仮想的な円（virtual basal ring）を形成し楕円形かつ不規則な形状をしており[11]（図3），大動脈弁輪は心周期を通じ拍動の影響を受け，収縮期においてその計測値が大きくなる[12]（図4）。

図3

大動脈弁輪

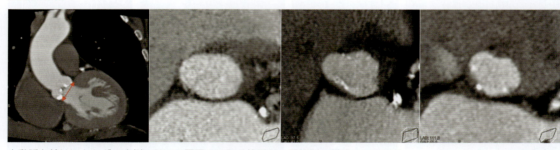

大動脈弁輪はほとんどの症例において正円ではなく楕円かつ不規則な形状をしている。

図4

大動脈弁輪径の計測

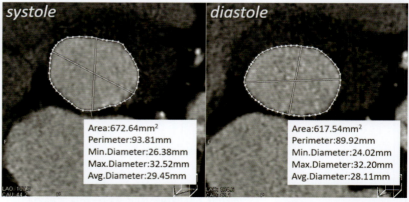

大動脈弁輪は心周期を通じ拍動の影響を受ける。この場合，収縮期(Area)：672.64mm²，（Avg.Diameter）：29.45mm，拡張期（Area）：617.54mm²，（Avg.Diameter）：28.11mmと計測された。

> **TECHNICAL POINT**
> 最大収縮期面積はR－R間隔の25〜45%の範囲内で評価することで求められる。

左室流出路(left ventricular outflow tract；LVOT)
- LVOTは筋性部分と線維性部分からなり，高齢になるに従って基部に対する角度は急峻になる。LVOTに対して大きなデバイスがLVOT下位に留置された場合には房室ブロックとなる危険性が高いとされ，さらに，弁尖からLVOTにまたがる高度な石灰化を認める場合には大動脈弁輪破裂が発現しやすいとされる[13](図5)。

図5

高度石灰化を伴うLVOT

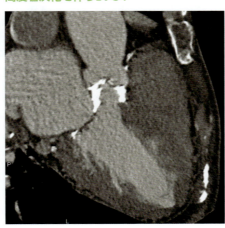

このように弁尖からLVOTにまたがる高度石灰化を認める症例では大動脈弁輪破裂が発現しやすいとされる。さらに，中隔肥厚を特定することも重要とされる。

Sinotubular junction (ST-J)・Valsalva洞 (sinus of Valsalva)・冠動脈起始部の高さ・自己弁尖の長さ
- TAVIではデバイスを挿入した際に，石灰化した自己弁がValsalva洞内に収納しきれずに冠動脈起始部を閉塞するおそれがある。頻度は非常に少ないが重篤となりうる合併症である。
- 小さいサイズのST-J・自己弁尖の長さや石灰化・低位起始する冠動脈・小さいサイズのValsalva洞などが危険因子とされている[14]。
- 日本人は欧米人と比較し体格が小さいことから，冠動脈起始部が低くValsalva洞が小さい傾向にあるが，冠動脈閉塞リスクには冠動脈起始部の高さのみならず，ST-JやValsalva洞のサイズ，自己弁尖の長さなどに基づく総合的な判断が求められる(図6)。

図6

ST-J・Valsalva洞・冠動脈起始部の高さ・自己弁尖の長さの計測

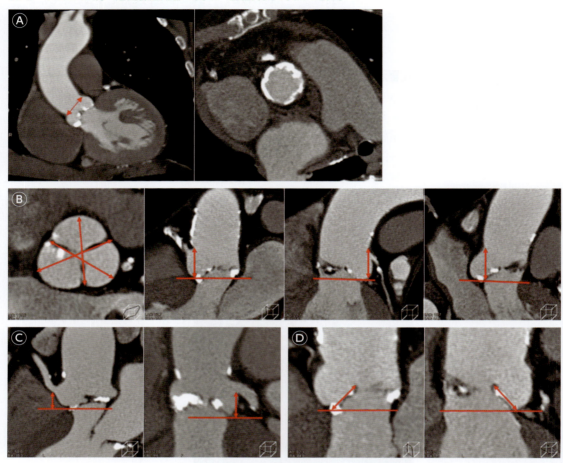

デバイスの決定には，A：ST-Jのサイズ，B：Valsalva洞のサイズ，C：冠動脈起始部の高さ，D：自己弁尖の長さなどの総合的な判断が必要となる。

Perpendicular view

- TAVIにおいてX線透視下でデバイスを正確に留置する際に大動脈弁輪が一直線となる角度(perpendicular view)が必要である。Perpendicular viewは患者個々により異なり，それぞれの最適透視曲線上に位置する(図7)[15]。これも心電図同期CTによる3Dデータより予測することが可能であり，TAVI術中の大動脈造影と合わせることで使用造影剤量の低減や被ばく低減を図ることができる。

Perpendicular viewの決定

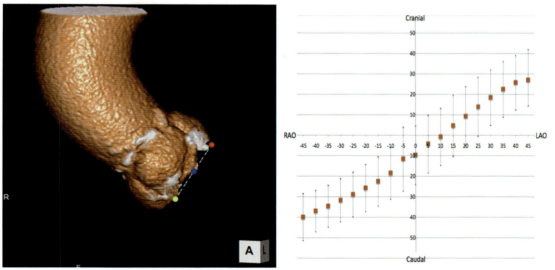

perpendicular viewは患者個々により異なり，それぞれの最適透視曲線上に位置するとされる。

参考文献

1) Cribier A, et al. Percutaneous transcatheter implantation of an aortic valve prosthesis for calcific aortic stenosis: first human case description. Circulation 2002; 106: 3006-8.
2) Eggebrecht H, et al. Transcatheter aortic valve implantation (TAVI) in Germany 2008-2014: on its way to standard therapy for aortic valve stenosis in the elderly? EuroIntervention 2016; 11: 1029-33.
3) 経カテーテル的大動脈弁置換術関連学会協議会資料 /http://j-tavr.com/facility.html#new /2018年7月1日参照.
4) Maeda K, et al. Impact of electrocardiogram- gated multi-slice computed tomography-based aortic annular measurement in the evaluation of paravalvular leakage following transcatheter aortic valve replacement: the efficacy of the OverSized AortiC Annular ratio (OSACA ratio) in TAVR. J Card Surg 2013; 28: 373-9.
5) Hayashida K, et al: Transfemoral aortic valve implantation new criteria to predict vascular complications. JACC Cardiovasc Interv 2011; 4: 851-8.
6) Stephan A, et al. SCCT expert consensus document on computed tomography imaging before transcatheter aortic valve implantation (TAVI)/transcatheter aortic valve replacement (TAVR). J Cardiovasc Comput Tomogr 2012; 6: 366-80.
7) Mangold S. CT angiography for planning transcatheter aortic valve replacement using automated tube voltage selection: Image quality and radiation exposure, Eur J Radiol 2017; 86: 276-83.
8) Leipsic J, et al. Multidetector computed tomography in transcatheter aortic valve implantation. JACC Cardiovasc Imaging 2011; 4: 416-29.
9) Barbanti M, et al . Anatomical and procedural features associated with aortic root rupture during balloon-expandable transcatheter aortic valve replacement. Circulation 2013 ; 128: 244-53 .
10) Tamburino C, et al. Incidence and predictors of early and late mortality after transcatheter aortic valve implantation in 663 patients with severe aortic stenosis. Circulation 2011; 123: 299-308.
11) Hamdan A, et al. Deformation dynamics and mechanical properties of the aortic annulus by 4-dimensional computed tomography: insights into the functional anatomy of the aortic valve complex and implications for transcatheter aortic valve therapy. J Am Coll Cardiol 2012; 59: 119-27.
12) Schultz CJ, et al. Cardiac CT: necessary for precise sizing for transcatheter aortic implantation. EuroIntervention 2010; 6 Suppl G: G6-13.
13) Hayashida K, et al. Potential mechanism of annulus rupture during transcatheter aortic valve implantation. Catheter Cardiovasc Interv 2013; 82: E742-6.
14) Ribeiro HB, et al. Coronary obstruction following transcatheter aortic valve implantation. A Systematic Review. J Am Coll Cardiol Intv 2013; 6: 452-61.
15) Gurvitch R, et al. Multislice computed tomography for prediction of optimal angiographic deployment projections during transcatheter aortic valve implantation. JACC Cardiovasc Interv 2010; 3: 1157-65.

Ⅱ 心臓CTを使いこなすために知っておくべき知識

特殊撮影方法
トリプルルールアウト1

● 石田和史

- ● トリプルルールアウト (triple rule out；TRO) は胸痛の主な原因となる，冠動脈疾患と大動脈疾患と肺動脈疾患を一度の検査で診断するための検査方法である。
- ● 冠動脈疾患を評価するには，常に動く心臓の動きを抑制しブレのない画像を得る必要がある。心電図同期を使用し低ピッチファクターかつ早い管球回転スピードを用いて撮影を行う。このため，被ばく線量が高くなる傾向があり，撮影範囲は最低限とすることが重要である。
- ● 大動脈疾患を評価するには，頸部血管，弓部大動脈，胸部大動脈，腹部大動脈と長い撮影範囲が対象となり，心臓と比べるとピッチファクターは高くピッチファクター1程度を使用する。また，必要以上の撮影スピードは，auto exposure control (AEC) の追従性や大動脈濃染の推移を考えると必要なく，ピッチファクターや管球回転スピードをコントロールしながら，大動脈濃染を撮影スピードが追い抜かないように撮影する技術が求められる。
- ● 肺動脈疾患を評価するには，大動脈疾患を撮影する方法と通常同じ撮影方法を用いれば問題ないと考えるが，肺動脈の濃染タイミングはわれわれが4DCTとtest injection法から得たデータを解析したところ，大動脈濃染のおよそ10s前に存在することがわかっている。このため，比較的短い造影剤注入時間での撮影時，肺動脈が濃染する時相では大動脈は濃染していない。逆に，大動脈が濃染する時相では肺動脈が濃染しておらず造影不良となる可能性がある。
- ● 撮影時の呼吸方法については，心拍の安定した状態を得るのにValsalva効果を利用したい冠動脈撮影や肺野の吸気不足による荷重効果を避けたい。胸部撮影を含む大動脈撮影では，深吸気で撮影するのがベストであるのに対し，肺動脈の撮影ではValsalva効果は胸部の各血管の血流低下を起こし，血流によって肺動脈の濃染不良を生じる可能性が指摘されている。

TECHNICAL POINT

TROにおいて難しいのは異なる撮影方法。濃染タイミングである対象臓器を一度の撮影で検査しなくてはならない点である。

- 上記の理由から，TRO撮影を行うには造影剤量を増やし撮影を行う方法や，造影剤注入方法に2段階注入を用いて濃染時間を長く保つよう工夫して撮影する方法が用いられてきた。これらの手法は，撮影方法やタイミングが異なる撮影対象を撮影しているという事実を根本的に解決している方法ではない。
- 施設によっては冠動脈と肺動脈，大動脈など2回に分けて撮影することで対応しているが，2回撮影法は1回撮影法に対し造影剤量が多くなる傾向にある。
- 1回撮影法の半分の造影剤量でそれぞれの検査を行う方法も検討されているが，TROの検査対象を考えた際に心疾患の心筋濃染や，大動脈解離症例であれば解離腔が腹部に及んだ際の腹部臓器の濃染，肺塞栓症例であれば下肢静脈の血栓評価など造影剤量が濃染の強さに直接影響する領域の診断能をいかに落とさず検査するかが問題となる。

TBT法

TBTの概念

- TBT法とはtest injectionとbolus trackingの特長を生かした造影剤注入方法で，main bolusとなる造影剤投与の前にtest bolusとして少量の造影剤を投与し，間歇時間を設けることでmain bolusの正確な造影濃染ピークタイミングをとらえる手法である（図1）。
- TBTではtest bolusのピークからmain bolusのピークを予測し，最適なタイミングでの撮影を目的としている。考え方を転換すれば，一連の造影剤投与で2度のピークを得ることができる手法と考えることが可能であり，しかもその2度のピークは関連をもって予測できると考えられる。

TECHNICAL POINT

2峰性に造影剤を投与し間歇時間を設けることで，一連の造影剤投与で2度のピークを得ることができる。

図1

TBTの概念図

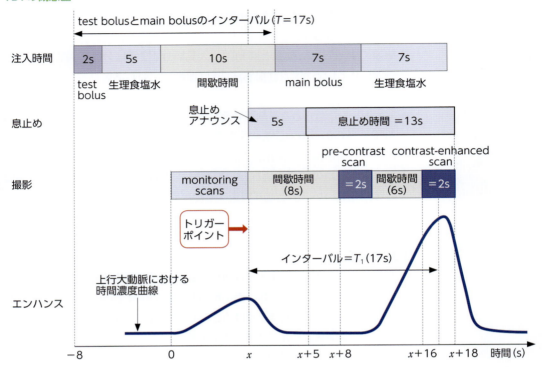

(Yamaguchi T, et al. A new contrast enhancement protocol for Subtraction Coronary Computed Tomography Requiring a Short Breath-Holding Time. Acad Radiol 2017; 24: 38-44. より引用)

test bolusをmain bolus同様に扱う変法

- TROにおいて難しいのは撮影タイミング，撮影方法の異なる撮影対象を一度の撮影で検査しなくてはならない点であることは既述した。われわれの施設では上記TBTの応用方法でtest bolusをmain bolus同様に扱う変法を考案し解決した。
- 12sのmain bolusを，2度間歇時間をもたせることにより二峰性で注入を行う。体重65kgの患者の撮影を例にすると，3.7mL/s（21mgI/kg/s）で44mL造影剤の注入を行った後に生理食塩水（生食）30mLを同じ速度で注入し，間歇時間12sを待った後にもう一度3.7mL/sで44mL造影剤の注入後に生食30mLを同速度にて注入するといった流れとなる（図2）。
- 造影剤投与時の間歇時間は肺動脈のhelical scanの撮影条件に依存した値となる。当院ではAquilion ONE™ ViSION Edition（キヤノンメディカルシステムズ）を使用しているが，心電図同期撮影を行う際，管球回転速度はHeart Naviという心臓CT撮影補助機構により自動的に決定することが可能である。このため，心拍の状況で管球回転速度は自動で変更

図2
考案した造影方法の概念図

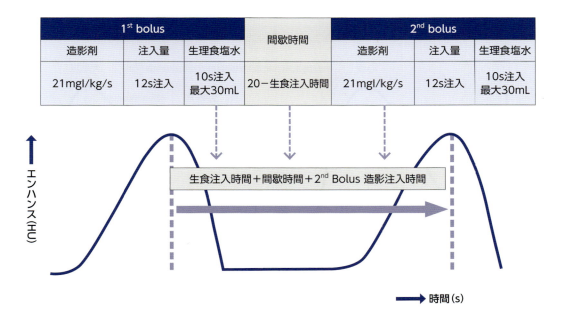

される。心臓で0.27s/rotで撮影した場合，helical scanに移行し0.5s/rotに変更するのに20sが必要である。間歇時間の計算はこの時間から逆算して求めている。上記の例であれば1度目のbolusで生食を8sで投与しているので，上記の20sと生食投与8sの差で間歇時間は12sと求められる。

- 2度目のbolusの濃染ピークは上記生食投与時間8sと間歇時間12sと2度目の造影剤bolus時間12sの和で求めることが可能である。つまり2度目にbolusした造影剤の濃染ピークは1度目の造影剤濃染ピークの8＋12＋12で32s後と求めることができる。
- 撮影は心臓をbolus trackingでvolume scan後，20.5s後に肺動脈をhelical scanにておよそ3sで撮影，さらに8.5s後にhelicalにて大動脈をおよそ13sかけて撮影しており，その後投与3m後の平衡相撮影を行っている（図3）。

図3
考案した造影方法と撮影のタイミングについて

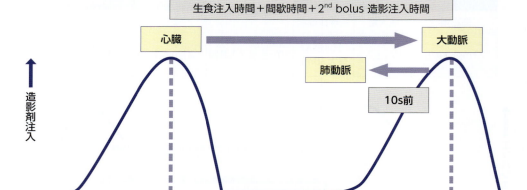

> **TECHNICAL POINT**
>
> 1度目の濃染ピークをbolus trackingにて捉えることができれば2度目の濃染ピークはその32s後となり，大動脈の濃染ピークの10s前に撮影を行えば肺動脈の濃染ピークを得ることが可能である。

従来の造影方法との違い

- 新しく考案した方法では心臓，大動脈，肺動脈のそれぞれを適切な撮影条件，タイミングで撮影することが可能となる。
- 過去の撮影方法では心臓CTとしては不整脈を認めた際や高心拍だった際に心臓の撮影が多心拍撮影となり，心臓CT撮影時間の延長から肺動脈，大動脈撮影時に濃染ピークを逃してしまうなど，対応が困難な症例も多く経験した。新しく考案した方法では，適切な撮影方法で撮影時間が延長しても後の肺動脈，大動脈の撮影タイミングをその分早める，もしくは間歇時間を延ばせば肺動脈，大動脈を適切なタイミングで撮影が可能となり，心臓CTの撮影条件に制約がない。TRO症例が必要になるような緊急症例では心拍のコントロールが困難な症例も少なくなく，大きなメリットを提供することが可能となる。
- 心臓CTの撮影時にも生食後押し効果を得ることが可能となり，静脈や右心系のアーチファクト低減による画質向上が可能となり，3D作成においてもスムーズな自動トレースが可能となる。緊急症例においては時間も重要なファクターであるため有用と考えている。

- 肺塞栓など肺動脈疾患の診断を目的としたCTにおいて造影剤を高フローでbolus投与する有効性が報告されているが，従来の2段階注入で造影効果を延長させる手法では肺動脈の撮影が低フローへ変化した後の撮影となっていたり，撮影タイミングをそもそも逃してしまうことを多く経験した．新しい方法では適切なタイミングの撮影により従来の方法よりも高い造影濃染を得ることが可能である．
- 肺塞栓の診断において下肢の深部静脈血栓症（deep vein thrombosis；DVT）検索を追加することで診断能が上がるということが報告され推奨されているが，新しい手法では2回撮影法と異なり，撮影はそれぞれとしながらも造影剤注入は一連となっている．造影剤のボリュームも確保しやすく，3分後の撮影で下肢の撮影を追加することによってDVT検索が可能である．
- 従来TRO撮影は心臓CTの後に続く撮影は心臓CTの条件に引っ張られ，多列でのhelicalや，0.27s/rotを用いた高速のhelicalが使用されていた．これらの方法はAECの制御不良に陥りやすく，被ばく線量の増大や画質の低下などが問題であった（図4）．

図4 従来の造影方法と考案した造影方法の違い

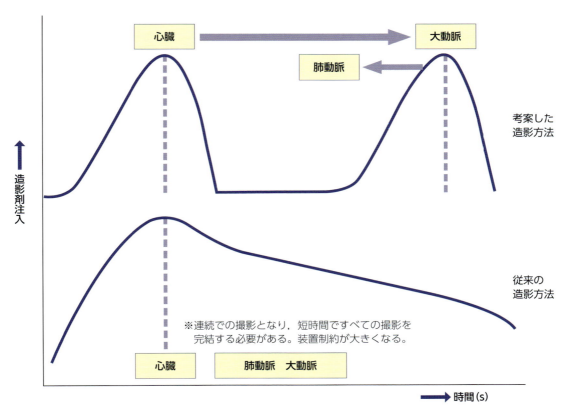

● 新しく考案した方法では，helical scanは通常の検査と同様の設定で検査が可能である。このことから画質は改善され診断能の向上が期待できるとともに，被ばく線量を低減することが可能となる。

当院の撮影条件
● 当院の撮影条件について以下に示す（表1〜3）。

表1

心臓CTの撮影条件

	従来法	新法
管電圧 (kV)	120kV	120kV
管電流 (mA [mm])	AEC使用 SD 25 (0.5)	AEC使用 SD 25 (0.5)
管球回転速度 (s/rot)	0.27 Heart Navi使用	0.27 Heart Navi使用
Scan方式	Volume	Volume
使用列数	0.5×320	0.5×320
撮影範囲 (mm)	160 心臓下端より可能な限り上行大動脈を含めるように設定	160 心臓下端より可能な限り上行大動脈を含めるように設定

ともにルーチン心臓CTの撮影条件と差異がない。しかし撮影時間を考えたとき，従来法は後の肺動脈，大動脈撮影から制限を受ける。撮影範囲は解離を強く疑う場合，冠動脈末梢より腕頭動脈分岐部を優先して撮影している。

表2

肺動脈の撮影条件

	従来法	新法
管電圧 (kV)	120kV	120kV
管電流 (mA [mm])	AEC使用 SD 18 (5)	AEC使用 SD 25 (5)
管球回転速度 (s/rot)	0.27	0.5
ピッチ	0.87	1.39
Scan方式	helical	helical
使用列数	0.5×100	0.5×80
撮影範囲 (mm)	およそ600 肺動脈大動脈同時撮影	およそ250 尾頭方向に撮影

従来法は心臓の撮影条件に依存し管球回転速度が速い。また，使用列数も100列である。新法はピッチファクターが速いのみで，ほかはルーチンプロトコルと差異はない。肺塞栓の検索は高コントラストが対象となるため，線量を下げて撮影している。

表3

大動脈の撮影条件

	従来法	新法
管電圧(kV)	120kV	120kV
管電流(mA[mm])	AEC使用 SD 18(5)	AEC使用 SD 18(5)
管球回転速度(s/rot)	0.27	0.5
ピッチ	0.87	0.637
scan方式	helical	helical
使用列数	0.5×100	0.5×80
撮影範囲(mm)	およそ600 肺動脈大動脈同時撮影	およそ600

従来法は肺動脈と同条件である。新法ではピッチファクターを低くすることで造影剤の追い抜きや画質低下を防いでいる。新法では自由な設定が可能である。

リミテーション

- 紹介したプロトコルは当院の患者に適正化されている。当院では大動脈疾患が多く、巨大瘤の灌流考慮から大動脈のプロトコルはあえて遅い撮影プロトコルとしている。
- 2峰性の撮影のため、2度目の造影ピークは1度目の造影剤投与の影響を受け、静脈が描出される。

まとめ

- 新法は造影手法を工夫することにより、従来法に比べ撮影条件の設定に余裕があり、装置の制約が少ない。
- TROにおいてそれぞれの部位へ最適化した撮影が期待できる。

II 心臓CTを使いこなすために知っておくべき知識

特殊撮影方法
トリプルルールアウト2

● 佐々木康二

- トリプルルールアウト (TRO) とは急性胸痛を伴う急性冠症候群，急性大動脈解離，急性肺動脈血栓塞栓症の3疾患に対して一度に除外するための診断法として位置付けられている撮影を指す。
- 一般的な撮影方法としては胸部全体を一度に心電図同期下で撮影する方法（以下，1回撮影法）が一般的であるが，心電図同期による広範囲撮影であるため，被ばく線量と造影剤注入法および注入量に関してしっかり考慮しなければいけない。可変helical pitch撮影や前向き心電図同期下撮影など被ばく低減撮影が可能な装置もあり，被ばく低減技術は積極的に使用するべきである。それらが使用できない装置であってもECG dose modulation（以下，modulation）を使用することで大きな被ばく線量の低減が可能となる（図1）。Modulationは高心拍では併用できないため，実際の臨床の現場では，心拍数のコントロールなどの前処置を十分にできずに，これらの被ばく低減技術の併用が困難な症例もしばしば経験する。

図1

ECG dose modulationの有無による被ばく線量の差

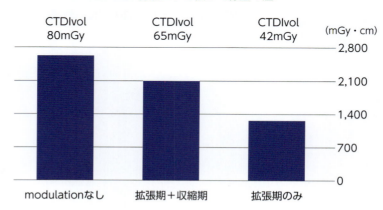

Modulation以外の撮影条件はすべて等しく，撮影範囲は胸部全範囲を対象とした300mmとし，modulationなしにおけるCTDIvolが80mGyとなるように設定した。PHILIPS社製IQon spectral CTによるデータ。
DRL（診断参考レベル）：90mGy/1,400mGy・cm

- 造影方法に関しては撮影時間が長く，撮影対象が左心系，右心系の両方になるため，造影持続時間を通常より延長させる注入法が必要であり，1段階注入法より，生理食塩水混注を併用した2段階注入法の使用が有用である。
- 現実的には3疾患すべてが同時に疑われることは決して多くはないといわれており[1]，比較的低リスク群に対する除外診断の検査となることが多いかと思う。従って可能な限り被ばく線量や造影剤量を低減することが望ましい。

2回撮影法

- CT各社から面検出器を搭載した装置や2管球を搭載した装置などさまざまなコンセプトをもった装置が出ており，それぞれ装置の優位性を活かした撮影により，大幅な被ばく低減や造影剤量の減量が可能となってきた。われわれの施設では2層検出器を搭載したdual energy CTが導入され，dual energy CT技術を活かしたTRO撮影を行っている。
- われわれの施設においても非典型的症状を有する低リスク群に対する除外診断法として用いている。以前は1回撮影法で行っていたが，低リスク群に対する検査であることが多く，被ばく線量の低減を目的に大動脈と肺動脈の撮影を心電図非同期下で撮影し，その後，冠動脈を心電図同期下で撮影する2回の撮影を一連で行う方法を採用している（以下，2回撮影法）。

造影剤量の低減

- 2回の撮影に分けることで造影剤の注入も2回に分ける必要があるが，造影剤量を増加させないため，大動脈と肺動脈に関しては造影剤と生理食塩水の混合注入した希釈造影剤を使用している（図2）。希釈造影剤で撮影開始された大動脈/肺動脈の後，決められた時間をあけて冠動脈を撮影することで一連の設定で検査ができる（図3）。これは撮影開始タイミングを測るbolus trackingの回数を1回に減らし被ばく回数を増やさないことと，手技を繁雑にしないためである。
- TRO撮影はシンプルなCT検査と異なり撮影技師の慣れが必要である[2]ことから，煩雑な撮影プロトコルでないことも必要な要素である。われわれが行っている2回撮影法は1度のbolus tracking法により大動脈/肺動脈/冠動脈を撮影する。造影剤の注入法も体重により決まっているため，撮影法と造影法ともに迷うことなく検査を行える。夜間の救急対応として求められることのある検査であるが，普段CTを担当していない技師が対応することも可能なプロトコルとなっている。

図2

1回撮影法と2回撮影法のプロトコルの違い

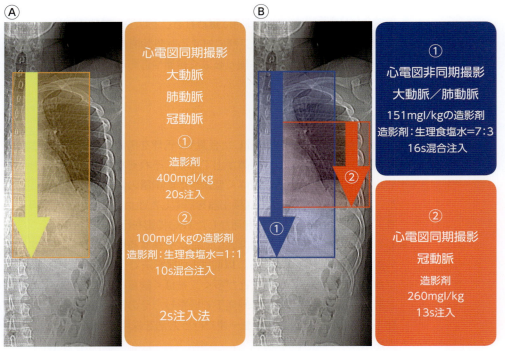

A：1回撮影法，B：2回撮影法。撮影法だけでなく，造影剤注入法もそれぞれ異なる。

図3

2回注入法の造影剤注入法／撮影の流れ

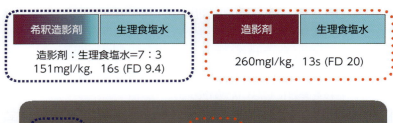

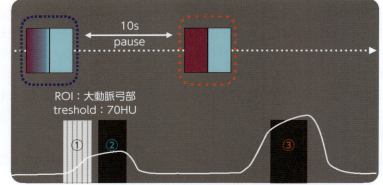

①bolus tracking　②心電図非同期撮影(胸部全範囲)　③心電図同期撮影(心臓範囲)

心電図非同期下撮影と心電図同期下撮影の2回を1連プロトコルとして設定している。
FD：fractional dose (mgI/kg/s)

- 1回撮影法と2回撮影法のCT値を図4に示す。2回撮影法におけるCT値は，上行大動脈および肺動脈とも1回撮影法のCT値よりも明らかに低い。急性大動脈解離や肺血栓塞栓症の除外はできなくはないものの，より診断能を高めるためにCT値上昇を目的にdual energy CT技術を使用する。Dual energy CTによる仮想単色X線画像（低エネルギー画像）を用いることで，ヨード造影剤の造影効果を造影増強させることが可能である（図4, 5）。仮想単色X線画像（40keV）を作成することで大動脈/肺動脈のCT値は上昇し，1回撮影法のCT値より上回ったことがわかる。CT値が向上したことにより大動脈はvolume rendering処理を行うこともでき，実際に大動脈解離を認めた際に3Dによる評価も可能である。さらに肺動脈評価を目的とした検査では鎖骨下静脈や上大静脈に停滞した造影剤からのアーチファクトによりその周囲の評価が困難な場合がしばしば認められ問題となっていたが[3]，希釈造影剤を使用することでアーチファクトも少なく上行大動脈や右肺尖部付近の肺動脈をしっかり評価できることも利点となる（図6）。

1回撮影法と2回撮影法の上行大動脈および肺動脈における造影効果の違い

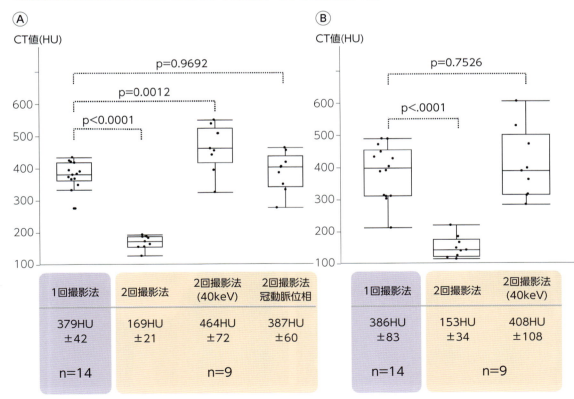

A：上行大動脈におけるCT値の比較，B：肺動脈主幹部におけるCT値の比較
検定法：Dunnett法（1回撮影法をコントロール群として比較）

図5

Dual energy CTによる仮想単色X線画像のCT値変化

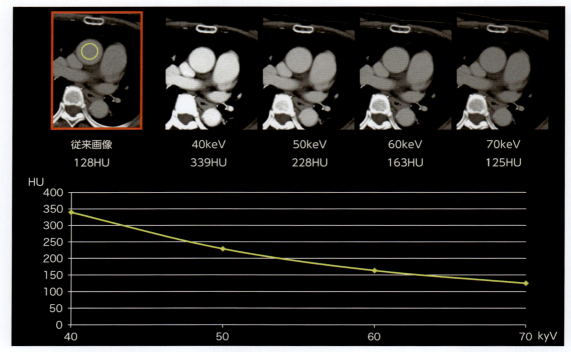

ヨード造影剤のCT値は従来画像と70keV画像で同程度であり，低エネルギーにすることでヨード造影剤のCT値は上昇する。

図6

混合注入法による希釈造影剤の利点

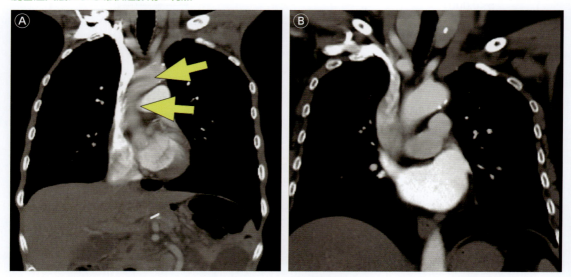

A：原液造影剤のみ（SVC：1,340HU［SD:400HU］），B：希釈造影剤を使用（SVC：200HU［SD25HU］）

Aでは原液の高濃度造影剤からのビームハードニングアーチファクトが目立つが，Bの希釈造影剤では上大静脈からのアーチファクトは低減している。

被ばく線量の低減

- 1回撮影法と2回撮影法の被ばく線量（dose length product；DLP）の比較を図7Aに示す。1回撮影法においては，胸部全範囲という広範囲に対して心電図同期撮影するので，modulationを使用できた症例と使用できない症例とでは被ばく線量の差は大きくなってしまう。2回撮影法では，心電図同期撮影の範囲が心臓のみであるためにDLPの差は1回撮影法より小さくなり，DLP自体も小さくなることがわかる（図7A）。1回撮影法と2回撮影法における造影剤量の比較を図7Bに示す。造影剤を2回に分けて注入を行う2回注入法であるが，1回目の注入は生理食塩水と一緒に混注した希釈法で注入しているため，総造影剤量は1回撮影法と比較して，わずかに減少している（図7B）。

図7

1回撮影法と2回撮影法の被ばく線量（DLP）（A），造影剤量の比較（B）

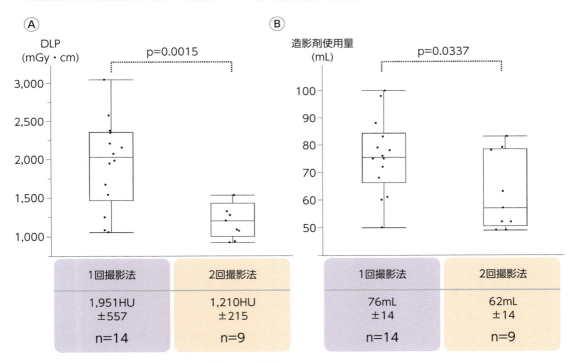

A：被ばく線量（DLP）の比較，B：造影剤使用量の比較

2回撮影法のDLPと造影剤量は大動脈／肺動脈と冠動脈それぞれのDLP，造影剤量のそれぞれを合わせたものとした。造影剤使用量は370mg/mLでStandardized。検定法：student t検定法

Dual energy CTによる肺血流灌流画像

● 肺動脈をdual energy CTで収集している利点としては，同時に肺血流灌流画像を作成できる点にある。Dual energy CT技術によってただ単に血管内の造影効果と血栓のコントラスト向上だけでなく，肺血流灌流画像による肺区域の造影低下域も評価でき，診断能向上が期待される[4]。実際にはdual energy CTによる肺血流灌流画像は肺血流シンチグラフィと画像の成り立ち方は異なるものの，所見はよく一致するという報告もあり[5]，有用な評価法であるといえる。

● われわれの施設ではこの肺血流灌流画像における血流低下域をよりコントラストよく描出するため，肺灌流のファーストパスをとらえるよう，大動脈/肺動脈を1相目，冠動脈を2相目としたプロトコルにしている。冠動脈の撮影タイミングでは1相目に使用した造影剤が左心耳をすでに充満している状態であるので，冠動脈1相撮影時にしばしば認められる，層流による左心耳血栓様の偽陽性所見も消失し，一石二鳥の方法である。

症例提示 急性肺動脈血栓塞栓症（70歳代，男性）（図8）

● 症例は胸苦，労作時の動悸，心電図のST低下などにより，他院より紹介受診となった。当院にてTRO検査を行った。撮影法は2回撮影法を用いて，造影剤はイオパミドール（370mgI/mL）を使用，1相目では25mLの造影剤を生理食塩水と混合注入し，その後，冠動脈用に44mLの造影剤を注入した。最初の希釈された造影剤のタイミングに大動脈と肺動脈を心電図非同期下で撮影し，その後，冠動脈を心電図同期下で撮影した。

● 両側肺動脈には肺塞栓を認め，肺血流灌流画像でも両側広範囲に血流低下領域を認めた（図8A）。大動脈に明らかな解離や瘤化は認めず（図8B），冠動脈においても軽度狭窄を認めるのみであった（図8C）。最終診断は急性肺動脈血栓塞栓症であった。使用造影剤総量は69mL，DLPは1,500mGy・cmであった。

さいごに

● われわれの施設においては，低リスク群の患者に対する除外診断目的のTROがメインである。このため，DLPの低減を考慮したプロトコル作成を行っているため，大動脈/肺動脈に評価に関しては心電図非同期下，混合注入による希釈造影法を用いている。ただし，高リスク群患者や施設状況に応じた撮影法，造影剤投与法の使い分けが重要であり，本項がその一助になれば幸いである。

症例提示(70歳代,男性)

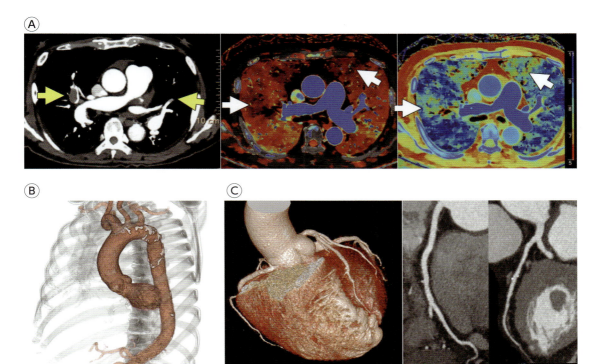

A：肺動脈(左：仮想単色X線画像,中：ヨード密度画像,右：実効原子番号画像)
B：大動脈(volume rendering像[40keV])
C：冠動脈(左：volume rendering像,中：RCA,右：LAD)

大動脈／肺動脈はともにdual energy CT技術(低エネルギー域画像)を使用したものを提示。
肺動脈血栓を認め(⇨),ヨード密度画像／実効原子番号画像で灌流低下を認める(⇨)。大動脈と冠動脈に異常所見は認めない。

参考文献
1) 循環器病の診断と治療に関するガイドライン(2007-2008年度合同研究班報告) 冠動脈病変の非侵襲的診断法に関するガイドライン. Circ J 2009; 73 SuppleⅢ: 1019−89.
2) Halpern EJ. Triple-rule-out CT angiography for evaluation of acute chest pain and possible acute coronary syndrome. Radiology 2009; 252: 332-45.
3) Wittram C, et al. CT angiography of pulmonary embolism: diagnostic criteria and causes of misdiagnosis. Radiographics 2004; 24: 1219-38.
4) Sangwaiya MJ, et al. Dual-energy computed tomographic pulmonary angiography: a pilot study to assess the effect on image quality and diagnostic confidence. J Comput Assist Tomogr 2010; 34: 46-51.
5) Thieme SF, et al. Dual energy CT for the assessment of lung perfusion--correlation to scintigraphy. Eur J Radiol 2008; 68: 369-74.

Topics ❶

冠動脈サブトラクション CT とは？

山口隆義

● 冠動脈CT撮影で良好な静止画像が得られても，高度石灰化部位およびステント内腔の評価には限界がある。これは，ブルーミングアーチファクトによるもので，高吸収物質やその周辺のCT値が不正確となってしまい，本来は小さな高吸収物質が膨らんだように描出されてしまう。特に冠動脈では，これらの高吸収物質に接する血管内腔やプラークが評価対象であるため，その影響を大きく受ける。高空間解像度を示す再構成関数や逐次近似再構成法でも，小径ステントや高度石灰化病変の描出能はいまだ不十分である。

● 冠動脈サブトラクションCTは，320列CTを用いて，冠動脈造影相から単純相を，非剛体補正を併用しながらイメージベースで引き算（サブトラクション）する方法である。図1に，左前下行枝の近位部に偏心性の石灰化を伴う病変と，その部位のプロファイルカーブを示す。単純相のプロファイルカーブは石灰化による一峰性を示し，造影相でも単純相よりわずかに高い一峰性であり，血管内腔の存在は評価困難である。サブトラクション画像では，石灰化と周囲のブルーミングアーチファクトが相殺され，血管内腔に相当する造影血管のみが描出されている。このように，冠動脈サブトラクションCTは，高吸収物質である石灰化やステントをブルーミングアーチファクトごと引き算してしまうのが特徴（図2, 3）であり，これによる診断精度の向上が報告されている。

● この方法における最大の問題点はミスレジストレーションアーチファクトである。位置ずれを少なくするには，1回の息止めで単純と造影の2相を撮影するのが理想とされる。いくつかの方法が提唱されているが，われわれはtest bolus tracking法による13s間の呼気止め中に2相の撮影が行える方法を提案し実践している（図4）。また，モーションアーチファクトを含まない静止画像を得ることも重要なため，十分な心拍数コントロールを行うとともに，再構成画像の一致度を高めるためにFull再構成法を活用することを勧めている。

図1

冠動脈サブトラクション CT 画像とプロファイルカーブ

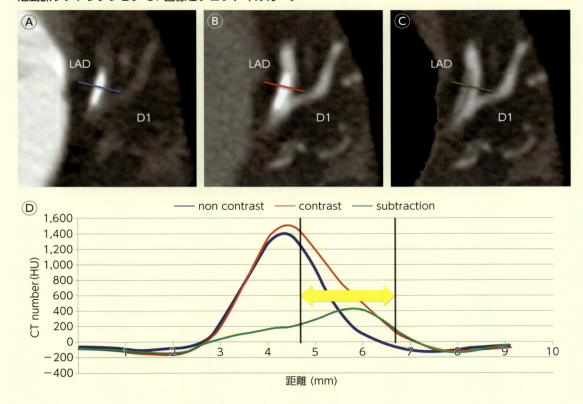

単純相（A）のプロファイルカーブ（D：──）は石灰化による一峰性を示し，造影相（B）でも単純相よりわずかに高い一峰性（D：──）で，血管内腔は評価困難である。サブトラクション画像（C）では，石灰化と周囲のブルーミングアーチファクトの相殺により，血管内腔に相当する造影血管のみが描出され，造影内腔のみのプロファイルカーブ（D：──）が得られている。

Topics ❶

図2

ステント治療後の冠動脈サブトラクション CT

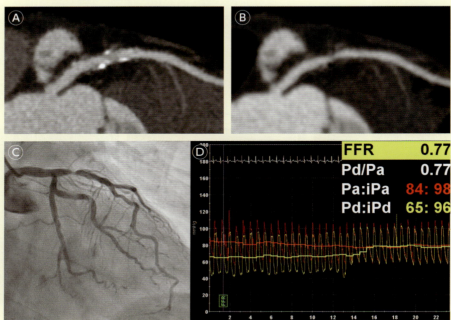

通常の**冠動脈CTA（A）**では，石灰化部位にて狭窄病変の存在を指摘できないが，**サブトラクション（B）**にて中等度の狭窄病変が認められた。**カテーテル造影（C）**でも同部位に狭窄病変が認められ，**FFR測定（D）**では0.77であった。

図3

ステント治療後の冠動脈サブトラクション CT

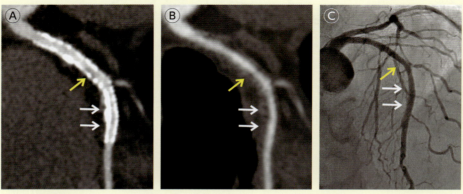

通常の**冠動脈CTA（A）**で一部に狭窄病変が疑われ（⇨），その遠位側の内腔は石灰化の影響もあり評価困難（⇨）であったが，**冠動脈サブトラクションCT（B）**および**カテーテル造影（C）**では有意狭窄を認めなかった。

148

test bolus tracking(TBT)法による冠動脈サブトラクションCT撮影プロトコル

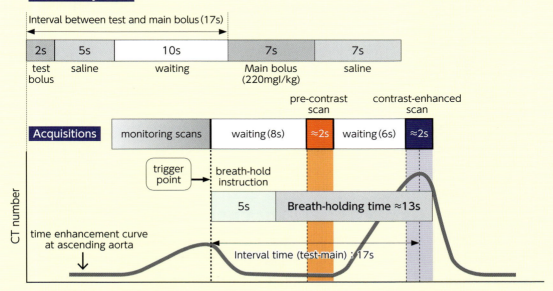

通常のTBT法における造影剤のtest bolusとmain bolusとの間の遅延時間を延長することで，本スキャンのtime enhancement curveの立ち上がり直前に造影前撮影を組み込むことができる。

参考文献
1) Yoshioka K, et al. Subtraction coronary CT angiography using second-generation 320-detector row CT. Int J Cardiovasc Imaging 2015; 31: 51-8.
2) Kidoh M, et al. Optimized subtraction coronary CT angiography protocol for clinical use with short breath-holding time-initial experience. Acad Radiol 2015; 22: 117-20.
3) Yoshioka K, et al. Modified Subtraction Coronary CT Angiography Method for Patients Unable to Perform Long Breath-Holds: A Preliminary Study. Acad Radiol 2016; 23: 1170-5.
4) Yamaguchi T, et al. A New Contrast Enhancement Protocol for Subtraction Coronary Computed Tomography Requiring a Short Breath-holding Time. Acad Radiol 2017; 24: 38-44.

Topics ❷

Dual energy CT の使い道

佐々木康二／真鍋徳子

- Dual energy CTとは異なるエネルギースペクトルを有する2つのX線によりデータ収集を行うCTであり，仮想単色X線画像や物質弁別画像といった画像を作成することが可能である。データ収集の手法は装置ベンダーによりさまざまである。
- 仮想単色X線画像とは仮想的に単一エネルギーのX線で得られる画像のことで，各物質の信号値を変化させることによる造影効果の増強や造影剤量の減量が可能である。
- 物質弁別画像とは実効原子番号の離れた物質を分けて表現することができる画像のことで，2つの基準物質の密度を求めることにより一方の物質の密度を強調した画像を作成することが可能である。例えば，ヨード密度強調画像を用いることで，造影効果を数値化することが可能となる。
- 心臓CTにおいてさまざまな活用法が期待されているなかで特に注目されているのは，心筋遅延造影像である。心筋線維化や変性の有無は心臓死や心事故の発生率を左右するといわれており[1]，心筋遅延造影像は予後予測因子の1つとして知られている[2]。しかしゴールドスタンダードであるMRIによる心筋遅延造影像に比較してCTの正常心筋とのコントラストは低く，CTで診断可能な造影効果を得ようとすると使用造影剤量が多くなる[3]。そこでdual energy CTを用いて造影コントラストを増強させることで従来の心臓CT用の造影剤使用量でも，造影剤の追加なしに高コントラストの遅延造影像を作成することが可能となる。

症例提示 非持続性心室頻拍を有する非閉塞性肥大型心筋症（60歳代，男性）

- 冠動脈CTを64mL（イオヘキソール350mg/mL）で撮影し，軽度狭窄のみ確認されている。造影剤の追加使用はせず，10分後に遅延造影像をstep and shootで撮影した。従来画像（図1A）では増強像ははっきりと指摘できないが，仮想単色X線画像50keV（図1B）では側壁と右室左室接合部に造影増強

像(⇨)を指摘でき，MRIによる遅延造影像(➡)とも一致した。MRIのシネSSFP像(図1D)と比較すると造影増強像が側壁の広い範囲と一部乳頭筋に存在することがわかる。

図1

症例提示

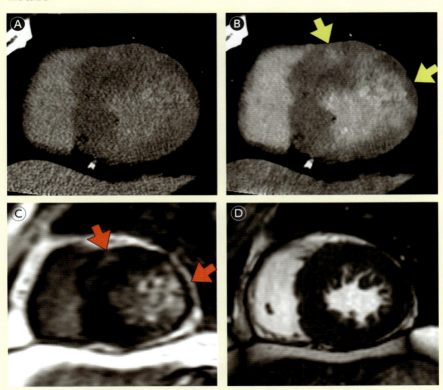

A：CT遅延造影像(従来画像)，B：CT遅延造影像(50keV)，C：遅延造影像MRI，D：シネSSFP像(拡張末期像)

冠動脈に使用した造影剤(64mL)で撮影した遅延造影像であり，従来画像(A)では造影増強がはっきりしないが，50keV像(B)では造影増強像がはっきり指摘可能である(⇨)。MRIによる遅延造影像でも同様に造影増強像を認める(➡)。

参考文献

1) Kwong RY, et al. Impact of unrecognized myocardial scar detected by cardiac magnetic resonance imaging on event-free survival in patients presenting with signs or symptoms of coronary artery disease. Circulation 2006; 113: 2733-43.
2) Cheong BY, et al. Prognostic significance of delayed-enhancement magnetic resonance imaging: survival of 857 patients with and without left ventricular dysfunction. Circulation 2009; 120: 2069-76.
3) Aikawa T, et al. Delayed contrast-enhanced computed tomography in patients with known or suspected cardiac sarcoidosis: A feasibility study. Eur Radiol 2017; 27: 4054-63.

Topics ❸

超高精細 CT でどこまでみえる？

松本良太／元山貞子

● 超高精細CTは，空間分解能が向上したCT装置（キヤノンメディカルシステムズ）である。

● 超高精細CTは，従来型の検出器サイズ0.5×0.5mmに対して，面積として1/4となる0.25×0.25mmの検出器を搭載し，最大列数0.25mm×160列での撮影が可能である。加えてチャンネル数も896から1,792チャンネルに倍増され，空間分解能の向上や部分容積効果の低減された高解像度のCT画像が取得できる。さらに再構成ユニットの大幅な改良により従来の512×512マトリクスだけでなく，1,024×1,024，2,048×2,048マトリクスでの画像再構成が可能である。

● 図1に，従来CTと超高精細CTで撮影したファントムの画像を示す。従来CT（**A**）では0.50mmまで分離できているが，超高精細CT（**B**）では0.45mmでも分離可能であり，面内の空間分解能が向上していることがわかる。

● 図2は，ステント留置後の冠動脈CT画像である。従来CT（**A**）と比較して，超高精細CT（**B**）では，部分容積効果やブルーミングアーチファクトが低減され，ステントストラットのひとつひとつとステント内腔が明瞭に描出できている。超高精細CTでは，従来CTでは評価困難であった，2.5mmステントの内腔評価も80％の症例で評価可能であった[1]。

● 冠動脈石灰化もアーチファクトが低減し（図3➡），内腔狭窄度がより詳細に評価可能となった（図3〇）。

● 超高精細CTは，従来CTと比べ微小構造の視認性が向上しているため，血管の性状評価やステント内腔評価，正確な狭窄率計測が必要である心臓CTに有用な装置といえる。

図1

従来CT（A）と超高精細CT（B）で撮影した
ファントムの画像

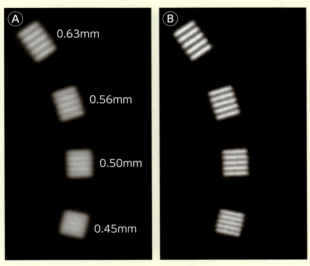

超高精細CTの空間分解能の向上が確認できる。

図2

従来CT（A）と超高精細CT（B）で撮影した
冠動脈ステント画像

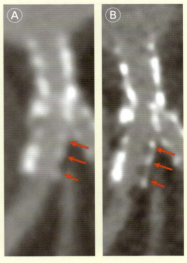

超高精細CTではステント（➡）が明瞭に
描出されている。

図3

冠動脈石灰化は従来CT（A）と比較して超高精細CT（B）で
アーチファクトの低減を認める

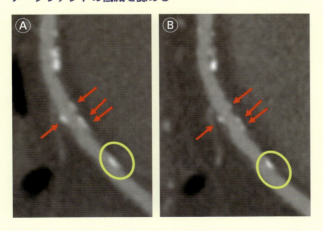

参考文献

1) Motoyama S, et al. Ultra-high-resolution computed tomography angiography for assessment of coronary artery stenosis. Circ J 2018；82：1844-51.

Topics ❹

心筋血流がみたい！

真鍋徳子

　2018年4月の診療報酬改定で，PCIの算定要件として機能的虚血評価が必須となった。日本循環器学会の安定狭心症の診断樹(2009年度版)では冠動脈CTで冠動脈に狭窄が疑われる場合や判定困難だった場合は，負荷血流シンチグラフィ，負荷perfusion MRI，負荷エコー検査による機能的狭窄評価が推奨されてきた。今後の改定では，加えて負荷perfusion CTやFFR$_{CT}$といったCTによる虚血判定が加わることが予想される。

　安静時における心筋血流は冠動脈狭窄が70％を超える高度狭窄に至るまで，自己調節機能が働いて維持される。一方，薬剤負荷状態においては50～69％程度の中等度狭窄でも虚血を検出することが可能である。

　MRIは正常心筋と虚血心筋とのコントラスト分解能が高く，視覚評価による定性的虚血判定でも高い診断能が報告されている[1]。対してCTはMRIよりもコントラスト分解能が劣るため定性評価には限界がある。一方でCTのヨード造影剤は，濃度とCT値が直線的に相関するため，CT値から心筋血流の絶対値が定量可能である。

　一般的には薬剤負荷時に心筋perfusion連続撮影を行い，心筋と左室内腔のCT値の変化 (time density curve) から計算する[2]。負荷時と安静時の心筋血流の比を計算することで，冠血流予備能coronary flow reserve (CFR)も算出可能である。

　各社，心筋血流絶対値の解析ソフトをリリースしているが，各CT機種ごとにperfusion CTプロトコルはまちまちであり，正常値も異なる。本項では，キヤノンメディカルシステムズがリリースしたDynamic Myocardial Perfusionソフトを一例として紹介する (図1)。心筋血流定量のゴールドスタンダードである水PETでvalidationを行った解析アルゴリズムを使用し，ワンクリックで心筋の自動抽出および各領域ごとの心筋血流定量まで自動で行い，解析結果が短時間で得られる仕様となっている。

図1

左回旋枝および右冠動脈近位部高度狭窄症例の心筋血流解析例

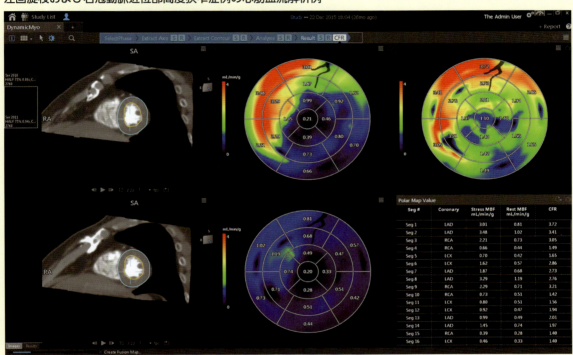

負荷時の血流が保たれている心基部から心中部前壁が赤で，血流低下している広範囲側壁から下壁が青で示されており，直感的に虚血判定が可能である。
AHAの各セグメントごとに負荷時MBF（**左上**），安静時MBF（**下**），CFR（**右上**）が表示されている。
myocardial blood flow：MBF

参考文献

1) Kamiya K, et al. Cardiac magnetic resonance performs better in the detection of functionally significant coronary artery stenosis compared to single-photon emission computed tomography and dobutamine stress echocardiography Circ J 2014; 78: 2468-76.
2) Kikuchi Y, et al. Quantification of myocardial blood flow using dynamic 320-row multi-detector CT as compared with ^{15}O-H$_2$O PET. Eur Radiol 2014; 24: 1547-56.

Topics ❺

心筋遅延造影撮像技術

山口隆義

● 心筋バイアビリティは，機能的狭窄の評価とともに，血行再建の必要性を判断するための重要な因子であり，心筋血流SPECTや心筋遅延造影MRIによって評価されてきた。特にMRIはSPECTよりも空間分解能が高く，心内膜下の梗塞心筋も明瞭に描出されるため，過去の梗塞イベントの検出能にも優れている。CTもMRIと同様に，ヨード造影剤による遅延造影（late iodine enhancement；LIE）を用いたバイアビリティ評価の可能性は示されていたが，コントラストが低く描出が不十分なため，一般的には行われていなかった。

● CTによる心臓ワンストップ検査が注目されるなか，CTでのLIEの描出能を向上させる方法も提唱されるようになった。逐次近似画像再構成法によるノイズ低減（図1）もその1つであるが，dual energyによる低keV画像やIodine map画像によるヨード強調（図2）が期待されている。Iodine mapをヘマトクリット値で補正することで，細胞外液分画（extra cellular volume；ECV）が得られるため，びまん性や軽度の心筋性状変化を定量値としてとらえられる。

● 一方で，われわれは汎用性の高い手法として，心筋サブトラクションによるLIE描出法（subtraction myocardial image for LIE；SMILIE）を提唱している。これは，遅延相から冠動脈相を差分する方法であり，コントラストの向上に加えて心内腔と心筋との境界が明瞭で，LIEの深達度が詳細に評価できる特徴を有する（図3）。画像処理としては，2相を同一心位相にしても，心臓の位置や大きさが異なる場合があるため，非剛体による位置合わせを併用することが肝となる。これによって，通常の冠動脈CTに遅延相を加えるだけでバイアビリティ評価が可能となる。また，梗塞心筋だけではなく各種の非虚血性心疾患の検出にも応用可能なため，虚血性心疾患の枠を超えた検査方法にもなりうる（図4）。

図1

各種の画像再構成法による心筋遅延造影像

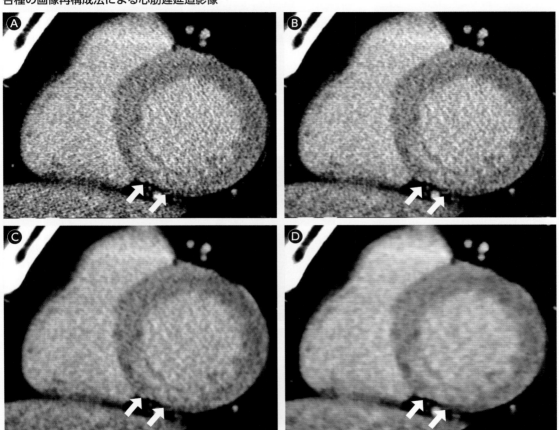

下壁の陳旧性心筋梗塞例（⇨）である。**通常のフィルタ逆投影（A）**では，ノイズが多く，遅延造影効果は不明瞭である。**逐次近似応用画像再構成の併用（B）**でノイズがやや抑えられ，コントラストを強調するフィルタ関数による**逐次近似応用画像再構成（C）**および**逐次近似画像再構成（D）**では，さらにノイズが少なくなり遅延造影効果が確認しやすい。

Topics ❺

図2
Dual energy CT による遅延造影画像

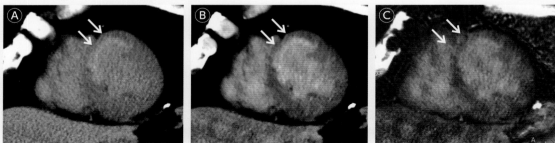

120kVp相当の画像（A）に比べて50keVの仮想単色X線画像（B）では心筋の遅延造影が強調されている。また，Iodine map（C）から細胞外液分画も得られる。

図3
SMILIE による心筋梗塞の描出

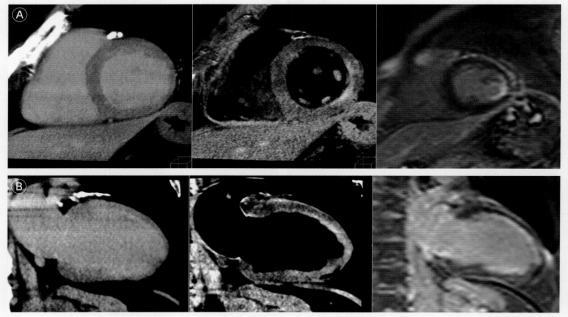

A：側壁梗塞例で，**通常の遅延相（左）**では心内腔との境界が不明である。**SMILIE（中央）**では心内腔の造影剤がサブトラクションされ，遅延造影部位および壁深達度が明瞭となり，MRIによる遅延造影と同様の評価が可能である。

B：前壁中隔梗塞例で，**通常の遅延相（左）**では評価困難であるが，**SMILIE（中央）**ではMRIと同様に前壁および下壁の淡い遅延造影の評価も可能である。

図4 心サルコイドーシス症例

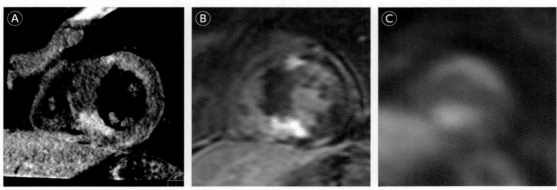

冠動脈に有意狭窄は認めなかったが，**SMILIE (A)** にて冠動脈走行に一致しない遅延造影を認めた。その後の**遅延造影MRI (B)** および**FDG-PET検査 (C)** でも同様の所見が得られ，心サルコイドーシスと診断された。

参考文献

1) Halliburton SS, et al. SCCT guidelines on radiation dose and dose-optimization strategies in cardiovascular CT. J Cardiovasc Comput Tomogr 2011; 5: 198-224.
2) Rodriguez-Granillo GA, et al. Detection of myocardial infarction using delayed enhancement dual-energy CT in stable patients. AJR Am J Roentgenol 2017; 209: 1023-32.
3) Hong YJ, et al. Myocardial characterization using dual-energy CT in doxorubicin induced DCM: comparison with CMR T1-mapping and histology in a rabbit model. JACC Cardiovasc Imaging 2016; 9: 836-45.
4) Lee HJ, et al. Myocardial extracellular volume fraction with dual-energy equilibrium contrast-enhanced cardiac CT in nonischemic cardiomyopathy: a prospective comparison with cardiac MR imaging. Radiology 2016; 280: 49-57.
5) 山口隆義. Cardiac Imaging 2017 ADCTによるワンストップ心臓CT. INNERVISION 2017; 32: 17-20.

Topics ❻

FFR$_{CT}$ 解析に適した CT 画像

今井俊輔

- FFR$_{CT}$とは，安静時の冠動脈CT血管造影 (coronary computed tomography angiography；CCTA) の画像データから数値流体力学解析を行うことによりFFR値を推定する，HeartFlow®が提供するソフトウェアである。
- 正確なFFR$_{CT}$画像を得るために要求されている画像は高画質というより"標準的なCCTA画像"で，特別な撮影方法や解析は必要ない。SCCTガイドラインに準拠していればよい。
- しかし，どのような画像でもFFR$_{CT}$解析が可能というわけではない。①位置ずれ・モーションアーチファクト，②ブルーミングアーチファクト，③ノイズ，がFFR$_{CT}$解析に影響を及ぼす。

位置ずれ・モーションアーチファクト

解析可能条件：

- 造影血管に位置ずれがあるが，位置ずれ領域の近位および遠位側にわたって一貫性のある血管の直径が表示されている。
- アーチファクト発生箇所において，プラークおよびモーションアーチファクトによる偽狭窄部位が見受けられない。

症例提示 90歳代，男性

- 左前下行枝 (LAD) に位置ずれを認めるが，近位および遠位側に一貫性のある血管内径が表示されており，またその部位にプラークを認めないため，解析可能であった(図1)。

ブルーミングアーチファクト

解析可能条件：

- 血管壁の石灰化によるブルーミングアーチファクトが存在するが，血管内腔が識別可能である。

図1

FFR_CTで解析可能なアーチファクト：位置ずれアーチファクト

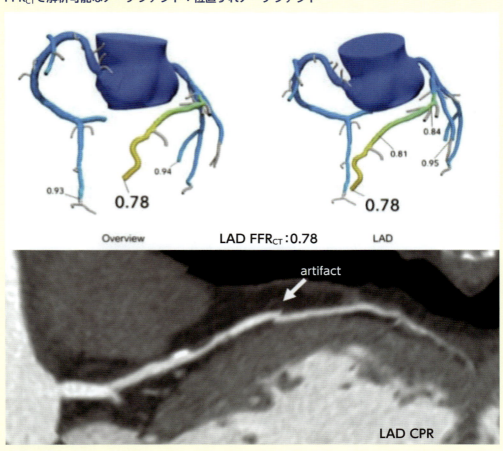

Topics ❻

症例提示 70歳代，女性

- LADに石灰化プラークによるブルーミングアーチファクトを認めるが，血管内腔が識別可能であった（図2）。

図2

FFR$_{CT}$で解析可能なアーチファクト：ブルーミングアーチファクト

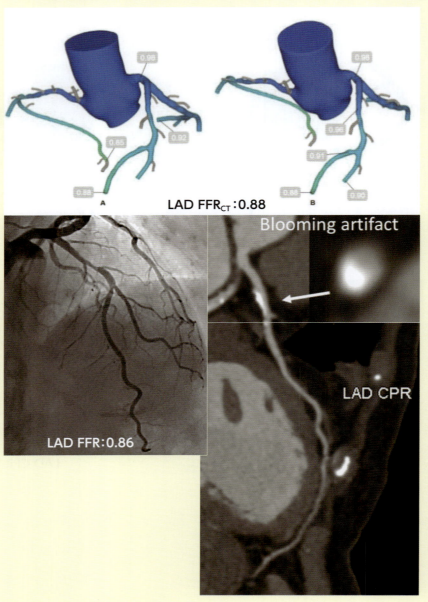

ノイズ

解析可能条件:
- 軽度のノイズかつノイズ部位の前後に明瞭な血管が認められる。

症例提示 60歳代,女性

- 左回旋枝(LCX)にノイズを認めるが,軽度のノイズでかつ前後に明瞭な血管が認められたので解析可能であった(図3)。
- 解析可能か不可能かの最終的判定はHeartFlow®の技術者が行うため,病院サイドでの判定は難しい。迷った場合は解析の依頼を積極的に行うべきであると思われる。現在のところ,解析不可能の場合は料金は発生しない。

図3

FFR$_{CT}$で解析可能なアーチファクト:ノイズ

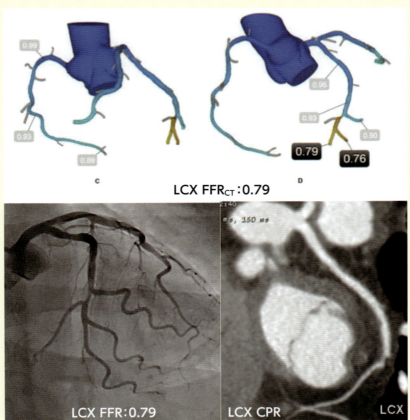

Column

CT で金属製ステントを見分ける !?
各ステントの CT 画像と特徴

近藤優一

- X線の減弱の程度はX線のエネルギー，物質の電子密度と物質を構成する要素の原子番号で決まる。また，金属アーチファクトの発生は原因となる高吸収体の成分に関係しており，X線減弱係数（密度）が低い場合にはアーチファクトは少なくなる。これらのことより，ステントを見分けるには，さまざまなステントの種類（材質，ストラット厚，ストラット形状など）を把握しておくことが必要となる。

- 一般的に，3.0mm径以上のステントでCTによる開存性の評価が可能とされている現状を踏まえ，数種類の3.0mm径ステントの概要とファントム実験より得られた視覚的特徴を以下に示す（図1）。

Xienceシリーズ

- 材質はL605コバルト合金（図2右上），ストラット厚は81μmである（表1）。XIENCE VにはMULTI-LINK VISONが，XIENCE PRIME®，XIENCE Xpedition®，XIENCE Alpine®にはMULTI-LINK 8が，XIENCE SIERRA®にはMULTI-LINK 8改良型がプラットホームとして使用されている。その材質，薄さからCTでは比較的評価しやすいが，特徴的なマルチリンクデザインを認識することはできない。

Resoluteシリーズ

- Integrityの材質はMP35Nコバルト合金（図2左下），ストラット厚は91μmである（表1）。Onyx™は，core wire technologyという，プラチナ・イリジウム合金のコアにMP35N-コバルト合金のシェルを組み合わせた構造であるが，ストラット厚は81μmとintegrityよりも薄い。両者ともにステントデザインが特徴的だが，その形状を認識することは難しく，Onyx™においては，原子番号の高いプラチナ・イリジウムを含むため，ブルーミングアーチファクトが強い傾向にある。

図1

ステント ファントム画像

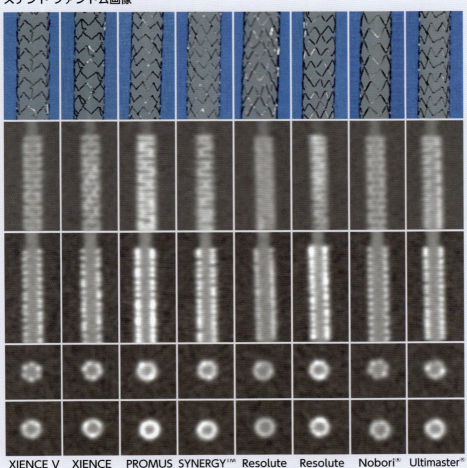

ノミナル圧で拡張させた3.0mmの冠動脈ステントを，造影剤で満たしたストローにマウントし，水で満たした円柱ファントム内に固定し撮像した。撮影機器はAquilion One™ genesis edition（キヤノンメディカルシステムズ）。模擬血管内腔の造影剤濃度は，120kVpで400HUとなるよう調整した。画像はFBP法で再構成したものであり，スライス厚0.5mm，ステントストラットの画像は1mm MIP像である。WL/WWは，長・短軸像：300/1,500，MIP：300/2,000で表示している。

Column

Promusシリーズ・SYNERGY™

- 販売順にプロマス，エレメント，プレミア(PROMUS, Element, PREMIER)である。材質はElementとPREMIERはプラチナ・クロム合金（図2右下），ストラット厚は81μmである（表1）（前身のPROMUSはL-605のコバルト・クロム合金製でVisionと同じである）。改良型であるSYNERGY™も材質はプラチナ・クロム合金であり，ストラット厚は79μmとさらに薄い（表1）。プラチナ・クロム合金は実効原子番号も密度も高く，ほかの素材より圧倒的に高いCT値を示すが，ビームハードニングやブルーミングアーチファクトも強いため，内腔評価には注意が必要である。

Nobori® (BMX-J)

- 材質はステンレススチール316L（図2左上），プラットホームはS-STENTの改良型である。
- ストラット厚は125μmと厚いが（表1），316L製のため金属アーチファクトも比較的弱く，CTでの評価性は高い。また，ストラット形状も比較的認識しやすい。

Ultimaster®

- 材質はコバルト・クロム合金L605，ストラット厚は80μmである（表1）。
- その材質，薄さから評価はしやすいがステントデザインの認識までは至らない。

- 画像にはないが，Cypher（316L製・ストラット厚140μm，プラットホームはVerocity），wiktor（タンタル製のコイルステント，CTによる評価には不向き）などもCT上，特徴的である。
- いくつか特徴的なステントもあるが，現状では，材質によるCT値の違いとストラットの厚さからステントを推測するのが精一杯であり，一目瞭然で見分けることは難しい。しかし，再構成法，カーネル調整，WL/WWの最適化と高解像度化，さらに材質の電子密度や実効原子番号を考慮した物質弁別も合わせて評価できれば，ステントを特定することも容易になると期待したい。

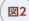

材質別 組成比

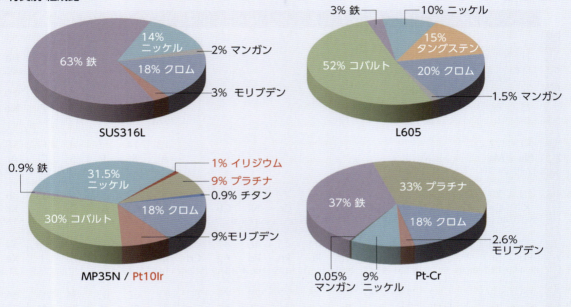

歴代ステント

ステント	ステント素材	ストラット厚
XIENCE SIERRA®	L605 Co・Cr	81μm
Orsiro	L605 Co・Cr	60μm
Resolute Onyx™	MP35N CoCr/Pt・Ir	81μm
SYNERGY™	Pt・Cr	79μm
Ultimaster®	L605 Co・Cr	80μm
PROMUS Element	Pt・Cr	81μm
Nobori®	316L Stainless Steel	125μm
Endeavor	MP35N Co・Cr	91μm
Driver Sprint	MP35N Co・Cr	91μm
Integrity	MP35N Co・Cr	91μm
Liberté®	316L Stainless Steel	97μm
Vision	L605 Co・Cr	81μm
Tsunami	316L Stainless Steel	80μm
Cypher™	316L Stainless Steel	140μm
Express	316L Stainless Steel	132μm

Column

表2

元素周期表

	1	2	3	4	5	6	7	8	9	10	11	12	13	14	15	16	17	18
1	1 H 1.008																	2 He 4.003
2	3 Li 6.941	4 Be 9.012		原子番号 元素記号 原子量									5 B 10.81	6 C 12.01	7 N 14.01	8 O 16.00	9 F 19.00	10 Ne 20.18
3	11 Na 22.99	12 Mg 24.31											13 Al 26.98	14 Si 28.09	15 P 30.97	16 S 32.07	17 Cl 35.45	18 Ar 39.95
4	19 K 39.10	20 Ca 40.08	21 Sc 44.96	22 Ti 47.87	23 V 50.94	24 Cr 52.00	25 Mn 54.94	26 Fe 55.85	27 Co 58.93	28 Ni 58.69	29 Cu 63.55	30 Zn 65.38	31 Ga 69.72	32 Ge 72.63	33 As 74.92	34 Se 78.97	35 Br 79.90	36 Kr 83.80
5	37 Rb 85.47	38 Sr 87.62	39 Y 88.91	40 Zr 91.22	41 Nb 92.91	42 Mo 95.95	43 Tc [99]	44 Ru 101.1	45 Rh 102.9	46 Pd 106.4	47 Ag 107.9	48 Cd 112.4	49 In 114.8	50 Sn 118.7	51 Sb 121.8	52 Te 127.6	53 I 126.9	54 Xe 131.3
6	55 Cs 132.9	56 Ba 137.3	L	72 Hf 178.5	73 Ta 180.9	74 W 183.8	75 Re 186.2	76 Os 190.2	77 Ir 192.2	78 Pt 195.1	79 Au 197.0	80 Hg 200.6	81 Tl 204.4	82 Pb 207.2	83 Bi 209.0	84 Po [210]	85 At [210]	86 Rn [222]
7	87 Fr [223]	88 Ra [226]	A	104 Rf [267]	105 Db [268]	106 Sg [271]	107 Bh [272]	108 Hs [277]	109 Mt [276]	110 Ds [281]	111 Rg [280]	112 Cn [285]	113 Nh [284]	114 Fl [289]	115 Mc [288]	116 Lv [293]	117 Ts [293]	118 Og [294]

L	57 La 138.9	58 Ce 140.1	59 Pr 140.9	60 Nd 144.2	61 Pm [145]	62 Sm 150.4	63 Eu 152.0	64 Gd 157.3	65 Tb 158.9	66 Dy 162.5	67 Ho 164.9	68 Er 167.3	69 Tm 168.9	70 Yb 173.1	71 Lu 175.0
A	89 Ac [227]	90 Th 232.0	91 Pa 231.0	92 U 238.0	93 Np [237]	94 Pu [239]	95 Am< br>[243]	96 Cm [247]	97 Bk [247]	98 Cf [252]	99 Es [252]	100 Fm [257]	101 Md [258]	102 No [259]	103 Lr [262]

参考文献

1) 南都伸介ほか．薬剤溶出型冠動脈ステント：金属ステントを利用した薬剤デリバリーシステム．Drug Delivery System 2015; 30: 286-98.
2) Shinke T. Advances in coronary stent. J Jpn Coron Assoc 2016; 22: 34-8.

III

実例解説
治療戦略に活かす心臓CT

こんな病変に役立つ！心臓CTの得意技

Ⅲ 実例解説 治療戦略に活かす心臓CT こんな病変に役立つ！ 心臓CTの得意技

PCIに活かすための読影の基礎

● 管家鉄平／山口隆義

● われわれ循環器内科医は，心臓CTを冠動脈狭窄の有無を評価する目的だけで使用するのではなく，CTが有する多くの情報をPCIなどの治療にも活かすことが必要である。本項では，心臓CTをPCIに活かすための読影の基礎について解説する。

読影の手順

● 心臓CTを読影するときは，まずは毎回決まった順番で画像を評価した後に，必要に応じて個々の画像を詳細に振り返って検討するようにしたほうが効率よく読影を進めることができ，また，必要な情報を見落とさずにすむ。よって，以下のような手順で読影を進める。
　① 心臓全体のaxial像（元画像）
　② Volume rendering（VR）像，または最大値投影法（maximum intensity projection；MIP）像
　③ 曲面変換表示法（curved multi-planar reconstruction；curved MPR）像
　④ Cross sectional像
　⑤ 心筋MPR像
　⑥ 胸腹部大動脈のaxial像
　⑦ 肺野条件
　⑧ 不足している情報があれば，その画像の作成を放射線技師に依頼
● この手順のなかで，最後に挙げた⑧はわれわれ循環器医師にとって非常に重要な姿勢である。診療放射線技師に作成してもらった画像を評価する受け身の姿勢だけでは，心臓CTをPCIに本当に活かすことはできない。PCIの術者がどんなCT情報を必要としているかを診療放射線技師と日々ディスカッションすることにより，お互いの知識のレベルを高めていかなければならない。

①心臓全体のaxial像（元画像）

● 心臓CTを評価するときは，元画像である心臓のaxial像をみることから始めるべきである。すべての再構成画像はこのaxial像を元に作成されており，この画像のクオリティが低ければ，作成された再構成画像の信頼性は低下してしまう。つまり，元画像に何らかのアーチファクトが存在

170

する場合，その元画像から作られた再構成画像だけをみてしまうと，そのアーチファクトの存在に気づかず，狭窄を過大評価したり，病変性状を見誤ったりする可能性がある（図1）。
- また，axial像だけでもPCIに必要なさまざまな情報が得られる。特に冠動脈の起始部の情報は，axial像が最もわかりやすい。PCIが上達する方法の基本は，ガイディングカテーテルによるバックアップ力をいかに確保するかであり，ガイディングカテーテルを冠動脈起始部と同軸に挿入することが必要である。事前に心臓CTのaxial像にて冠動脈起始部の方向を評価し，その方向と垂直の方向からX線透視をして挿入すると容易になる（図2）。
- 緊急症例であれば，画像再構成を待たずにaxial像から閉塞血管をみつけなければならない。また，axial像によって，冠動脈の支配領域，心筋の性状，心筋の肥大や菲薄化などの情報も確認したうえで，カテーテル検査やPCIに挑むべきである。

図1

右冠動脈（RCA）における偽狭窄の症例

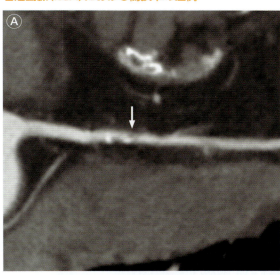
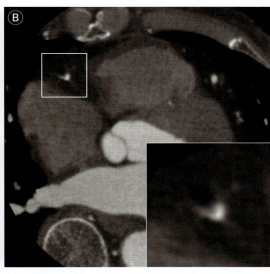

Curved MPR像（**A**）において，石灰化を伴う狭窄様病変が認められたため（⇨），カテーテル造影検査を施行された。しかし，同部位には狭窄は認められなかった。元画像（**axial像，B**）を評価すると，curved MPR像で狭窄が疑われた部位には，モーションアーチファクトが認められていた。

図2

Axial像によるRCAの起始部の評価

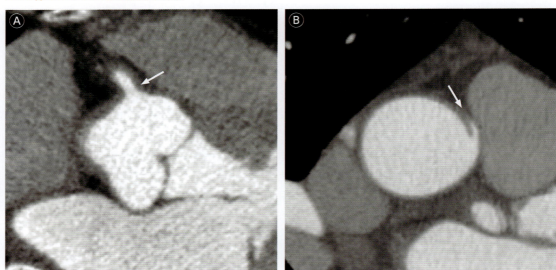

正常起始（A），起始異常（B）のそれぞれの症例においても，起始部の方向と垂直の方向（⇨）からX線透視をしながらガイディングカテーテルを挿入すると手技が容易になる。

TECHNICAL POINT

冠動脈の起始異常などによってカテーテル挿入が困難であることが予想される場合には，VR像による冠動脈ツリー画像を作成し，カテーテル室に表示すると入口部位置検索の一助となる（図）。MIP像（①）では入口部が不明となってしまうが，VR像（②）では高さや方向が理解しやすく，使用するカテーテルの選択（③）の参考となる。

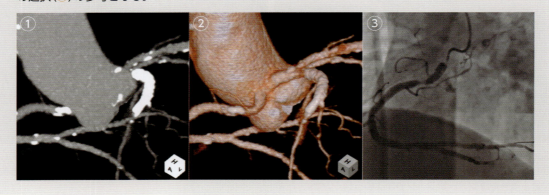

②Volume rendering（VR）像，またはmaximum intensity projection（MIP）像

- Axial像の観察が終わったら，次にVR像またはMIP像（angiographic view）にて冠動脈全体の形状を把握し，次に評価するcurved MPR像がそれぞれどの枝に対して作られたものなのかを確認する。冠動脈の枝の

名称は，心筋に対する血管の走行部位によって決められているが，放射線技師によって作成されたcurved MPR像の枝の名称がそれとは異なる場合もあるので注意が必要である。
- MIP像は，カテーテルによる血管造影と類似しているので好まれる傾向があるが，1つの方向に対し，最大のCT値のみが投影されているので，それに重なった低いCT値の情報は表現されない。石灰化を有する動脈硬化病変の場合，MIP像だけをみると高度石灰化のためPCIによる治療が困難であるようにみえる場合があるが，PCIにおける石灰化はサイズよりも分布の情報のほうがより重要であるため，石灰化病変を評価するときにはMIP像ではなく，curved MPRや短軸像（cross sectional view）を用いて評価する必要がある（図3）。
- PCIを行ううえで，枝の灌流域や分岐部の位置，分岐角度を把握することは治療ストラテジーを決める際に重要である。VR像やMIP像を作成してもらうときは，PCIを実際に行うときに使用する透視角度と同一の角度でも作成してもらう。術者自身がワークステーションを使用できる環境がカテーテル室内にあれば，それを利用して適切な透視角度を選択する。最近は，血管の支配領域を数値化することができるソフトウェアがあり，枝をプロテクトしたり，治療適応を決めたりするのに役立てることができる（図4）。

図3
高度石灰化を有するRCA慢性完全閉塞の症例

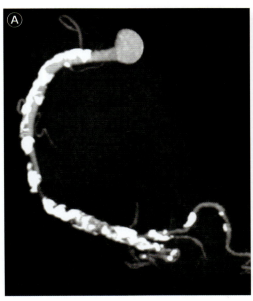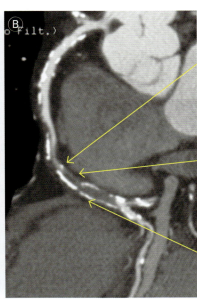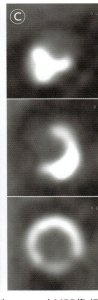

MIP像（A）だけをみると，石灰化が高度のため治療が困難な慢性完全閉塞（CTO）症例にみえるが，**curved MPR像（B）**や**短軸像（C）**を評価すると，血管の中心部には石灰化がなく，血管の外膜側の石灰化のみであるため，ワイヤリングは比較的容易であることがわかる。

図4
冠動脈の支配領域を数値化する機能

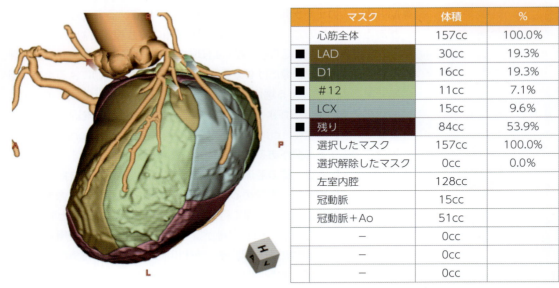

マスク	体積	%
心筋全体	157cc	100.0%
■ LAD	30cc	19.3%
■ D1	16cc	19.3%
■ #12	11cc	7.1%
■ LCX	15cc	9.6%
■ 残り	84cc	53.9%
選択したマスク	157cc	100.0%
選択解除したマスク	0cc	0.0%
左室内腔	128cc	
冠動脈	15cc	
冠動脈＋Ao	51cc	
ー	0cc	
ー	0cc	
ー	0cc	

各枝の支配領域がビジュアル的に示され，かつ全体の心筋に占める割合が具体的に数値化されるため，分枝に対する治療方針の決定に役立つ．

③Curved MPR（curved multi-planar reconstruction）像

- Curved MPR像は，狭窄の有無や，プラークの長軸方向における分布を評価することができ，ステント長や側枝に対する治療方針の決定に役立つ．それらを詳細に評価するためには，対象の血管を6°ずつ360°回転させて観察することが必要である．
- Curved MPR像の投影方向は，axial方向，sagittal方向，coronal方向と，血管中心軸方向の4つの方向がある．360°回転させてもプラークの全体像や側枝との関係がうまくみえないときは，投影方向を変えてみるとわかりやすくなる場合がある．
- Curved MPR像を回転させる際には，旋回軸（ピボット）の位置を変えることができる．図5のような慢性完全閉塞（chronic total occlusion；CTO）の症例では，閉塞部遠位端が側枝との分岐部に位置しており，分岐部のプラーク情報を確実に把握したい．その際には，血管全体の中心部をピボットにして回転させるのではなく，確実に評価したい閉塞部遠位端をピボットとしてcurved MPR像を回転させるとよい．

図5
RCAの慢性完全閉塞症例

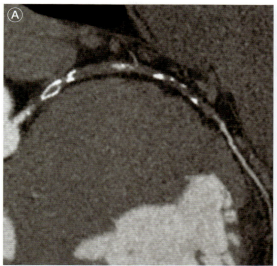 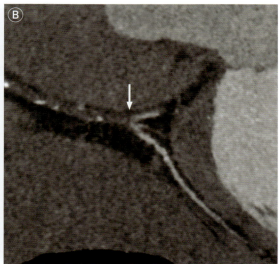

血管全体の中心点をピボットとして回転した場合（**A**），閉塞遠位端（⇨）をピボットとして回転した場合（**B**）を示す。この症例では，閉塞部の遠位端が分岐部に位置しており，分岐部でのプラークの分布の情報は治療に役立つ。（**A**）のように血管全体の中心点で回転した場合は，分岐部の情報がうまく表示されないことがある。これを確実に評価するためには，（**B**）のように注目する点を中心にcurved MPR像を回転させるとよい。

④Cross sectional像

- 短軸像（cross sectional view）を評価するときに注意する点は，短軸画像をみる方向がIVUSやOCTなどの血管内イメージングと同様に，近位部から遠位部をみる方向となっているかである。基本的にCTのaxial像は，遠位部（尾側）から近位部（頭側）をみる方向となっているため，ワークステーションによってはデフォルトの設定で冠動脈の短軸像でも遠位部から近位部をみる方向となっている場合がある。PCIでは必ず血管内イメージングを使用するため，それと同じ方向で短軸像を観察しなければ意味がない。

> **TECHNICAL POINT**
>
> 血管内イメージングデバイスは，基本的に遠位部からスタートし近位部はガイディングカテーテルに入るまでを観察する。よって，CTにおける短軸画像を作成する場合にも，病変の遠位から冠動脈入口部までが観察できるように作成するのが望ましい。また，画像ピッチは1mmなど決まった値としておくことで，画像枚数から病変長の計測や使用するステント長を検討することも可能となる。

● 短軸像を評価するときは，可能であれば最小のスライス幅で観察することが望ましい。PACSのサーバーの容量の問題もあるので，最低でも1mmスライス幅で評価をしたい。さらに，短軸像が血管のどの部位を観察しているのかを確実に把握することが重要であるため，MIP像とstretch MPR像とに，短軸像の位置を連動させて評価するとよい（図6）。その際のMIP像は，実際にPCIを行う際に使用する透視方向で作成してもらう。Stretch MPR像は血管を直線化して表現したMPR像で，病変長を正確に表現している。Stretch MPR像を回転させることによって，枝と

図6
短軸像とMIP像とstretch MPR像の連動画像

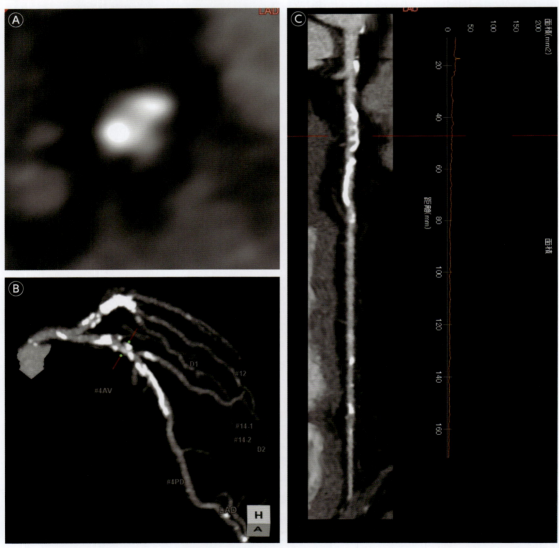

左前下行枝（LAD）の石灰化病変で，**短軸像（A）とMIP像（AP cranial view，B）とstretch MPR像（C）**にて，位置を連動させて評価することにより，石灰化の分布と枝との関係や，ステント長の決定などの情報を得ることができる。

病変との関連性も評価することができる。
- PCI時にIVUSやOCTなどの血管内イメージングで評価する可能性のある血管に対しては，すべてCTにおける短軸像を作成して事前に評価しておく。血管内イメージングをみたときに，枝のオリエンテーションがうまく把握できずに何度も見直さなければならないときがある。しかし，事前にCTで評価していれば，結界内イメージングでの枝や石灰化の短軸像での分布を容易に把握することができる(図7)。

TECHNICAL POINT

Virtual stentは，CTのVR像上に仮想のステントを留置できるワークステーション上のソフトウェアである。冠動脈の中心線に沿ってさまざまな径や長さのステントを配置することができる。プラーク分布に加えて分枝との位置関係なども考慮した留置位置を検討できることに加えて，適切なワーキングアングルで画像を作成しておくと，治療時の留置位置の参考にもなる。

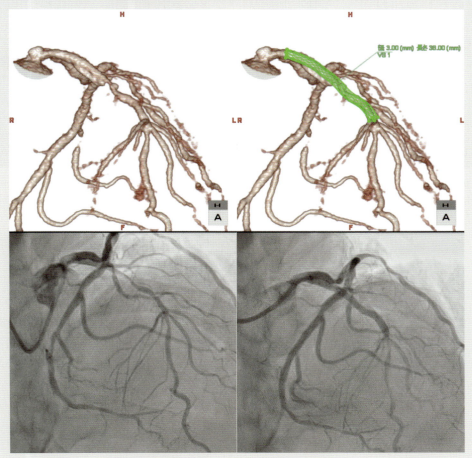

LAD近位部病変の治療前VR画像(**左上**)に仮想ステントを留置し，RAO 30°Cranial 30°で画像を作成した(**右上**)。PCI時にも同様のワーキングアングルでステント留置が行われ(**左下**)，virtual stent画像と同様の仕上がりとなった(**右下**)。

図7

LADのCTO病変

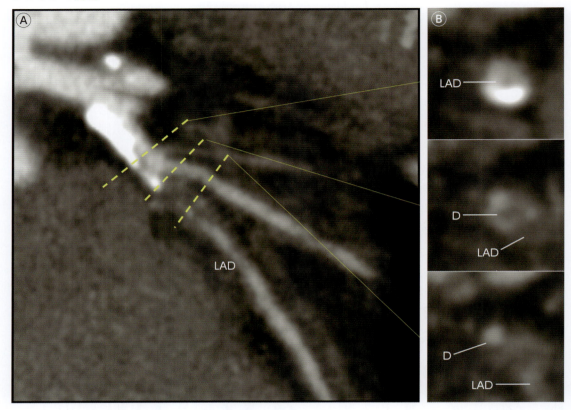

この症例を治療する際は，閉塞部のentryの位置をIVUSで確実に評価してからワイヤリングを行う必要がある。その際，IVUSは側枝の対角枝に挿入して評価する。**事前CT(A)**にて対角枝の短軸像を評価しておけば，実際に**IVUS像(B)**をみたときに，枝と石灰化のオリエンテーションの把握が容易となる。

⑥心筋MPR像

- 心筋のMPR像は，axial像よりも冠動脈や弁との位置関係がわかりやすく心筋を評価することができる。左室の短軸像，左室と左房の二腔像，左室流出路を含む四腔像の3方向で評価するとよい。PCIの治療方針を決定する際に，心筋のバイアビリティや血管の灌流域などを評価するのに役立つ。

⑦胸腹部大動脈のaxial像，肺野条件

- 心臓CTを撮像した後，腎機能に問題がなければ，胸腹部大動脈造影CTを引き続き行う。それによって，大動脈病変の有無や蛇行などを確認し，PCIにおけるアプローチサイトの決定に役立てる。また，肺野のチェックも重要である。PCIによって冠動脈病変を治療しても労作時の息切れ

が改善しないときは，肺疾患が併発していることがある。さらに，大動脈CT，肺野ともに，偶発的に悪性腫瘍などの他疾患を発見することがある。それを見逃してPCIを行ってしまうと，ステント留置後の抗血小板薬の長期使用が弊害となる可能性があるので，注意が必要である。

TECHNICAL POINT

アクセスルートの評価は重要であるが，その撮影方法はさまざまある。冠動脈と大動脈および下肢動脈の同時撮影に関しては特殊撮影の項を参考にされたい (p.102およびp.110)。しかしながら，適切なタイミングでの撮影とはならない場合や，CT装置によっては困難な場合も多い。当施設でのアクセスルート撮影に関しては，170mgI/kg程度の造影剤使用量でも，大動脈内腔のCT値は200HU程度確保可能であるため，適切な冠動脈CT撮影の後に改めて造影剤を投与し撮影している。

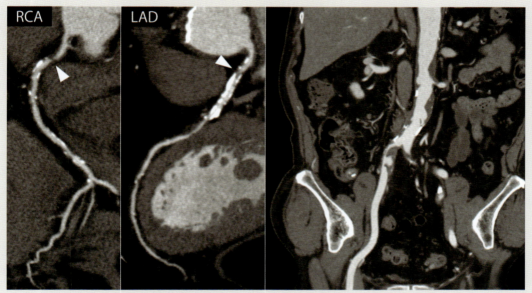

不安定狭心症にて冠動脈CTが施行された症例。RCAおよびLADの近位部に高度狭窄が認められた (▷)。大動脈の撮影にて大動脈壁の血栓および右総腸骨動脈の高度狭窄を認めたため，緊急PCIは橈骨動脈から施行された。

⑧不足している情報があれば，その画像の作成を放射線技師に依頼

- 心臓CTは冠動脈狭窄の有無を調べるだけではなく，治療支援画像として非常に有用である。CT情報をPCIに十分に活かすためには，画像作成の専門家である放射線技師と常にディスカッションすることによって，治療に本当に役立つ画像を提供してもらうことが必要で，ときには治療中でもCT画像を作成しなおしてもらうことも必要である。

Ⅲ 実例解説　治療戦略に活かす心臓CT　こんな病変に役立つ！　心臓CTの得意技

分岐部病変
（CTによる分岐部治療のストラテジー）

●山本　匡／長瀬篤司

- 冠動脈分岐部は，左主幹部（LMT），左前下行枝（LAD）と対角枝，右冠動脈（RCA）遠位部に代表され，本幹側と分枝側に血流が分配される形状を有する部位である。
- 冠動脈分岐部の血管断面積は，本幹側と分枝側の供血心筋の末梢血管抵抗により血流量が規定され，その血流量により断面積がさらに規定される。
- 冠動脈分岐部の形状は，本幹と分枝の成す角度により規定される。
- 冠動脈分岐部の血流様式は，分岐部の血流分配構造物であるカリーナに強い血流が当たり，分岐外側に血流の乱れる部位がある（外側に乱流ゾーンがある）。
- 分岐部のプラーク発現部位は，分岐直後に存在する乱流ゾーンに生じ，主にプラーク発現部位から後方に進展していく。カリーナにはプラークが付着することはまれである。
- プラーク進展とともに，プラークの「硬さ」が徐々に強くなり，線維成分や石灰成分が増加してくる。プラークの「硬さ」と付着部位と容積によって，分枝側へのプラークシフトが生じたり，カリーナシフトが生じたりする。
- 心臓CTでの冠動脈分岐部の見方は，①volume rendering（VR）像にて解剖学的所見（起始部，冠枝の灌流域），②VR像にて冠動脈分岐角を観察，③curved MPR像にて病変性状を観察する。

症例提示 ❶ LMT病変：LMT bifurcation

- 労作時に狭心症の胸部症状を呈しており，心エコー図での壁運動異常があり，心臓CTを行った症例である。腎機能障害はなく，造影剤のアレルギーもないため心臓CTを撮像すると，左冠動脈（LCA）に起始異常はなく，びまん性の石灰化病変が認められた。図1の矢印部位に高度石灰化を伴うLMTの分岐部病変がある。LMTには高度な石灰化病変があり，高位から分岐する側壁を供血する分枝にてLADと左回旋枝（LCX）で分岐部病変を呈していることがわかる。RCAとの供血バランスは均等であり，解剖学的な異常は認められない。冠動脈の灌流域の大きさにより，その冠動脈枝の優位性を判定し，とりわけLMT病変へのPCIを予定した場合にはLCAがdominant（LCA dominant，もしくはRCA hypoplastyと

図1

心臓CTのMAP画像（⇨：LMT病変）

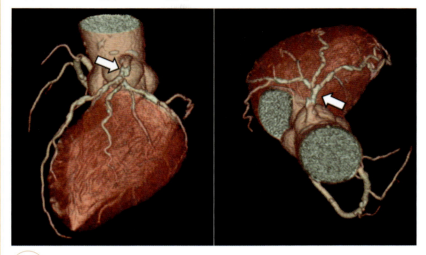

図2

LMTの分岐角度測定とcurved MPRによるプラーク性状判定（⇨）

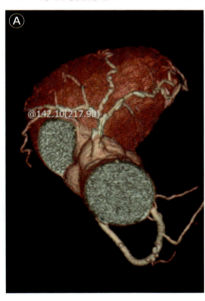
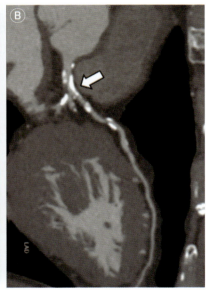

表現される）であるとき，バルーン拡張時の阻血により急激な血圧低下や重篤な合併症を予測させる。単純な作業であるが，LCAとRCAの供血バランスを観察することは重要である。

● 心臓CTにおけるLMT分岐部病変の読影では，①VR像にて解剖学的所見（起始部，冠枝の灌流域）を得る，②VR像にて冠動脈分岐角（図2A）を観察し，急峻であるかどうかを判断する，③curved MPR像（図2B）にて病変性状を観察する，の順序で行うのがよいと考える。

- LMTとLAD分岐角度は，自施設の経験より145°が平均的である。本症例も平均的な分岐角度を有していることがわかる。分岐角度の事前計測により，LMTからLADにかけてステントを留置するときにステントの屈曲を予想でき，至適プラットフォームの選定に有用である。
- Curved MPR像では，プラーク性状を判定する。CT値が高い石灰化とCT値30未満とされる脂質成分に分類して，「硬い」のか「柔らかい」のかを判定しておく必要がある。CT装置の限界もあるが，石灰化近傍のプラーク値は，実際より低く見積もられることもあり，注意深く読影しておく必要がある。本症例では，LMTよりLAD，LCX近位部にかけて連続した石灰化が認められる。また病変の主体が分岐部の外側に主に存在していることがcurved MPR像の角度を変えて観察すると判明した。分岐部のプラーク進展や石灰化成分出現には，血流様式が関与していると考えられており，分岐角度や供血心筋の末梢血管抵抗により血流様式が規定される。
- 分岐部の血流様式について解説する（図3）。LMT分岐部には，非一様な血流（乱流と考えてよい）が作り出され，代謝疾患と相まって内皮細胞障害をきたして粥状動脈硬化（プラークと同義）へと発展させる。図3では，血流により血管壁に及ぼす壁ずり応力（wall shear stress；WSS）とそのずり応力の単位時間内の変化を表すOscillatory shear index（OSI）を示した。一般的にWSSが低い部位（図中の青い部分），かつOSIが高い部位（図中の赤・黄部分）にてプラークが進展するといわれており，図

図3

LMTからLAD近位部の血流と壁ずり応力（WSS）

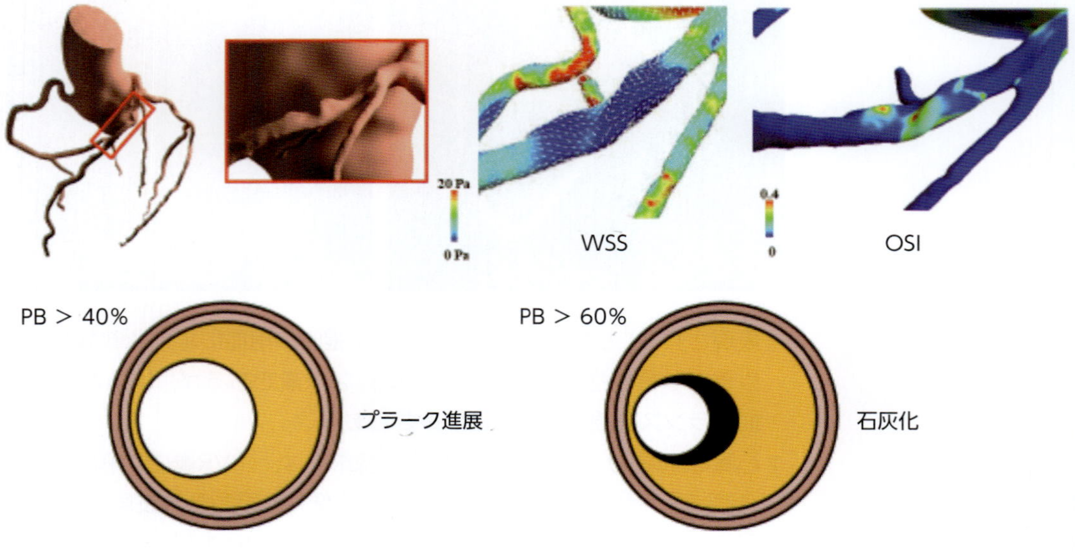

OSI：oscillatory shear index，PB：プラークの血管断面の比率

3に示す症例は，約2年間でプラーク容積が2倍にも進展した。心臓CTでは観察できないが，プラークの血管断面積の比率（plaque burden；PB）が40％を超えるとpositive remodelingにて内腔を維持していた局面から内腔を狭窄するプラークになるといわれている。またPBが60％を超えて内腔にせり出したプラークが強いWSSを受けることにより石灰化成分が増加するといわれている。

- 本症例は，リスク判定からPCIを選択し，LMTからLADに1-stent＋kissing balloon technique（KBT）にて手技を終了した。術中阻血による極度の血圧低下や冠血流の破綻による重篤な合併症はなかった。図4AにPCI終了時の造影所見を示し，図4BにはPCIから2年後の心臓CT（VR像）を示す。LMT分岐部では，冠動脈運動に大きな動きはなくステント破損は起こりにくい。フォローで行う心臓CTにおいては，curved MPRにおいて，ステント構造の連続性，ステント端の狭窄の有無，観察できる範囲内でのステント内の狭窄の有無を観察することが求められる。

図4

PCI終了時の造影所見（A），PCIから2年後の心臓CT（B）

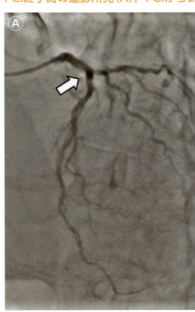 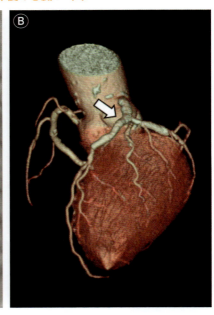

> **TECHNICAL POINT**
>
> 心臓CTでのLMTの画像表示で留意することは，cuspからLADとLCXの分岐を観察できるviewを必ず保存することである。さらに狭窄度の強くみえるviewを保存して，PCIを行う術者に提供する。

> **症例提示 ❷** LAD－対角枝(D)病変：LAD-D bifurcation

- LAD近位部から第1対角枝の分岐部病変を提示する。LADはLMTから分岐したのち左室前壁を走行し心尖部へとたどり着き，その間に自由壁側に斜めに走行する対角枝を分枝する（図5A）。LMT分岐部と同様に，LADと対角枝分岐部はプラークが形成されやすい部位となり，PCIの対象病変となることが多い。LADと対角枝分岐部も分枝対側にプラーク進展部位を認め，狭窄の進行により石灰化が増大してきて「硬い」病変となる。VR像（図5B）でもわかるように分岐部に石灰が付着しており，CAG画像（図5C）にて内腔狭窄部位を石灰付着部位がほぼ同一であることを確認できる。

- 冠動脈分岐部は，血流分配部位が本幹側と分岐側に血流を形成し，カリーナ部には強い血流が当たることになる（図6A）。その血流ベクトルのうち血管壁近傍の血流速度は，血液粘性と乗じて，WSSとして表現され（図6B），前述したとおりプラーク進展に関与することになる。とりわけ，分岐部外側にプラーク進展が生じ，その部位を発端として石灰化病変のような「硬い」病変を作ることにつながっていく。つまり分岐部

図5

LADと対角枝分岐部の心臓CT画像（A,B）とCAG画像（C）

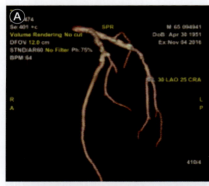
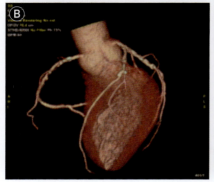
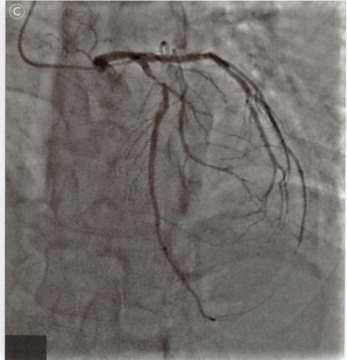

図6

LADと対角枝分岐部の血流ベクトル(A)と壁ずり応力(B)

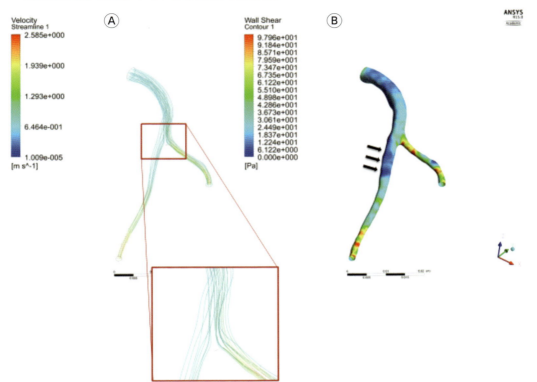

病変は分枝対側にプラークが多く，「硬い」ことが多いため，単に冠動脈ステントを留置すると柔らかい方向にプラークが移動したり，カリーナ方向移動が生じてしまう。これはプラークシフトとカリーナシフトと表現される。PCIの事前情報として心臓CTを撮像するときには，分岐部に「硬い」と予想される石灰化がどのように分布しているかを観察しておき，ステント留置前のpre-modificationの方法に対して情報を与えなければならない。またLADと対角枝分岐の分岐角度により，プラークシフトやカリーナシフトが規定されることも知られており，この角度情報も重要となる。

TECHNICAL POINT

LADと対角枝の画像では，VR像で本幹と側枝が重なるような画像は提供せず，両者を分離した形のviewを提供する。また狭窄病変が有意な場合，左室心筋を除去して冠動脈枝のだけの画像を構築することとし，CAGとの相関がとれるようにする。

まとめ

- 治療戦略に活かす心臓CTにおける，分岐部病変へ活用する利点として，以下の4つが挙げられる。

- 第一に，冠動脈プラークの好発部位として知られる分岐部では，分岐部外側よりプラーク進展が生じて，徐々に内腔側➡遠位・近位側にプラーク容積が増大する。特に血流が強く当たるプラークはnecrotic coreや石灰化の成分が多く発現していくことが知られており，「硬い」プラークになっていく。分岐部プラークの付着部位とCT値による「硬さ」の推測ができる。

- 第二に，プラークの「硬さ」の推測を行ったうえで，PCI時のイメージングモダリティ（IVUS，OCTなど）により確証を得て，プラークのpre-modificationを行うデバイス選定が可能となる。具体的にはRotablator™，cutting balloon（WOLVERINE®），scoring balloon（NSE ALPHA®），DCAの選択を予測し，治療に臨める。

- 第三に，LCA（LAD，LCX）とRCAの供血範囲をみて，血流分配比率を推測することができ，とりわけLMT病変のPCI時の虚血範囲を予測して，起こりうる合併症を想定して治療に臨める。

- 第四に，分岐部角度を計測しておくことで，プラークシフトやカリーナシフトの予測ができる。

- 以上より，PCIにおいて血管を拡張して，血管内腔面積を維持するために必要な血管の硬さ情報を，事前に心臓CTより収集して，分岐部病変への対応を講じることが可能となる。

石灰化病変
（石灰化の分布によるPCIストラテジーのたて方）

● 野崎洋一

- 石灰化病変で問題になるのは，まず，デバイスが通過するかどうか，バルーンやステントの拡張が十分に得られるかどうか，血管穿孔することなく十分な拡張できるかどうか，そして，本管の拡張に伴い，側枝を閉塞させることがないかという点がある。

- 石灰化が高度であれば，デバイス通過やバルーンステントの拡張に困難をきたす可能性があり，一般にはロータブレーターの適応になる。CTでは石灰化はより強調されやすくまた，partial volume効果で，石灰化のvolumeも強調されやすい。しかし，PCIの前に，石灰化の存在，程度，その局在を把握しておくことはPCIのストラテジーをたてるうえできわめて重要である。

- 分岐部病変にステント治療をするときは，ステントによって分岐部のカリーナがおされるカリーナシフトが生じ，側枝狭窄や閉塞の原因の一つとしてしばしば問題になる（図1）。一般に，プラークの分布は，ずり応力が低いところに形成されやすいため，分岐部病変では，側枝と反対側，カリーナと反対側にプラークが存在していることが多い（図2）。側枝の対側に石灰化があればそのカリーナシフトはより強く起こることが予想されるし（図3A），さらに，側枝に石灰化があればカリーナシフトが起こることにより，側枝の入口部がより高度な狭窄に進展する可能性がある（図3B）。よって，CTにより，事前に側枝と対側，および，側枝の入口部付近のプラークの分布，特に石灰化の存在と局在を見ておくことは，分岐部病変の治療に有用である。

- もし，分岐部対側，および，側枝の入口部に石灰化が強くある場合，側枝の血流を良好に保つため，ロータブレーターの適応を事前に考慮する。ロータブレーターは，本管側にかけるだけでもカリーナシフトの影響を減じることができるが，解剖学的に可能であれば，側枝側の石灰化部分にもロータブレーターをかけると側枝の開存においてより有効に働く。

- CTO病変の治療でも，石灰化の程度と局在は重要な情報である。石灰化は硬い組織のため，ワイヤー通過の際の妨げになることが予想される。しかし，石灰化の局在が，深在性に板状に存在する場合，石灰化がガードレールの役割をして，ワイヤーが血管内にとどまるのを助けてくれる場合もある。また，reverse CARTを行うとき，順行性ワイヤーと逆行性ワイヤーが石灰化を挟んで別のレイヤーにある場合，逆行性ワイヤー

> **図1**

左前下行枝（LAD）の近位部の石灰化症例のCT像（A），第1対角枝（D1）の変化をみたODFI像（B）

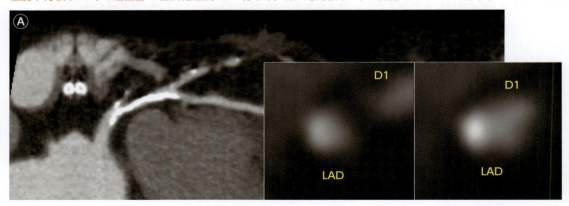

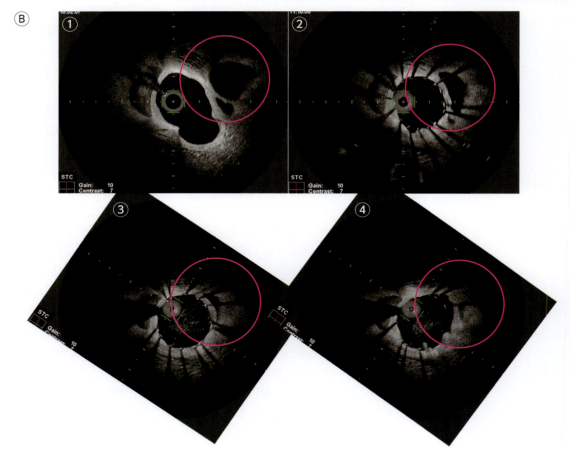

A：LADの石灰化はD1の対側，カリーナの対側に存在している。
B：LAD本管にロータブレーターをかけたが，LADからみたD1の形状は丸い（①）。
　LADに2.5mm径のステント留置直後。ステントによりカリーナがD1の方向に押され（カリーナシフト），最初に丸かったD1の形状は三角形となっている（②）。
　さらに後拡張で3.0mmバルーンにサイズアップして拡張するとさらにカリーナシフトが強くなり，D1の形状が三日月となり，D1のフローが損なわれていった（③，④）。

図2
分岐部病変におけるプラークの分布

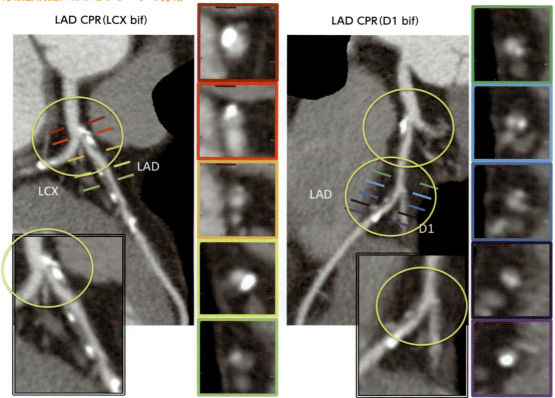

一般に分岐部における冠動脈プラークの分布は側枝と対側、ずり応力（shear stress）が低い場所（カーブの小弯側）に存在しやすい。日常の臨床症例でもしばしば観察され、プラークはカリーナ側には少なく、カリーナと反対側、側枝と反対側、カーブの小弯側により多く分布している。

図3
側枝と反対側にプラークが存在する場合（A），本管の両側にプラークが存在する場合（B）

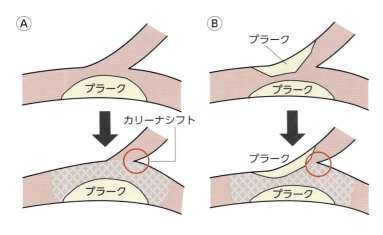

A：石灰化など硬いプラークが側枝と反対側に存在していた場合、ステント留置により比較的柔らかい組織であるカリーナは硬いプラークと反対側に押され、側枝の入口部が狭くなる方向に移動する（カリーナシフト）。

B：石灰化などの硬いプラークが、本管の側枝の対側のみならず、側枝の方向で本管と対側に存在していた場合、ステント留置によりカリーナシフトが生じると、もともと存在していた側枝側の硬いプラークと挟まれ、側枝のフローはよりピンチになりやすい。

が順行性のスペースに交通するのを石灰化が妨げるため，そのポイントではreverse CARTが成立しにくい。
- 腎機能低下例では造影剤を使用しにくいケースがあるが，石灰化の分布は単純CTでも把握でき，その情報は有効なことがある。

症例

症例提示 ❶　右冠動脈（RCA）後側壁枝（♯4AV）に高度狭窄がある症例

- 近位部（♯1）に石灰化を伴う中等度狭窄がみられる（図4A）。
- CT検査では，深在性石灰化と一部図4B②部位では，内腔に突出するような，比較的volumeのある石灰化の存在を予想させ，バルーンやデバイスの通過に困難をきたす可能性を示唆した。

図4
症例提示 ①

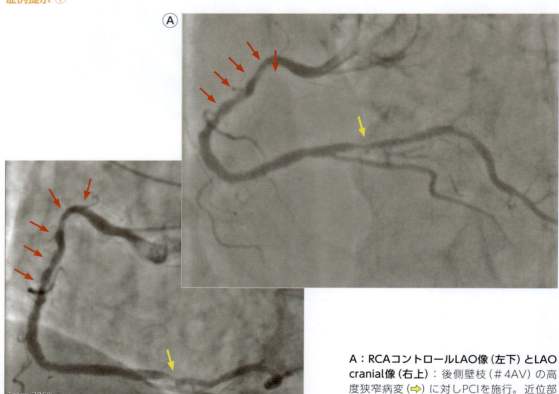

A：RCAコントロールLAO像（左下）とLAO cranial像（右上）：後側壁枝（♯4AV）の高度狭窄病変（➡）に対しPCIを施行。近位部（♯1）に石灰化を伴う中等度病変（➡）がある。

- カッティングバルーンのデリバリーを図ったが，石灰化のため#1を通過できず，その後の末梢へのデバイス通過を考慮し，ロタブレーターを施行することとした。ロタワイヤエクストラサポート(ROTAWIRE Extra Support)を使用し，ロタブレーター1.5mm，1.75mmとかけた(図4C)。
- 後側壁枝(#4AV)の狭窄にカッティングバルーンで前拡張を行い，ステント留置を行った。ステントデリバリーにはガイドエクステンションカテーテルであるガイドプラスを要した(図4D)。
- 最終的には近位部(#1)にもステント留置を行い，良好な結果を得た(図4E)。このように，中等度狭窄病変であっても，内腔に突出するような厚い石灰化病変は，デバイス通過の妨げとなり，ロタブレーター使用を検討する所見となる。

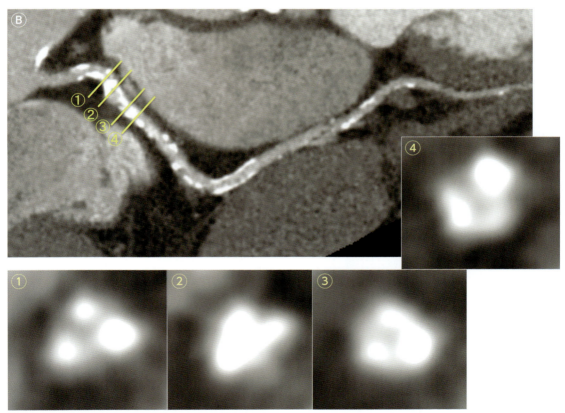

B：上段はcurved MPR。RCA近位部(#1)には，中等度の石灰化像がみられ，短軸像では，石灰化結節のような所見がみられる。②の部位では，厚い石灰化がみられる。

図4

症例提示 ①（つづき）

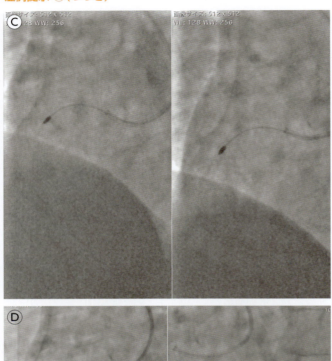

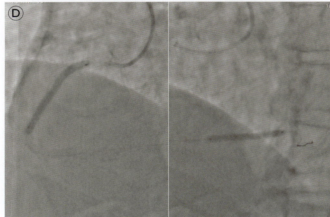

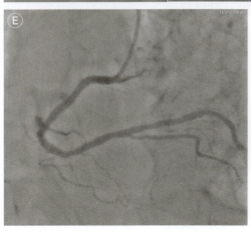

C：カッティングバルーンが石灰化病変を通過できず，ロータブレーターを施行した。1.5mmから開始し（**左**），1.75mmにサイズアップ（**右**）。
D：後側壁枝（#4AV）の病変にカッティングバルーンで前拡張後，ステント留置（**左**）。近位部（#1）にもステント留置を行った（**右**）。ステントデリバリーには，ガイドエクステンションカテーテルを必要とした。
E：**最終造影**：良好な結果を得た。

症例提示 ❷ RCA中部（#2）で完全閉塞（CTO）の症例

- 症例2（図5A）は，MIP像では高度石灰化の存在がみられる（図5B）。CPR像と短軸像（図5C）をみると，CTOの近位側は石灰化が深在性であるが，図5C③部でfull moon様の石灰化が存在する。その部を超えると，深在性の石灰化で囲まれるため，透視で石灰化を参考にワイヤリングしていけば，末梢の真腔をとらえることができる可能が高いと考えられた（図5C）。

- ただし，閉塞長も長く，逆行性アプローチが必要になる可能性も考慮した。まず，順行性にワイヤーを操作し，パラレルワイヤーテクニックを使用し，比較的血管壁に近いところに存在している石灰化を参考に進めていったところ，順行性にワイヤーが末梢の真腔に通過した（図5D）。バルーンをかけ，ステント留置を行った（図5E）が，#2の屈曲部の拡張が必ずしも十分とはいえなかった（図5F）。IVUS所見でもプラーク内に厚い石灰化の存在が示唆され，ステント留置でも，十分な開大をきたすことができなかった。

- この症例は，この不十分拡張部で，慢性期再狭窄や再閉塞を繰り返すことになった。ステント留置前にロータブレーターを施行しておいたほうがよかったと反省している。このようにCTでfull moon様の石灰化病変の存在は，ロータブレーターなどでのmodificationが必要になることが多いので注意しておく必要がある。

図5

症例提示 ②

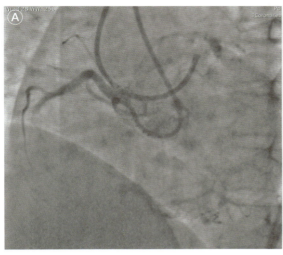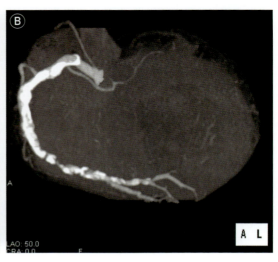

A：透析の患者である。
B：CTのMIP像：RCA全体にわたり石灰化を認める。

> 図5

症例提示 ②（つづき）

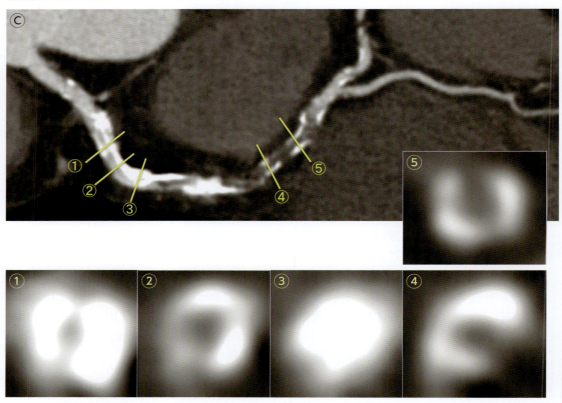

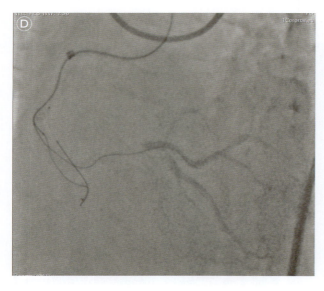

C：**curved MPR像と短軸像**：CTOの入り口（②）と出口（④⑤）の石灰化は深在性であるため，ガイドワイヤーは石灰化の内側を進めば，ワイヤーが血管外に進むのを予防できるかもしれない。しかし，③の部位では，石灰化が満月のように（full moon様）内腔に高度に存在し，ワイヤーの通過の妨げとなる可能性がある。ワイヤー通過後も，バルーンやステントのデリバリーや拡張に問題が生じることがありうる所見である。

D：アンカーバルーンテクニック，パラレルワイヤーテクニックを使用し，ガイドワイヤーが順行性に末梢の真腔に通過できた。

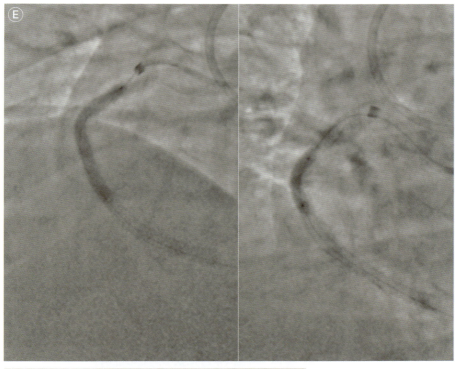

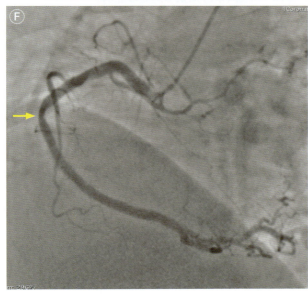

E：前拡張を行い，ステント留置を行った（**左**）。ステントの拡張の悪い部位にノンコンプライアントバルーンで高圧後拡張を施行した（**右**）。
F：**最終造影**：リコイルのため軽度の残存狭窄が残る（⇨）。

図5

症例提示 ②（つづき）

Ⓖ

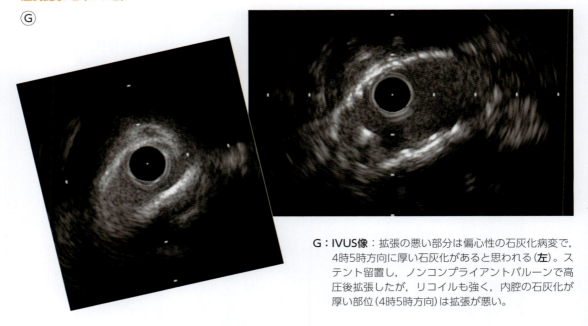

G：IVUS像：拡張の悪い部分は偏心性の石灰化病変で，4時5時方向に厚い石灰化があると思われる（**左**）。ステント留置し，ノンコンプライアントバルーンで高圧後拡張したが，リコイルも強く，内腔の石灰化が厚い部位（4時5時方向）は拡張が悪い。

症例提示 ❸ RCA中部（#2）に狭窄病変の症例

- 症例3（図6A）では，CTでは石灰化は軽度で，近位側の石灰化は深在性で，バルーン拡張には問題なさそうであったが，中部の病変はspotty calcification（微小石灰化）とnapkin-ring sign（プラークの辺縁がリング状に造影される現象）を認め，内腔のCT値は40HUと比較的低めであった（図6B）。前拡張のため，バルーニングを行ったが，その後，ST上昇を伴うスローフローとなった（図6C）。幸いニトロプルシドの冠注で軽快した。最終的にはステント留置を行い，良好な結果を得た（図6D）。
- OCT所見を振り返ると，病変は5時～10時方向にかけてアテニュエーションを伴う脂質プラークがみられ，さらに，一部線維性被膜が薄いところも見受けられる（図6E）。バルーニング後のOCTでは，その薄い線維性被膜部が破綻し，いわゆる人工的なプラークラプチャーを起こし，プラークの中に存在していたと思われる脂質成分が出ていった跡が観察される（図6F）。
- CTでの不安定プラークとして，positive remodelingの存在，微小石灰化の存在，低CT値プラーク，リング状エンハンスメント所見などいわれているが，そのような所見の病変にPCIを行う場合，スローフローなどの出現に留意する必要がある。

症例提示 ③

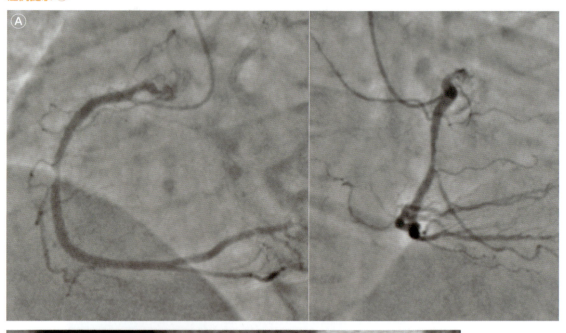

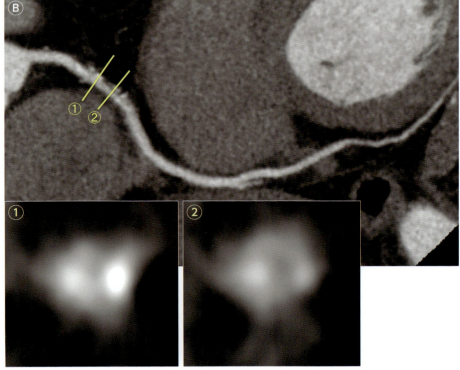

A：右LAO，左RAO。
B：**CT所見**：Curved MPRと短軸像。病変にはspotty calcification，napkin-ring signを認める所見があり，CT値も40と低CT値プラークであった。

図6

症例提示 ③（つづき）

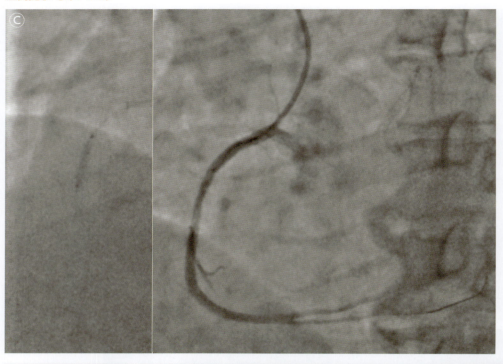

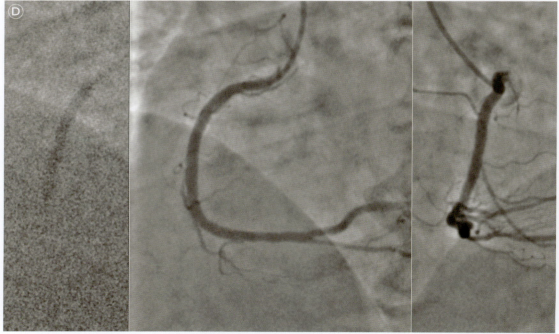

C：バルーンでの前拡張後（**左**），冠動脈はスローフローとなった（**右**）。
D：ニトロプルシド冠注などでスローフローは改善。ステント留置を行い（**左**），最終的には良好な結果を得た（**中，右**）。

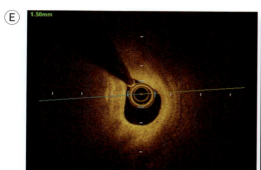
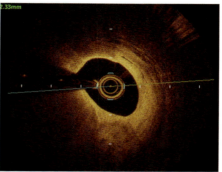
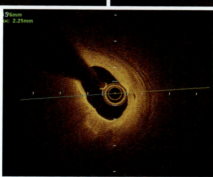

E：バルーン拡張前のOCT所見：病変は270°ほどにわたり，脂質成分に富むプラークで，脂質成分を覆う線維性被膜が薄めな部位が存在する。

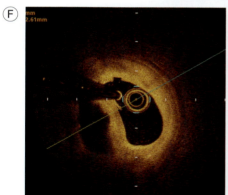
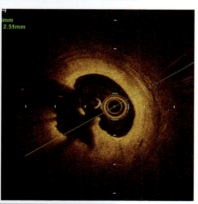
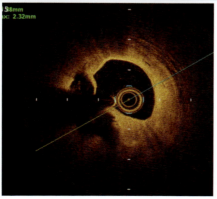

F：前拡張後のOCT所見：8時方向にバルーン拡張によって起こったと思われる線維性被膜の破綻がみられ，7時～9時方向にかけ，脂質成分が抜け出たと思われる潰瘍像がみられる。スローフローの原因は，比較的薄い線維性被膜がバルーニングにより破綻し，人工的なプラーク破裂を起こしたためであったと思われる。

● 症例4（図7），症例5（図8），症例6（図9）は石灰化を伴う分岐部病変の症例である。

症例提示 ④ LADとD1の分岐部病変

● 症例4（図7A）は，curved MPRでは，LADにD1と反対側に厚めの石灰化プラークが存在している。D1入口部にはプラークがあり狭窄がきついため，ステント留置をした場合，石灰化の存在により，LADとD1の間のカリーナがD1の方向に偏位する現象（カリーナシフト）が強く起こり，結果D1が閉塞する危険が高いと考えられる（図7B，C）。実際治療前のOCT所見では，石灰化はD1の対側から反時計方向に120°にわたり分布している（図7D左）。D1の入口部は，厚い線維性被膜に覆われた脂質プラークがあり，狭窄度は高度である。また，石灰化の位置は，アンギオのD1の対側で，LADのカーブの小弯側にあり，OCTカテーテルは石灰化方向に偏位しており，ロータブレーターが石灰化のアブレーションに有効に働くことが予想される（図7D）。

● そこで，側枝を有効に保護するため，LAD本管にロータブレーターをかけることとした。ロータワイヤエクストラサポートを使用し，ロータブレーター1.75mmでアブレーション（図7E①）。OCT観察後，ロータブレーター2.0mmにサイズアップ（図7E②）。OCTでD1と対側に存在する石灰化に良好なアブレーションができたことを観察（図7F）。LADとD1でキッシングバルーン拡張（図7E③）。D1をまたぎLAD本管にステント留置（図7E④）。D1にワイヤーリクロス後，3D OCTでリクロスワイヤーの位置が良好な部位を通過していることを確認（図7G）し，LADとD1でキッシングバルーン拡張した（図7E⑤）。

● 最終造影と最終OCT像では，LADステントの良好な拡張と，D1も閉塞せず，良好な開存を保つことができた（図7H，I）。

症例提示 ④

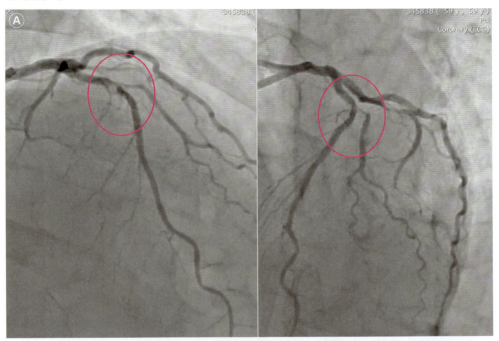

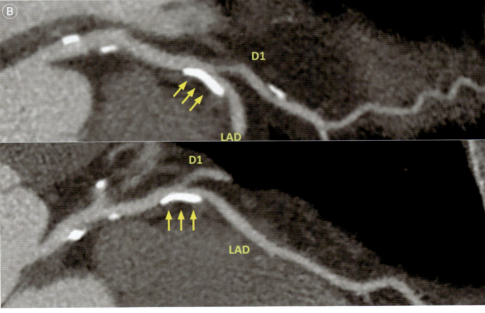

B：curved MPR像：LADにD1と反対側に厚めの石灰化プラークが存在している。D1入口部にはプラークがあり狭窄がきついため，ステント留置をした場合，石灰化の存在により，LADとD1の間のカリーナがD1の方向に偏位する現象（カリーナシフト）が強く起こり，結果D1が閉塞する危険が高いと考えられる。

症例提示 ④（つづき）

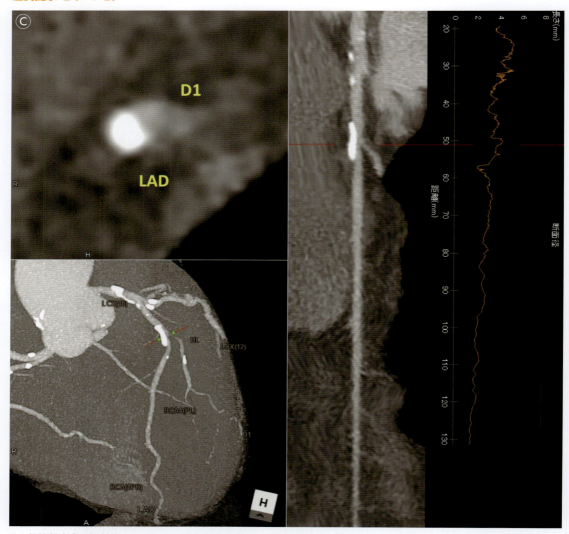

C：分岐部病変の短軸像：LADの石灰化は比較的厚く，D1の反対側に位置する。

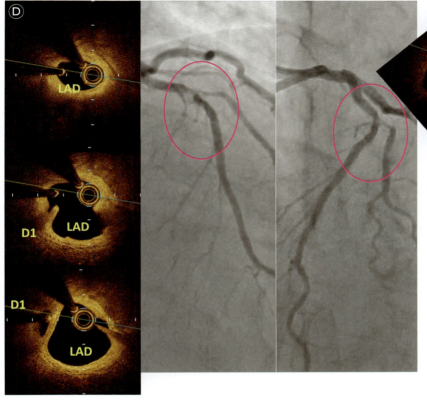

D：治療前のOCT所見：石灰化はD1の対側から反時計方向に120°にわたり分布している（OCT左の写真）。D1の入口部は，厚い線維性被膜に覆われた脂質プラークがあり，狭窄度は高度である。また，石灰化の位置は，アンギオのD1の対側で，LADのカーブの小弯側にある。OCTカテーテルは石灰化方向に偏位しており，ロータブレーターが石灰化のアブレーションに有効に働くことが予想される。

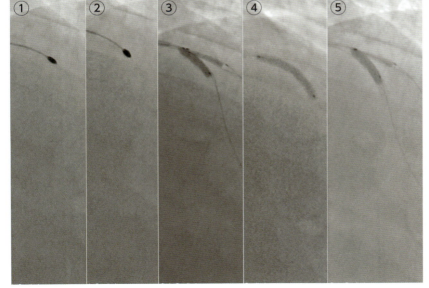

E：治療前のOCT所見：
① ロータワイヤエクストラサポートを使用し，ロータブレーター1.75mmでアブレーション。
② OCT観察後，ロータブレーター2.0mmにサイズアップ。
③ LADとD1でキッシングバルーン拡張。
④ D1をまたぎ，LAD本管にステント留置。
⑤ D1にワイヤーリクロス後，3D OCTでリクロスワイヤーの位置が良好な部位を通過していることを確認し，LADとD1でキッシングバルーン拡張。

図7

症例提示 ④(つづき)

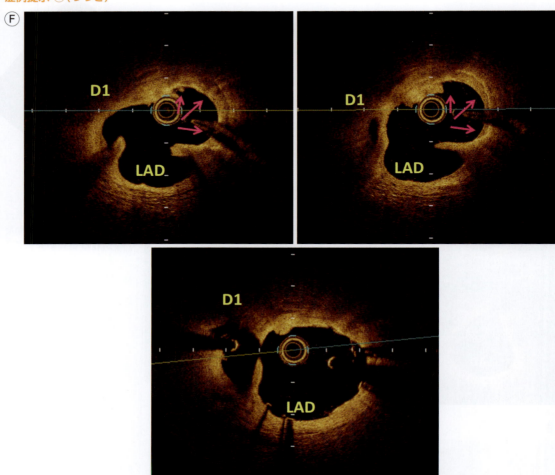

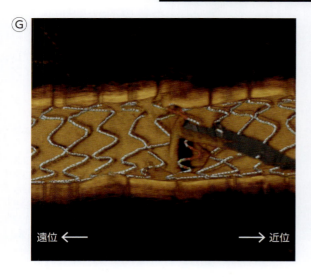

F：ロータワイヤエクストラサポートを使用し、石灰化方向にバイアスを十分にかけて、まず、ロータブレーター1.75mm、次にロータブレーター2.0mmにサイズアップし、アブレーションを施行した。OCT上、狙った部位に十分なアブレーションが施行できた。その後、LADとD1でキッシングバルーン拡張を行った後、LAD本管にステントを留置した。D1は閉塞せずに保たれている。

G：D1にガイドワイヤーをリクロス後の3D OCT像：分岐部カリーナにステントのコネクションはなく、リクロスワイヤーはD1の遠位セルを通過しており、キッシングバルーンを行うのに理想的な状況である。写真の向かって左がLADの遠位、向かって右がLADの近位方向である。

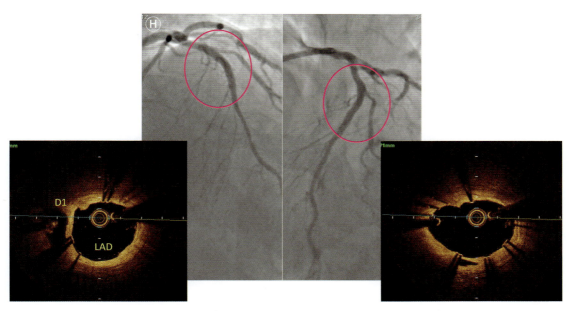

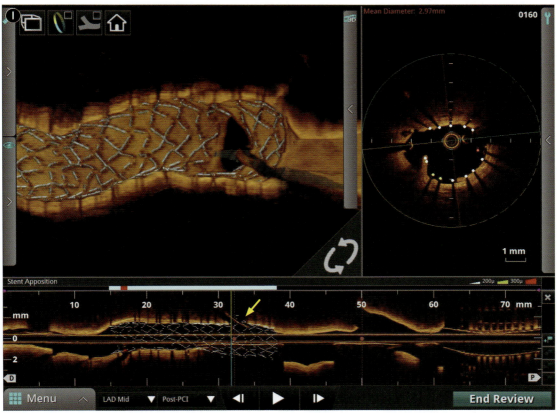

H：最終造影と最終OCT像：LADステントの良好な拡張と，D1が閉塞せず，良好な開存を保てたことを確認した。
I：3D OCT所見：本管の良好な開大のみならず，側枝の入口部と側枝をjailしていたステントストラットも側枝の近位側に開大され（⇨），良好な結果を得られたことがわかる。

| 症例提示 ❺ | LADとD1の石灰化を伴う分岐部病変 |

- 症例5（図8）は，症例4（図7）と同じく，LADとD1の石灰化を伴う分岐部病変であるが，この症例は，LADの本管の側枝との対側に石灰化を伴っているのみならず，側枝であるD1の入口部側に石灰化を伴っている（図8A～C，E）ため，LAD本管にロータブレーターをかけ（図8D），さらに側枝であるD1の入口部にもロータブレーターをかけて治療した症例である。
- 側枝の入口部狭窄は偏心性プラークであることが多く，バルーンによる開大は解離を生じる危険がある。その点，石灰化を含む硬いプラークが存在しているのであれば，ロータブレーターを使用することにより解離を作る危険は少なく，内腔の開大を得ることができる。また，側枝入口部のプラークは側枝のカリーナと対側に分布していることが多いため，ロータブレーターの使用に有利であることが多い（図8E）。この症例も，D1をまたいでLAD本管にステント留置し，本管と側枝でキッシングバルーンを施行。ステント1本で本管も側枝も良好な拡張ができた。

図8
症例提示 ❺

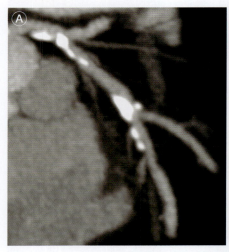
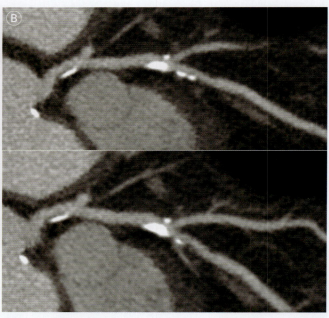

A：MIP像：症例④（図7）と似た症例で，LADとD1の（1.1.1）の分岐部病変である。症例④（図7）と同様，LADの石灰化はD1の対側に存在している。違うところは，D1の入口部側にも石灰化が存在していることである。
B：LAD側のcurved MPR像とD1側のcurved MPR像：LADの比較的厚い石灰化は，D1の対側に位置している。また，D1側の入口部にも石灰化が存在している。

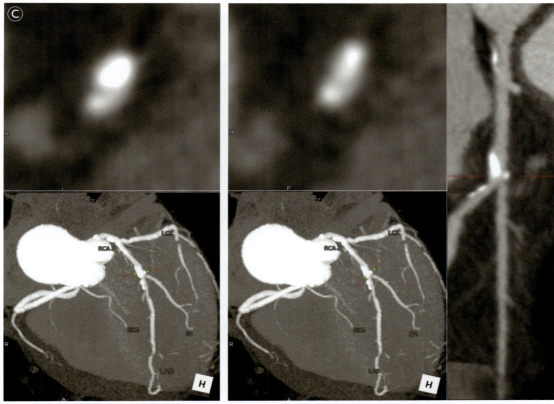

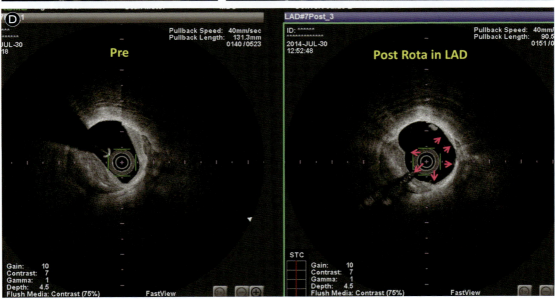

C：LAD側から見た分岐部の短軸像（左）。D1のカリーナの対側に厚い石灰化が存在している。**D1からみた短軸像（右）** でも，LADの対側に石灰化が存在している。

D：LADにロータワイヤエクストラサポートを使用し，ロータブレーターをかけた。**ロータブレーター前（左），ロータブレーター後（右）のOFDI像**である。D1方向（3時方向）の対側方向の石灰化が切削されている。

図8

症例提示 ⑤（つづき）

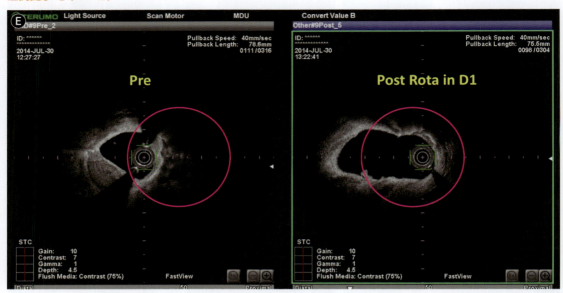

E：次にD1方向にもロータワイヤエクストラサポートを使用し，ロータブレーターをかけた。その前後のOFDI像である。D1側（3時方向）に厚い石灰化があるが（左），ロータブレーター後，バイアスが有効に働き，D1方向に存在していた石灰化が効果的に切削されている（右）。

症例提示 ⑥ 石灰化を伴う分岐部病変

- 症例6（図9A）は，慢性腎臓病があるため，造影剤の使用を制限したかった。PCI治療戦略の参考にするためにCTを撮ることにしたが，造影剤を使用せず，石灰化の程度，分布を評価した。
- RCA遠位部（#3）に全周性の厚めの石灰化像があり，後側壁枝（#4AV）と後下行枝（#4PD）の分岐部において，カリーナと対側にそれぞれ石灰化を認めた（図9B）。有効な開大を得，かつ複雑なステント治療を避けるためにも，ロータブレーターの適用が適切と判断した。後下行枝（#4PD），後側壁枝（#4AV）それぞれにロータブレーターをかけ，キッシングバルーン拡張で同時拡張後，後側壁枝（#4AV）に対し，後下行枝（#4PD）をまたいでステント留置行い，最終的にキッシングバルーン拡張を行い（図9C），良好な結果を得た（図9D）。
- このように分岐部病変で石灰化プラークを伴っている場合，ロータブレーターの活用が側枝の開存と複雑なステント留置手技を避けるために有効なことが多く，CTによる石灰化の分布と局在を確認しておくことはPCIの事前戦略を立てるうえで有用である。

図9
症例提示 ⑥

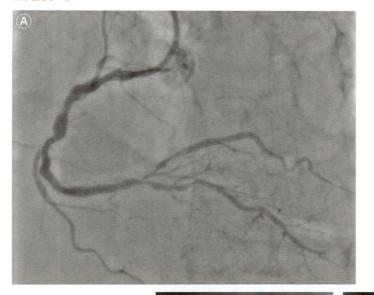

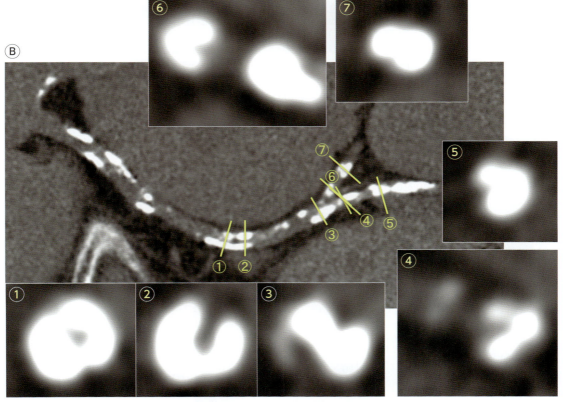

B：**単純CT**：慢性腎臓病のため、造影剤を使用せず、単純でCTを撮った。①の部位には全周性の厚い石灰化の存在が疑われる。また、後下行枝（♯4PD）、後側壁枝（♯4AV）ともに分岐部には、側枝と反対側に分布する石灰化の存在が確認できる（④、⑥）。十分な開大を得るためにも、ロータブレーターの使用が有効であると判断した。

図9

症例提示 ⑥（つづき）

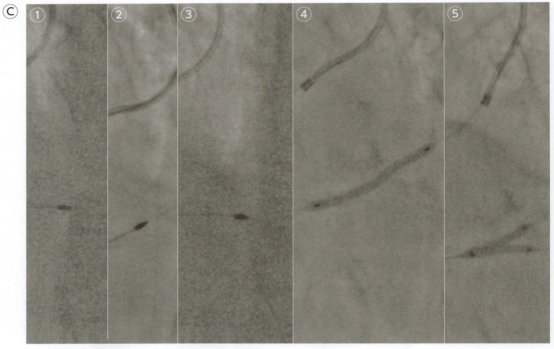

C：①後下行枝（#4PD）にロータブレーター1.5mm
②後側壁枝（#4AV）にロータブレーター1.5mm
③後下行枝（#4PD）にロータブレーター1.75mmにサイズアップ。
④後下行枝（#4PD）をまたぎ後側壁枝（#4AV）にステント留置。
⑤後下行枝（#4PD）にステント内からワイヤーを取り直し，後側壁枝（#4AV）と後下行枝（#4PD）でバルーンの同時拡張。

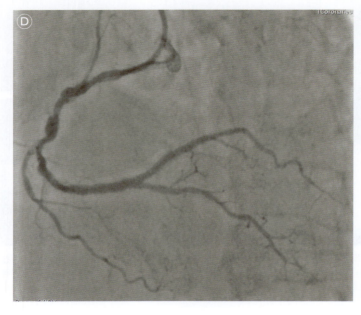

D：**最終造影**：複雑なステント留置が避けられ，良好な結果を得た。

> **症例提示 ❼　慢性完全閉塞病変**
>
> - LAD近位部（#6）でD1の分岐直後で閉塞している（図10A）。CTのMIP像はびまん性に高度石灰化を認める（図10B）。しかし，curved MPR像と短軸像をみると，石灰化は，深在性に血管壁側に血管を取り囲んでおり，石灰化をガイドにワイヤーを進めれば症例2のように，血管穿孔を避け，末梢の真腔に到達できる可能性がある病変と考えられる（図10C）。
> - まず，ガイドワイヤーをCTOのエントリーに導入し，石灰化をガイドにガイドワイヤーを進めていき，順行性にワイヤーを通過させることができ，最終的に良好な結果を得られた。

図10

症例提示 ⑦

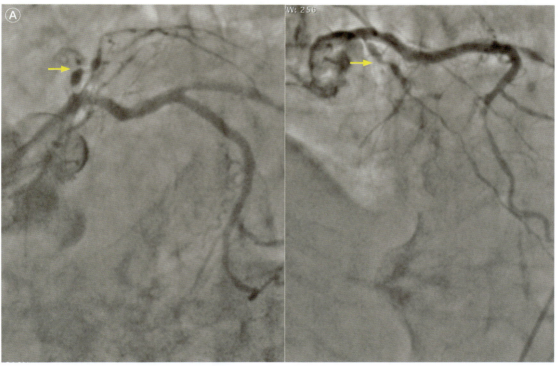

A：LAD近位部（#6）でD1の分岐直後で閉塞（⇨）。

図10
症例提示 ⑦（つづき）

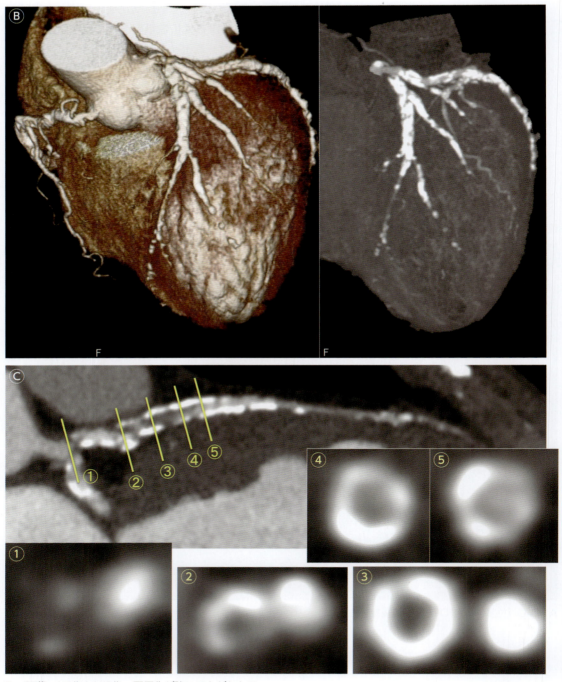

B：CT像：VR像とMIP像。石灰化が強いことがわかる。
C：curved MPR像と短軸像

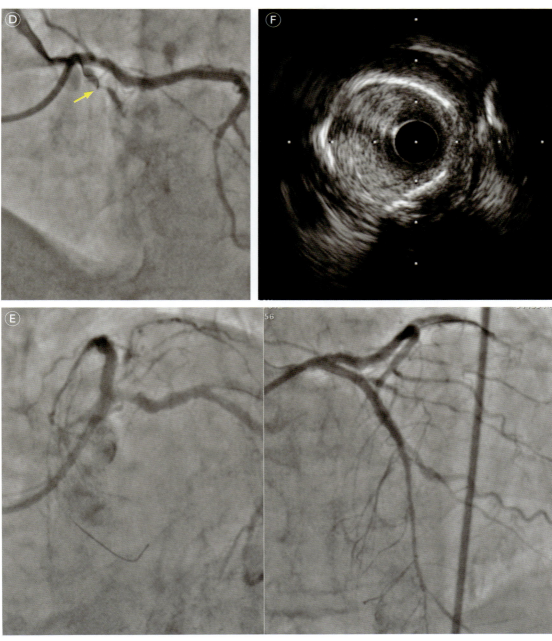

D：ガイドワイヤーがLADの閉塞の入り口に導入された。
E：最終造影
F：閉塞部内のIVUS像：変換壁に近いところに深在性の石灰化がほぼ全周を覆っている。ガイドワイヤーはこの内側にガードレールのように保護されて進めるので，血管外に穿孔しにくいと考えられる。

最後に

- PCIにとって石灰化は，拡張が不十分になったり，デバイスの通過が困難になったり，また，穿孔や側枝閉塞などの危険を高めるものとして重要で，十分に認識把握しておく必要がある。
- 不安定プラークのCT状の特徴として，positive remodeling，低CT値プラーク，spotty calcification，napkin-ring signなどがある症例といわれているが，そのような病変にPCIを行う際は，スローフローなどの出現に注意が必要である。
- 石灰化はCTで感度よく描出できるため，その分布や位置の把握，その厚さやvolumeの把握を事前に行っておくことは，PCIを安全に確実に施行するために重要である。

Ⅲ 実例解説 治療戦略に活かす心臓CT こんな病変に役立つ！ 心臓CTの得意技

CABG術後のCT読影で注意すること，心筋（虚血領域）の評価

● 倉田 聖

はじめに

● 冠動脈バイパス術 (coronary artery bypass grafting；CABG) は，心筋虚血を改善し，心筋梗塞発症を予防することで冠動脈疾患例の長期生命予後を改善する冠血行再建術の1つとして確立している[1]。当初は人工心肺下に大伏在静脈グラフト (saphenous vein graft；SVG) を用いたCABGが主流だったが，内胸動脈を用いることで遠隔期の成績が飛躍的に向上した。CABGは，人工心肺をしないoff-pump CABGや低侵襲冠動脈バイパス術 (MICS-CABG) からCABGと人工弁置換術の同時手術まで，さまざまな病態を合併する冠動脈疾患例にも対応可能である。

● CABG術後の評価は，これまで観血的に心臓カテーテル検査 (侵襲的冠動脈造影 invasive coronary angiography；ICA) が行われてきたが，MDCT機器の急速な進歩により心臓CTを用いて非観血的に冠動脈を評価できるようになった。CABG術後の心臓CTは，検査時間，X線被ばく，造影剤使用量，ICAに関連した合併症の予防という点において，より短時間に，より安全に，包括的に術後の状態を評価することが可能である。心臓CTによるグラフト開存率に関する研究も数多く報告されており，ICAを基準とした場合に感度96％，特異度96％，陽性尤度比26，陰性尤度比0.040という優れた診断能をもってグラフト枝の閉塞や狭窄の検出が可能であると報告されている[2]。

● 本項では，CABG術後の心臓CTの読影で注意すること，CTを活用した心筋の評価について実臨床の流れに沿って述べていく。

CABG術前の情報収集

● CABG術前の臨床情報なくして心臓CTを検査・評価することは好ましくない。画像解析を行う前に十分な情報収集を行い，心臓CTを正しく評価し報告することが望ましい。

冠動脈

● ICAもしくは心臓CTを総合的に評価し，CABG術前の冠動脈の評価について情報を得ることが重要である。狭窄部位と狭窄度だけでなく，石灰化，吻合予定部の遠位部の状態，冠動脈の心筋内走向 (myocardial bridge），完全閉塞性病変，側副血行路などの情報はCABG術後の評価に重要である。また，走向異常，高位起始，冠動脈起始異常，冠動脈瘻なども漏らさずに確認することが望ましい。

心筋の評価

● CABGの目的は心筋虚血の改善と心筋梗塞の予防にある。負荷心筋灌流イメージング（SPECT/PET/MR/CT）や心エコーを用いて狭窄部位の心筋虚血や梗塞を評価することは，術式の決定だけでなく，CABG後の治療効果判定においても重要である。

CABGに用いる血管

● 内胸動脈，橈骨動脈，胃大網動脈，大伏在静脈を用いることが多い。術前ICAの際に候補とする血管を評価することが一般的であるが，心臓CTは冠動脈とグラフト候補の血管（特に内胸動脈や胃体網動脈）を同時に短時間に撮像することが可能である。大動脈やその分枝の解剖や動脈硬化の程度（石灰化）は術式選択のうえで重要であり，内胸動脈を用いる際には大動脈縮窄症やLeriche症候群，大動脈炎症候群の合併例においては注意して報告すべきである。

術式の確認

● CABGの術式は，冠動脈病変と使用するグラフト枝によって総合的に決定される（図1）[3]。SVGの10年開存率は60%以下であるのに対して，内胸動脈は85〜90%と有意に良好であり，左内胸動脈（LITA）-左前下行枝（LAD）バイパスは術後10年生存率の良好な結果を受けて標準術式となっている[1]。

撮像プロトコル・画質評価

● 撮像プロトコルについては，前述（p.95）されているので，ここではCTデータが評価に十分な画質を有しているかという観点を確認したい。

造影効果

● 一般にCABG後の心臓CTは，通常の冠動脈用のプロトコルより造影剤を増量し，タイミングも少し遅らせて撮像する。データで冠動脈とバイパス枝に十分な造影効果が得らえていることが望ましい。症例によっては，もとの冠動脈病変枝の血流がバイパス枝の血流より強い場合にバイパス枝へ逆流する血流競合（to-and-fro現象）がみられる場合もあるので，冠動脈やグラフト枝の病変を過大評価に注意すべきである。

● また，濃い造影剤が右心系に残る場合や左上大静脈遺残（persistant left superior vena cava；PLSVC）を合併する例では，冠動脈やバイパス枝の近くでビームハードニングアーチファクトを生じることがあり，評価が困難になる場合もあるので，造影剤注入の第二相を生理食塩水もしくは希釈造影剤に設定するなど注意が必要である。

図1

グラフト枝の選択とCABGの術式

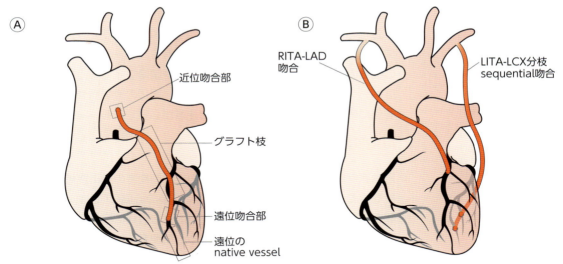

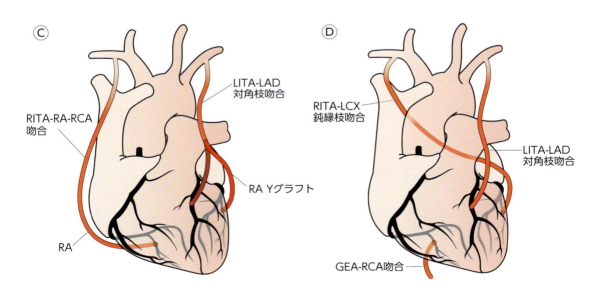

A：グラフト枝の狭窄や閉塞が起きやすい部位。グラフト枝の導管部はその生理的特性が出やすく，近位と遠位の吻合部や吻合先の冠動脈はグラフト不全を起こしやすいといわれている。

B：RITA-LAD吻合とLITAをLCXの複数の分枝にsequential吻合を用いた術式。大動脈への処理を回避することが可能である。

C：両側の内胸動脈を用いた術式。RITAにRAで延長したcompositeグラフトでRCAに吻合し，LITAとRAでYグラフトを作成し，LADとLCX鈍縁枝に吻合している。

D：病的な上行大動脈へ処理を避けた代替的な術式。LITAをLADと対角枝にsequential吻合し，RITAを心臓の背面からLCX鈍縁枝に吻合し，GEAをRCAに吻合している。

右内胸動脈：RITA，左前下行枝：LAD，左内胸動脈：LITA，左回旋枝：LCX，大伏在静脈：SVG，橈骨動脈：RA，右冠動脈：RCA，GEA：胃大網動脈

(文献3より引用)

アーチファクト

- CABGでは，高心拍撮像によるモーションアーチファクトや，広範囲撮像時の息止め不良による呼吸性のモーションアーチファクトに注意すべきである．心拍数コントロールや適切な息止めも重要であるが，適切な心位相の心臓CTデータを選択することと体軸方向のデータの連続性の欠損や位置ずれを確認することも重要である．
- CABGの手術に伴うサージカルクリップや胸骨ワイヤー，症例によってはペースメーカのリード，人工弁などは，周辺の冠動脈やグラフト枝の評価に影響を及ぼすことがあるので注意が必要である．

CABG術後の心臓CT評価

- 冠動脈疾患は，冠動脈狭窄〜心筋虚血〜心筋梗塞の順に評価して治療方針を立てることが一般的である．CABG後の心臓CTでは，グラフト枝開存の有無と治療可能な残存虚血の可能性を目標に評価を進めたい．負荷心筋灌流イメージングは心筋虚血も心筋梗塞も低灌流域として評価するため，心臓CTではグラフト枝と冠動脈の評価後には心筋梗塞の評価を先行したほうが心筋虚血の評価をしやすい（図2）．

冠動脈の評価

- CABG術後の心臓CTはグラフト枝の開存を評価することが第一の目的であるが，本項では，グラフト枝と冠動脈の双方について概説する．

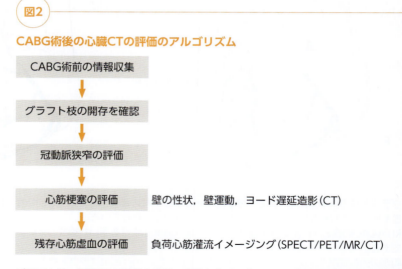

図2

CABG術後の心臓CTの評価のアルゴリズム

グラフト枝，冠動脈の評価の後は，撮像したCTデータから多時相データのシネ画像を観察し，左室の壁運動や心筋の性状を評価し，冠動脈・グラフト枝との位置関係を確認する．狭窄枝によって孤立した心筋領域があるときは負荷心筋灌流イメージングで心筋虚血の評価を行うと次の治療方針に役立つ．

- グラフト枝は，使用するグラフト枝によって遠隔期の開存率に差異があることは重要な知識であるが，CABG術後早期の閉塞や狭窄も10%程度あるとの報告もある[4]。CABGの術式を確認し，グラフト枝の起始から吻合先の冠動脈の位置，吻合部狭窄の有無を順に評価するようにしたい。

- 冠動脈の評価では，グラフト吻合部より近位にCABGの適応となった高度狭窄病変が存在することは自明であるが，この狭窄病変とグラフトの吻合部に長い狭窄病変や複合狭窄病変があった場合にその途中にある孤立した冠動脈の支配領域は心筋虚血が解消されない可能性があるので，術前の情報と合わせて評価したい。また，遠隔期の狭心症状はグラフト不全だけでなく，元の冠動脈病変の進行が原因である可能性もあるため，手術日から検査間隔が離れた心臓CTではすべての冠動脈を評価することが望ましい。

- CABG術後の心臓CTでは，冠動脈病変は複雑な高度狭窄が多く，グラフト枝も三次元的に走向するため，CTの解析ソフトウェア上で直接評価することが勧められる。レポートの際のCT画像の表示方法はvolume rendering（VR）像，CPR像，冠動脈の直交断面画像，そしてMIP像など複数の表示方法で所見を示すと依頼医や患者にもわかりやすい（図3）。

心筋の評価

- CABG後の心筋評価は，①形態，②機能（壁運動），③心筋灌流の視点から評価すると心筋梗塞と心筋虚血がわかりやすい。いずれの項目も心臓CTからの評価が可能である。Helical撮影（後ろ向き心電図同期撮影）したときに得られる多時相データのシネ画像を観察し，左室の高度壁運動低下した領域を探索し，心筋梗塞や心筋梗塞を疑うことが可能である。安静CT（術後心臓CT）での心筋の形態（心筋の菲薄化，脂肪変性）や10分後の後期相撮影で心筋の過剰濃染（後期ヨード遅延造影）により心筋梗塞はさらに強く疑うことが可能になる（図4）。心筋虚血の評価については，これまでSPECTやMRIを用いて心筋虚血が評価されてきたが，CTでも同様に薬物負荷筋灌流イメージングを行うことで心筋虚血の評価が可能であり，CABGの治療効果判定にも有用であると報告されている（図5）[5]。

Tips

CABG後の心臓CT評価のコツ
- 冠動脈とグラフト枝の両方を起点に，冠血流の流れを意識して冠動脈の狭窄病変を評価する。
- グラフト枝の開存を評価した後は，梗塞の有無と狭窄枝によって孤立した心筋領域の心筋虚血を意識する。
- CTで心筋を視覚的に評価するときは，win-dow条件をwindow level 100HU/window width 100〜200HUに設定するとよい。

図3

症例①LITA-LADの1枝バイパス例（80歳代，女性）

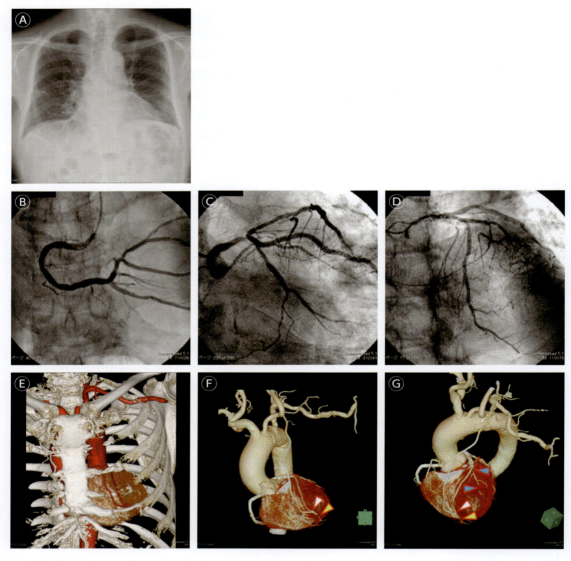

間質性肺炎の既往ほか合併症の多い症例（A）で，労作時胸痛が出現したので冠動脈造影（ICA）を施行したところ（B〜D），LMT-LADのステント内再狭窄を認めたためLITA-LAD1枝の低侵襲冠動脈バイパス術（MICS-CABG）を行った。術後の心臓CT（E〜I）ではLITA-LADのグラフト枝の開存（白▷）とLMT-LADのステント内再狭窄（▶）とグラフト吻合部以遠の高度狭窄（▷），第2対角枝の閉塞病変（▶）（G，J，K），LMT-左回旋枝（LCX）に高度狭窄がないこと（L，M），そしてLITAが分岐する左鎖骨下動脈の近位に潰瘍性病変を伴う軽度狭窄（▶）を非観血的に評価することができた（N，O）。

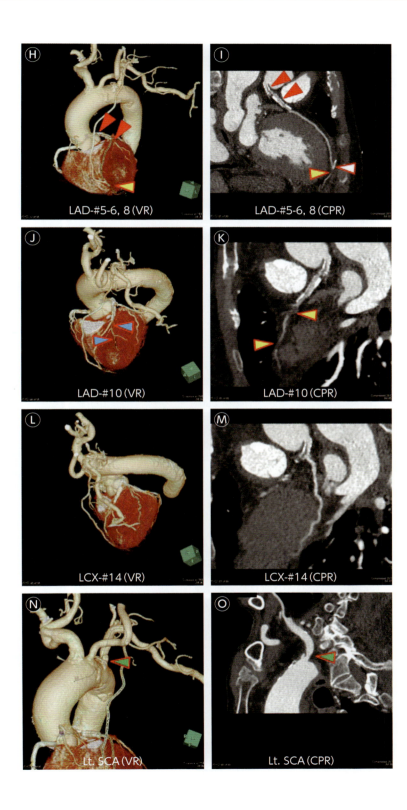

図4

症例②LITA-LAD/SVG-LCXの2枝バイパス例（70歳代，男性）

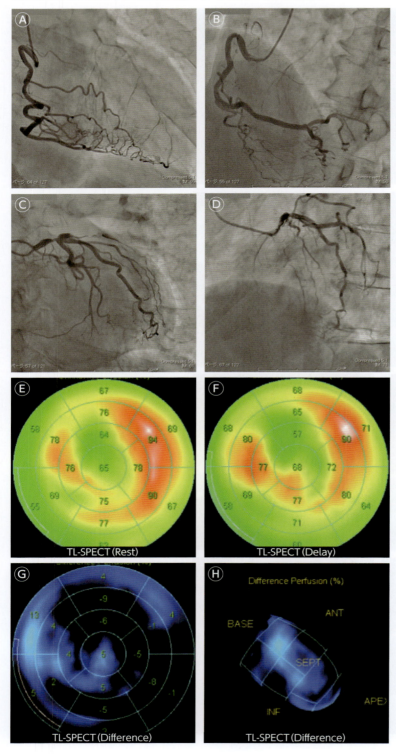

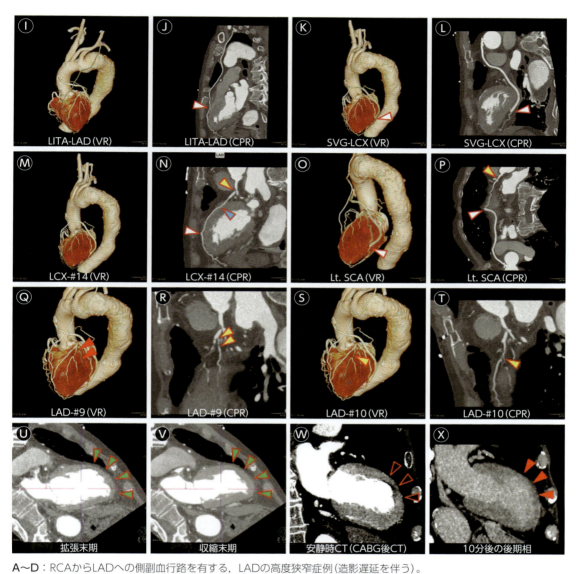

A〜D：RCAからLADへの側副血行路を有する，LADの高度狭窄症例(造影遅延を伴う)。
E〜H：安静-後期TL心筋SPECTでは，前壁中隔に固定性の灌流低下と中隔領域の再分布を認めた。
I〜T：CABG術後の心臓CTでは，LITA-LADとSVG-LCXグラフト枝の開存(▷)と，LMTの高度狭窄(▷)，LADの心筋ブリッジ(▶)，第1・第2対角枝の高度の狭窄(▷)を認めた。
U，V：CTのシネ画像では前壁から心尖部の高度壁運動低下(▶)を認め，安静CTで低灌流域(▶)(W)，10m後の後期相で後期ヨード遅延造影(▶)を認めたことから，心筋梗塞の混在が考えられた(X)。

図5

症例③ LITA-LADの1枝バイパス例（60歳代, 男性）

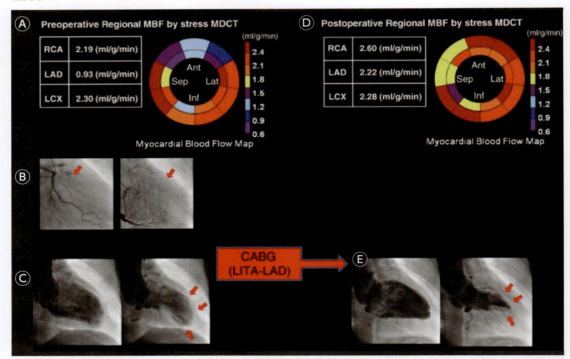

A〜E：LADの完全閉塞（➡）に負荷心筋dynamic CT perfusion検査で前壁に低灌流領域を認める労作性狭心症に対して, LITA-LADの1枝バイパスを行い, CABG術後に心筋虚血と壁運動の改善（➡）が確認された。

おわりに

CABG術後の心臓CTは, グラフト枝の評価だけなく, 心機能（虚血・梗塞）, 心内血栓の検索や周術期に伴う合併症まで多くのことを評価することが可能である。心臓CTで得られた情報を漏れなく体系的に評価することは, グラフト枝開存の確認だけなく, 後の治療方針や予後予測にも役立つと考える。

参考文献

1) 循環器病の診断と治療に関するガイドライン（2010年度合同研究班報告）：虚血性心疾患に対するバイパスグラフトと手術術式の選択ガイドライン（2011年改訂版）. http://www. j-circ.or.jp/guideline/pdf/JCS2011_ochi_h.pdf（2018年12月閲覧）
2) Chan M, et al. A systematic review and meta-analysis of multidetector computed tomography in the assessment of coronary artery bypass grafts. Int J Cardiol. 2016; 221: 898-905.
3) Buxton BF, et al. Choice of conduits for coronary artery bypass grafting: craft or science? Eur J Cardiothoracic Surg. 2009; 35: 658-70.
4) Alderman EL, et al. Native coronary disease progression exceeds failed revascularization as cause of angina after five years in the Bypass Angioplasty Revascularization Investigation (BARI). J Am Coll Cardiol 2004; 44: 766-74.
5) Shikata F, et al. Regional myocardial blood flow measured by stress multidetector computed tomography as a predictor of recovery of left ventricular function after coronary artery bypass grafting. Am Heart J 2010; 160: 528-34.

ACS
（ACS症例での病変部の特徴，culprit lesionの推定）

● 管家鉄平／山口隆義

ACS症例における心臓CTの役割

● 急性冠症候群（acute coronary syndrome；ACS）症例で心臓CTの適応となる症例は限られている。心電図にてST上昇を伴う明らかな胸痛の場合はバイタルも不安定で時間的余裕もなく，激しい胸痛のため患者の息止めも困難であり，心臓CTの適応とはならない。よって，バイタルが安定した，ST上昇を伴わない，息止めができる程度の胸部症状の症例が心臓CTの適応となりうる。ただし，上記以外の状態であっても，大動脈解離や肺動脈血栓症などほかの急性致死的疾患との鑑別が難しい症例に対しては，まずCTが施行されることも多い。

● 不安定狭心症は上記の病態に合致することが多いので，冠動脈CTが施行されることが多い。不安定狭心症とは，冠動脈内の不安定プラークにより高度狭窄が生じている状態であり，CTにおいて不安定プラークは特徴的な所見を有する。

● 多枝病変を有するACS症例の場合，culprit lesion（責任病変）を適切に同定し，治療戦略を立てることが重要である。心電図やエコーの所見などでculprit lesionを判定できることもあるが，困難なことも多い。CTでは，冠動脈の閉塞部位遠位の造影効果や，心筋の造影効果を評価することにより，ACS時のculprit lesionを推定したり，どの病変が過去に生じた慢性病変なのかを推測したりすることができる。

CTにおける不安定プラークの特徴

● まず，病理組織における不安定プラークの特徴と，それぞれに対するCTで得られる所見を表1にまとめ，CTにおける不安定プラークの典型例を図1に示す。

● 不安定プラークは，プラークの25％以上をnecrotic coreが占め，薄い線維性被膜によって包まれており，それが破綻することにより血栓性閉塞をきたしACSを発症する[1]。不安定プラークの線維性被膜の薄さは65μm以下とされており[2]，現在のCTの空間分解能は500μmであることを考えると，CTでは薄い線維性被膜の存在を明らかにすることは到底できない。現在，線維性被膜の評価は，最も解像度高い血管内イメージ

表1

病理組織における不安定プラークの特徴と，それぞれに対応するCT所見

病理所見	CT所見
薄い線維性被膜(thin fibrous cap)	(－)
壊死性・脂質性コア(necrotic core)	低CT値(－40〜＋50HU)
陽性リモデリング(positive remodeling)	血管径の増大(remodeling index 1.1〜1.4)
微小石灰(spotty calcification)	高CT値(＞300HU)
炎症細胞浸潤(active inflammation)	(－)
プラーク内新生血管(vasa vasorum)	(－)
コレステリン結晶(cholesterin crystal)	(－)

図1

不安定プラークのCT所見（右冠動脈：RCA）

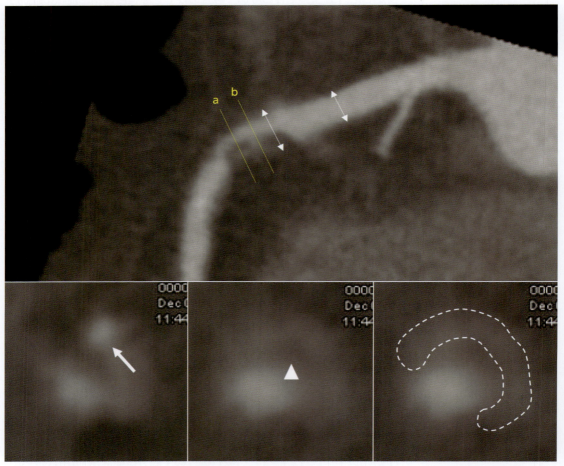

近位部のリファレンス血管径に対しpositive remodelingがみられ(remodeling index 1.3)，プラーク内にspotty calcification (aの⇨)，necrotic coreと思われる低CT値 (40HU，bの△)，ring like appearanceと思われるプラーク周囲のCT値の上昇(cの---)が認められる。

ングである光干渉断層法（OCT）でのみ可能である[3]。

- CTは，血管内腔表層の評価が中心であるOCTやIVUSなどの血管内イメージングと異なり，プラーク全体を評価できるのが強みである。そのため，positive remodeling，necrotic core，spotty calcificationの存在を確認することができる。
- Positive remodelingとは，血管が正常所見であるreference部位との血管径の比を表す。過去のCTにおける報告ではremodeling indexが1.1〜1.4と拡大が認められるのが不安定プラークの特徴である[4]。
- Necrotic coreは，脂質性プラークの中に脆弱な新生血管が発達し，しばしばそれが破綻して出血を繰り返し，その際に漏出した赤血球の細胞膜由来のコレステロールが蓄積することによって成長・進展する[5]。よって，脂質成分や壊死性成分が混在している状態なので，CTでは−40〜＋50HU程度のCT値となる。
- プラークのCT値を測定する際に注意しなければならないのは，CT値はアーチファクトによって変化しうるということである。特に，CT値が低い場合，線質硬化（ビームハードニング）によるアーチファクトの存在がないのかを考える必要がある。ビームハードニングとは，ステントや石灰などの近傍において，被写体のCT値の低下や帯状低吸収域や線状陰影が認められる現象である。
- 不安定プラークの約70％には，内部に石灰化が認められる。病理組織上，石灰化は，micro calcification（最大径＜50μm），spotty calcification（最大径が50〜1,000μm），sheet calcification（最大径＞1,000μm）の3つに分類される。そのうち，micro calcificationは不安定プラークにみられる石灰化の約30％を占める[6]。
- 前述の通り，CTの空間分解能（1つのボクセルの大きさ）はせいぜい500μmであるため，それよりも小さな石灰化はCT値がそのボクセル内のほかの組織のCT値と平均化される。そのため，micro calcificationは，実際のサイズよりも大きく表現され（ブルーミング現象），CT値も本来有する値よりも小さく表現される（部分容積効果）（図2）。
- 部分容積効果によって，CTにおける石灰化のCT値は300HUを下回る場合もあり，冠動脈CTで目標とされる造影効果のCT値は300HU前後であることから，一部のmicro calcificationはCT値のみでは造影剤と区別がつかないことがある。
- 冠動脈CTでは，不安定プラークにおいてring-like appearanceという所見が認められることがある[6]。プラーク内部のnecrotic coreのCT値が低いため，プラーク周囲のCT値が強調され，血管を取り囲むようにCT値の上昇が認められるといわれていたり，不安定プラークの周囲には新生血管が発達しているため，その造影効果によりリング状にみえるという説もある。しかし，不安定プラークをサブトラクション法を用いて解析すると，リング状にみえる要因は石灰化であることも多い（図3）。

図2

部分容積効果

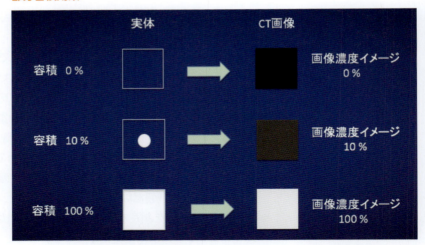

1つのボクセル内に存在する物質のCT値は平均化される。CTの空間分解能よりも小さい物質のCT値は実際よりも低く，形状も正確には表すことができない（図の中段）。

一部の報告では，同様の所見をring-like enhancementと表現されている場合もあるが，造影効果ではなく石灰化が成因であるのならこの表現は正しくなくなってしまう。また，napkin-ring signとも表現されることも多いが，われわれPCIを行う術者にとっては，napkin-ring signといえば，古くからIVUSにおける全周性の高度石灰化を意味する表現であり，バルーンによる拡張困難病変でロータブレーターによる治療の適応病変と混同してしまうおそれがあるため，その表現は避けたほうがよいと思われる。

TECHNICAL POINT

冠動脈サブトラクションは，冠動脈造影相から単純相をイメージベースで引き算（サブトラクション）する方法である。（冠動脈サブトラクションCTとは？ p.146参照）血管内腔と同程度の石灰化が隣接する場合には，狭窄病変を見逃す可能性があるため注意が必要である。

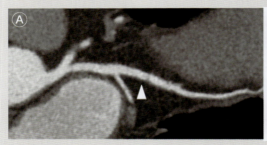
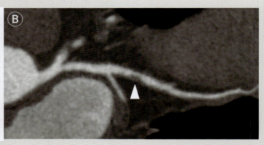

通常の画像（A）では病変の指摘は困難であるが，**サブトラクション（B）**によって，狭窄病変が明瞭となっている（▷）。

図3
Ring-like appearanceを呈する不安定プラーク（LAD）

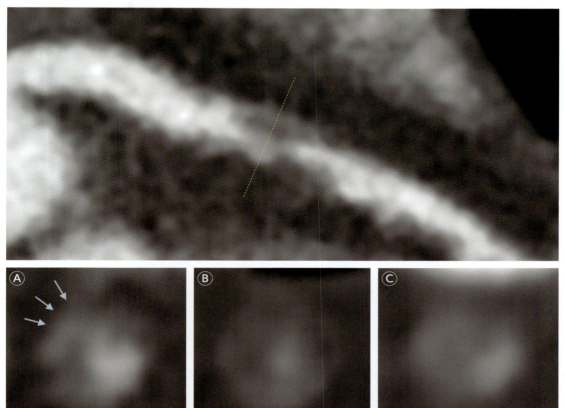

造影相，サブトラクション，単純相を同じスライスの短軸像で比べると，本症例のring-like appearanceの成因は石灰化であることがわかる。
A：**造影相**：血管の周囲にリング状のCT値の上昇を示す（→）。
B：**サブトラクション**：造影相で示された血管周囲のCT値の上昇部位が消失。
C：**単純相**：冠動脈に造影剤が到達していないタイミングでは，同部位のCT値が上昇している。

● 不安定プラーク内に認められる，炎症細胞浸潤や新生血管やcholesterin crsytelは，周囲組織とのコントラストがつかないうえに，そもそもCTの分解能をはるかに超える小さいものであるため，CTでは表現することができない。炎症細胞浸潤は分子イメージングにより明らかにすることができ，新生血管やcholesterin crystelはOCTによって描出が可能である。

CTにおけるculprit lesionの推定

● ACSが疑われる患者に心臓CTを施行する場合は，必ず医師が検査に同席するべきである。患者のバイタルを常に観察し，症状に対し迅速に対応するのはもちろんのことであり，それに加えてCTから正確に早期診断をする必要がある。通常，心臓CTが施行されたときは，われわれ医師は放射線技師が作成した再構成画像をみて冠動脈病変の有無を評価する。しかし，急性期疾患の場合，それでは間に合わないため，心臓を造影したaxial像（元画像）だけをみて判断しなければならない場合もある。そのためには，安定狭心症であっても常日頃からaxial像から画像を評価する習慣をつけるべきである。

● 胸背部に症状を訴える患者に対しては，冠動脈疾患以外にも大動脈疾患や肺動脈血栓症や胸膜炎などを疑い，冠動脈CTではなく大動脈造影CTが施行される場合もある。その際は，心筋の造影効果を観察することも重要である。通常，大動脈造影CTは心電図非同期で撮像されるが，心筋の造影効果をみる程度であれば，心電図非同期で撮像された画像でも十分に評価することができる（図4）。

● 図4の症例は，持続する胸部違和感を主訴に来院した患者で，心電図では明らかなST変化を認めず，心臓エコーでも可視範囲にて左室心筋にはっきりとしたasynergyは認めなかった。胸腹部造影CT（心電図非同期）にて，左室側壁に造影不良部位が明瞭に認められる。冠動脈CTのaxial像にて左回旋枝（LCX）（高位分岐枝）の閉塞を見つけることができる。本症例のように，LCXは心電図変化に乏しい症例があり，またエコーでもLCX領域は観察が難しいことがあるため，心筋梗塞が見逃されてしまう危険がある。

● ACS患者の冠動脈に複数の閉塞病変がある場合，どの病変がculprit lesionであるか迷う場合がある。心電図やエコー所見だけでは判定できない場合，心臓CTが有用である場合が多い。心臓CTにてculprit lesionを判定するには，冠動脈閉塞部位の遠位の造影効果，心筋の早期造影相，心筋の遅延造影相の3つを観察することが重要である。

● 冠動脈閉塞部位よりも遠位の血管内腔の造影効果が十分であれば，ACSのculprit lesionではなく慢性完全閉塞（CTO）病変と考えて間違いない（図5A）。閉塞部遠位の血管内腔が十分に造影されるためには，時間をかけて発達した側副血行路の存在が必要である。一方，ACSのような急性疾患の段階では側副血行路は十分機能していない。よって，冠動脈閉塞部位の遠位が末梢まで造影されていない場合は，急性閉塞が強く疑われる。

● 急性冠動脈閉塞をきたした場合，早期造影相（冠動脈相）では閉塞血管の支配領域である心筋の梗塞部位に造影不良部位が認められ，周囲の正常心筋との境界は明瞭である。また，急性冠動脈閉塞の場合，心筋の厚み

はほかの心筋部位と変わらず，梗塞部位の心筋造影効果も均一である。逆に，心筋菲薄化が生じている場合や，梗塞部位の心筋に限局性の低CT値が認められた場合は，陳旧性心筋梗塞の所見であり，菲薄化した梗塞心筋の一部が脂肪置換していることが考えられる（図5B）。

● 心臓MRI同様，遅延造影相にてCT値の上昇が認められることがある（遅延造影効果）。梗塞心筋初期における心筋ダメージ（心筋浮腫）を反映しており，通常の撮像法では視覚的にわかりづらいことも多いが，遅延相と早期相による心筋サブトラクション法を用いると，遅延造影効果が明瞭となる（図6）。

図4

LCX（高位分岐枝）の急性閉塞

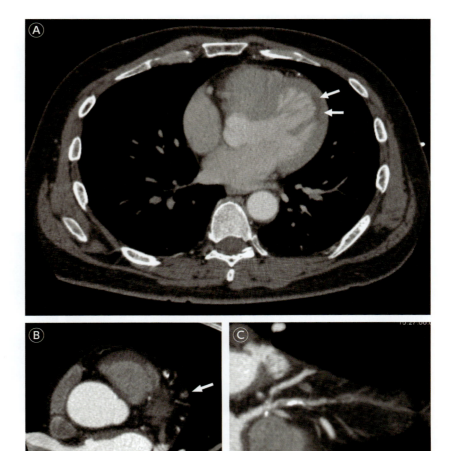

A：大動脈造影CT（心電図非同期）：左室側壁に区域性の造影欠損が認められる（⇨）。
B：axial像：再構成前の元画像でも十分に血管閉塞を診断できる（⇨）。
C：高位分岐枝のcurved MPR像：閉塞部から末梢の造影効果は不十分である。

図5

RCAの慢性閉塞症例（非ACS）

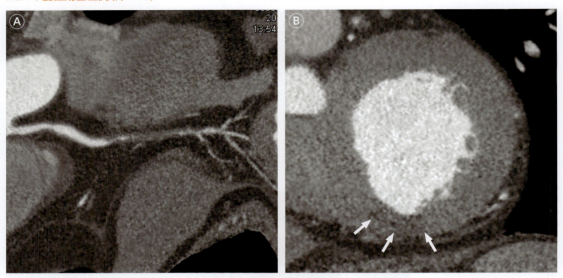

A：RCAが閉塞しているが，閉塞部位の末梢の血管内腔の造影効果は十分に認められる。
B：RCAの灌流域である下壁の菲薄化所見が認められ（⇨），一部に限局した低CT値の部位があり，脂肪置換が生じていることが考えられる。

図6

LCX領域の急性心筋梗塞症例の心筋MPR像

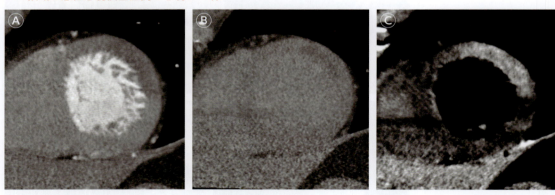

冠動脈相（A）では造影欠損が区域性に認められ，**遅延相（B）**では造影欠損とその周囲のCT値の上昇が認められるが視覚的にはわかりづらい。しかし，遅延相から冠動脈相のサブトラクションを行ってみると，心筋の急性期ダメージによる浮腫の領域が明瞭に描出される（C）。

TECHNICAL POINT

われわれが開発した心筋サブトラクションによるLIE描出法（subtraction myocardial image for late iodine enhancement；SMILIE）は，非剛体位置合わせ処理を併用し遅延相から冠動脈相を差分して心筋を評価する方法である（p.156参照）。MRIの遅延造影（late gadorinium enhancement；LGE）と同様に，陳旧性心筋梗塞領域や非虚血性心疾患の検出にも有用である。また，急性心筋梗塞においては，心筋浮腫を反映した領域で淡い高コントラストとして描出される。ACSとの鑑別が必要なたこつぼ（ストレス）心筋症でも，壁運動低下部位に一致して淡い高コントラストを認めるが，同時に冠動脈を評価することで，ACSとの鑑別が可能である（図）。

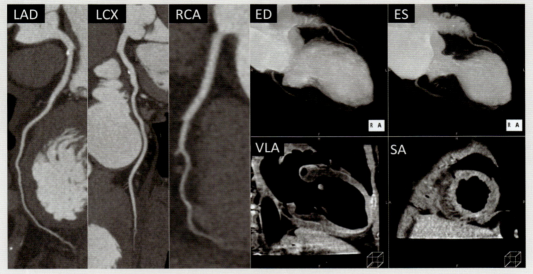

冠動脈には有意狭窄はないが，左室心尖部を中心に壁運動の低下を認め，同部位に一致してSMILIEで淡い高コントラストを認める。

- CTにて心筋梗塞を疑う所見を認めたときは，梗塞部位に接する左室内腔を必ず観察すべきである。梗塞部位は壁運動が低下しており，一部瘤化している場合もある。亜急性期から急性期にかけての心筋梗塞でも，左室内腔にすでに血栓が生じている場合がある。心尖部周囲では，肉柱との鑑別が難しいこともあるので，早期造影相，遅延造影相を見比べることにより，血栓の有無を評価することが大事である（図7）。

図7
前壁急性心筋梗塞に伴う心尖部内腔の血栓

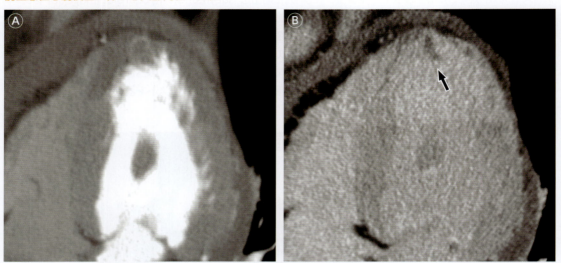

冠動脈相（A）では心尖部内腔の構造物は肉柱もあるため血栓との鑑別がつきづらいが，遅延相（B）で評価してみると，周囲の心筋と血栓を区別することができる（➡）。

まとめ

- ACS症例に対しても心臓CTは非常に多くの情報をもたらす。心筋ダメージを最小限にするために再疎通治療を急がなければならない一方で，治療の安全性を担保し，ほかの併発疾患を発見して適切に対処することも，生命予後にかなり影響する。迅速に心臓CTが施行できる環境で，患者の症状やバイタルが許されるのであれば，積極的に心臓CTを施行することが望ましい。

参考文献

1) Virmani R, et al. Lessons from sudden coronary death: a comprehensive morphological classification scheme for atherosclerotic lesions. Arterioscler Thromb Vasc Biol 2000; 20: 1262-75.
2) Burke AP, et al. Coronary risk factors and plaque morphology in men with coronary disease who died suddenly. N Engl J Med 1997; 336: 1276-82.
3) Kubo T, et al. Virtual histology intravascular ultrasound compared with optical coherence tomography for identification of thin-cap fibroatheroma. Int Heart J 2011; 52: 175-9.
4) Motoyama S, et al. Multislice computed tomographic characteristics of coronary lesions in acute coronary syndromes. J Am Coll Cardiol 2007; 50: 319-26.
5) Motoyama S , et al. Multislice computed tomographic characteristics of coronary lesions in acute coronary syndromes. J Am Coll Cardiol 2007; 50: 319-26.
6) Virmani R, et al. Atherosclerotic plaque progression and vulnerability to rupture: angiogenesis as a source of intraplaque hemorrhage. Arterioscler Thromb Vasc Biol 2005; 25: 2054-61.
7) Seifarth H, et al. Histopathological correlates of the napkin-ring sign plaque in coronary CT angiography. Atherosclerosis 2012; 224: 90-6.

Ⅲ　実例解説　治療戦略に活かす心臓CT　こんな病変に役立つ！　心臓CTの得意技

CTガイドDCAの可能性
（DCA前・フォローアップ時のCT所見）

● 山下　翔／羽原真人

● Directional coronary atherectomy（DCA）は分岐部病変の治療に有効なデバイスの一つであり，また最近はdrug coated balloon（DCB）を併用することによるstentless PCIに対する期待も高まってきている。しかしながら，DCAはプラークの切除方向の読み間違いなどにより冠動脈穿孔等の重大な合併症を引き起こす可能性があり，円滑かつ安全に行うためには術前のプランニングが非常に重要となる。この術前のプランニングに冠動脈CTは非常に有用であり，CT画像から
①プラーク性状の評価
②プラーク分布の評価
③側枝およびプラーク位置の評価
を事前に行うことができる。これらを事前に把握しておくことでDCAの手技をより容易に安全に施行することが可能となる。またDCA術後やフォローアップ時には冠動脈瘤形成や再狭窄評価などの情報が得られ，その使用方法は多岐にわたる。
● 本稿では症例を提示しながら，DCAにおける冠動脈CTの有効性や可能性について概説する。

術前評価

①プラーク性状の評価

● 冠動脈CTでは画像解像度の問題で詳細なプラークの性状を評価することは困難であるが，石灰化プラークと非石灰化プラークの2つに分けることは可能である。この評価を術前に行っておくことで，PCI時に必要なplaque modificationの準備が可能となる。
● 石灰化プラークの場合はRotablator™が必要になる可能性があり，非石灰化プラークの場合はDCAが必要となる可能性がある。冠動脈造影でも病変の石灰化の有無についての把握は可能であるが，その程度や存在位置（表在性か否か）までは評価できないことが多く，冠動脈CTのほうがこれらの評価に関しては優れている。
● 図1，2に左前下行枝（LAD）入口部に病変を有した2症例を提示した。これらの症例のように，CTは術前の冠動脈造影だけでは判断困難なプラーク性状や血管情報を評価可能で，冠動脈CTを用いることで術前からrota

図1

LAD入口部病変を呈する症例①

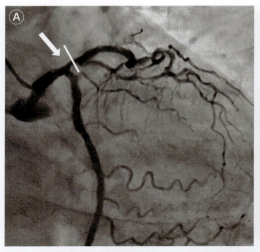
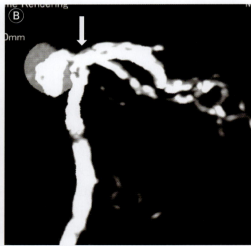
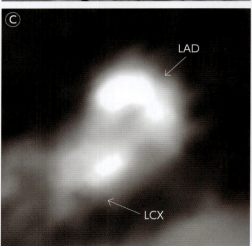
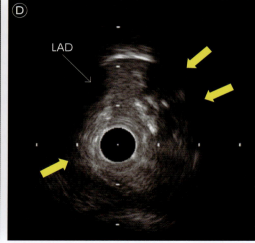
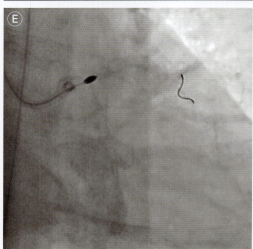

A：**冠動脈造影**
LAD近位部に石灰化を伴う高度狭窄病変が認められた（⇨）。

B：**冠動脈CT画像（MIP像）**
左主幹部（LMT）〜LADにかけて高度石灰化が認められた。

C：**冠動脈CT画像（cross sectional像）（Aの白線部）**
内腔を埋める180〜270°で両側性の大きな石灰化が認められた。

D：**IVUS画像**
病変部（Aの白線部）のIVUS画像では石灰化プラークが認められた（⇨）。

E：**手技画像**
Rotablator™ 2.0mmでアブレーションを施行後にバルーン拡張を行った。

図2
LAD入口部病変を呈する症例②

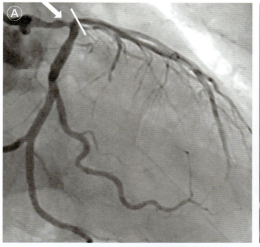
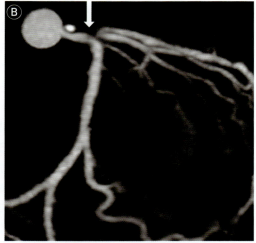
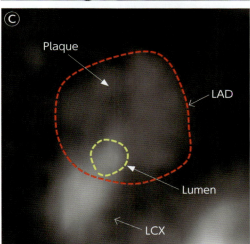
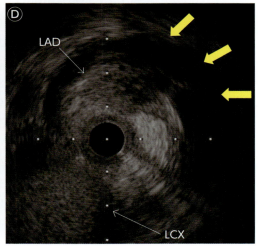
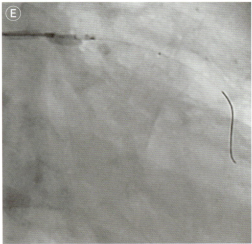

A：冠動脈造影
　LMT～LADに高度狭窄が認められた（⇨）。第1対角枝入口部は評価できない。

B：冠動脈CT画像（MIP像）
　LMT～LAD入口部に高度狭窄が認められるが、石灰化は認められなかった。

C：冠動脈CT画像（cross sectional像）（Aの白線部）
　LAD入口部はLCX反対側に偏心性の非石灰化プラークが認められた。

D：IVUS画像
　病変部（Aの白線部）のIVUS画像では非石灰化プラークが認められた（⇨）。

E：手技画像
　DCAでデバルキングを施行後にステント留置を行った。

ablationやDCAの可能性を考慮しプランニングすることが可能となる。

②プラーク分布の評価

● 分岐部病変の難しさはプラークの分布や分岐角度に依存する。血管造影で前下行枝のみに狭窄を認める病変でも，プラークが主幹部から続いており主幹部まで治療を要する症例も多く経験する。また側枝にもプラークを認める場合や，分岐角度が狭い場合は本幹を拡張することによるプラークシフトやカリーナシフトにより側枝側の狭窄がさらに進行・閉塞してしまう可能性もある。

● DCAは分岐部病変において，プラークを切除することにより側枝へのプラークシフトやカリーナシフトを予防することが可能な唯一のデバイスであり，これらが予想される病変には非常に有用なデバイスである。責任病変がLAD近位部に認められた場合プラークが主幹部から続いているのか，回旋枝入口部にもプラークがあるのかといった情報は冠動脈造影からでは正確に判断できない。また冠動脈分岐部形態から分岐部の分離が上手くいかず側枝入口部の情報が欠落する症例もある。一方，冠動脈CTでは分岐部のプラークの分布や分岐角度も詳細に評価可能であり，術前に評価することでDCAの必要性や有効性を検討することが可能となる。

● 図3にLMT〜LAD入口部に高度狭窄を呈する症例を提示する。本症例は責任病変がLMT遠位からLAD近位部に認められるが第1対角枝は分岐角度の問題から入口部の情報が得られなかった。このためCTを活用しプラーク分布を把握したところ，プラークはLMT〜LADにかけて分布し第1対角枝分岐末梢まで続いていた。また第1対角枝入口部にはLAD対側にプラークの分布を認めた。分岐角度も35.6°と狭く，対角枝へのプラークシフトおよびカリーナシフトを考慮する必要があると考え，LADだけではなく対角枝へもDCAによるデバルキングを術前より準備した。術中IVUSでも冠動脈CTと同様の所見を認めたため，術前プランニング通りLAD・対角枝ともにDCA施行しステントをLMT〜LADに留置し手技終了とした。幸い対角枝入口部への悪影響もなく終了した。

図3
LMT～LAD入口部に高度狭窄を呈する症例（Branch guide DCA）

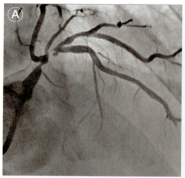
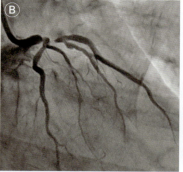
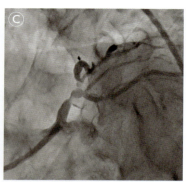
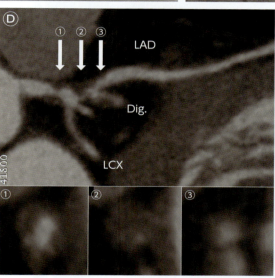
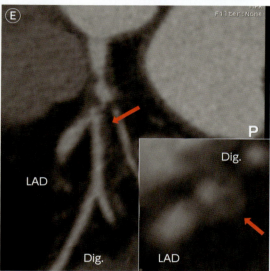
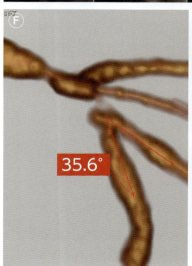
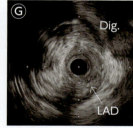
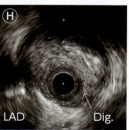

A～C：冠動脈造影（A：RAO/cranial view, B：RAO/caudal view, C：LAO/caudal view）
D：冠動脈CT（LADのcurved MPR像およびcross sectional像）：プラークは非石灰化プラークでLMT～LADにかけて分布し，対角枝（Dig.）分岐末梢まで続いている。
E：冠動脈CT（対角枝のcurved MPR像およびcross sectional像）：Dig.分岐部入口にもカリーナ対側に非石灰化プラークが分布している（➡）。
F：冠動脈CTを使用したLADおよび対角枝の分岐角度の評価
G：LAD（対角枝分岐部）のIVUS画像：Dig.反対側に非石灰化プラークを認めた。
H：対角枝（LAD分岐部）のIVUS画像：LAD反対側に非石灰化プラークを認めた。

図3
LMT～LAD入口部に高度狭窄を呈する症例（Branch guide DCA）（つづき）

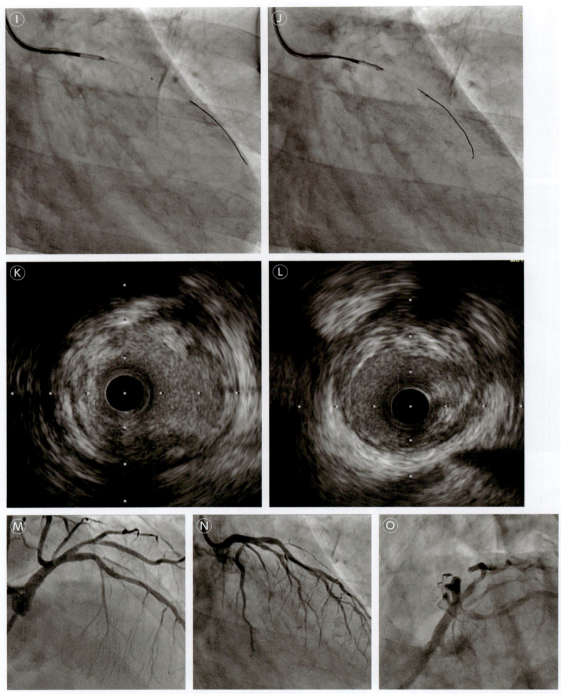

I：LADのDCA，J：対角枝のDCA（PCI画像）
K：LADのDCA後，L：対角枝のDCA後（IVUS画像）
M：RAO/cranial view，N：RAO/caudal view，O：LAO/caudal view（最終冠動脈造影）

③側枝およびプラークの位置の評価

- DCAを安全・効果的に施行するためには，IVUSの読み（IVUS guide DCA）が必須であり，通常branch guide/wire bias/lumen biasの3つの方法を用いてIVUS画像と冠動脈造影を同期させる。これによりIVUSで確認したプラークが冠動脈造影上どこにあり，DCAカテーテルをどちらに向ければ適確に切除できるかを把握することが可能となる。
- Branch guideは特にLMT～LADのDCAにおいて有用であり，対角枝・中隔枝の分岐方向をIVUSで確認し，2Dの冠動脈造影と照らし合わせて病変部のプラーク方向を決定する。図4にbranch guide DCAの症例を提示する。当院ではLAD入口部のDCAはRAO 30°/caudal 30°をワー

図4

LAD入口部に高度狭窄を呈する症例（Branch guide DCA）

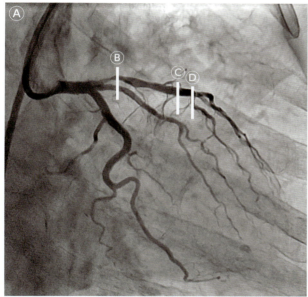

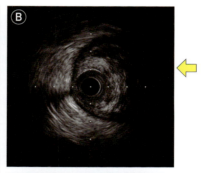

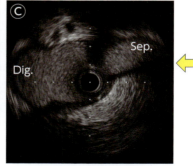

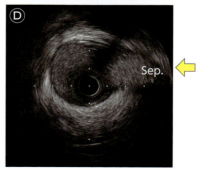

A：冠動脈造影（RAO/caudal view）
　LAD入口部に高度狭窄が認められる。
B：IVUS画像（最小内腔径部）
　10時～7時に非石灰化プラークが認められる。
C：IVUS画像
　2時半方向から中隔枝（Sep.），9時方向に対角枝（Dig.）が認められる。
D：IVUS画像
　3時方向からSep.が認められる。

キングアングルとして使用することが多い。一般的にこのアングルでは対角枝は画面の奥方向へ，中隔枝は手前方向へ向かってきているようなイメージとなることが多い。従って，この症例でIVUS画像と冠動脈造影（RAO/caudal view）を一致させると，この冠動脈造影はIVUS上3時方向からみていることがわかる。ターゲットとなるプラークはIVUS上10時〜7時方向に分布し，最も安全なのは2時方向である。このためDCAはこのアングルで正面やや上に向ければ安全に削ることができる。

- Branch guideは非常に有用な方法であるが，中隔枝および対角枝がこのアングルで手前・奥に分岐しているという前提条件があってはじめて成立する方法であるため，すべての症例に当てはまるとは言い難い。また，術前から準備することは不可能である。しかし，冠動脈CTを併用することにより，側枝の方向を3次元的に把握することが可能となり，本当に適したワーキングアングルもみつけることができる。また同時にプラークの方向も事前に予測ができるため，術前より切除方向を検討することも可能である。

- 図5に冠動脈CTからワーキングアングルを決定しDCA施行した症例を提示する。冠動脈造影（RAO 30°/caudal 30°）でLAD・対角枝分岐部に高度狭窄が認められる。冠動脈造影ではこの症例の第1対角枝はやや下方向から出ているようにみえ，これも含め冠動脈CTで確認してみた。Volume rendering（VR）像で中隔枝・対角枝を同定し，cross sectional像（CS）を作成した。本症例はRAO 30°/caudal 30°で第2対角枝が奥方向に，中隔枝は手前に分岐しており，CS④⑤からRAO 30°/caudal 30°は2時方向（➡）からみている（IVUSのbranch guideと同様の方法）ことがわかった。また前述した第1対角枝は奥方向ではなく，下方向に分岐していることも確認できた（③）。ターゲットとなるプラークもCS②から手前側についていることがわかったため，DCAハウジングはRAO 30°/caudal 30°で画面手前側に向ければよいことがわかる。本症例はIVUSでもCTと同様の所見であり予定通りのハウジングポジションでDCAを行うことができた。十分な内腔を確保できたため，DCBで薬剤を塗布し終了としている。

図5

前下行枝に高度狭窄を呈した症例

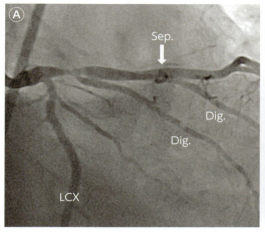
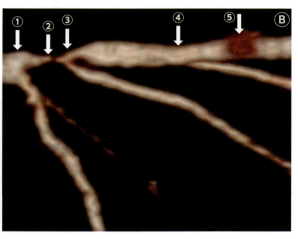

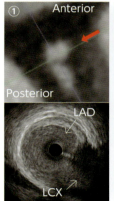
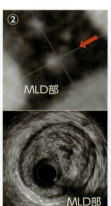
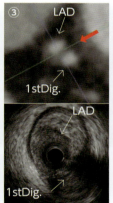
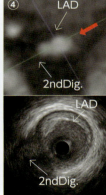
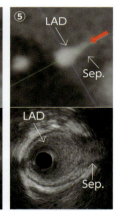

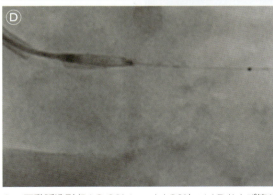
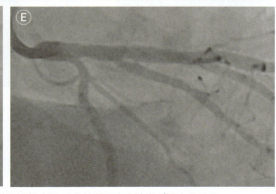

A：**冠動脈造影**（RAO 30°/caudal 30°）：LADおよび第1対角枝（1stDig.）分岐部に高度狭窄が認められる。
B：**冠動脈CT**（RAO 30°/caudal 30°）：冠動脈造影を同様の所見を認める。冠動脈CT（VR）にて，①左回旋枝（LCX）分岐部，②MLD部，③1stDig.分岐部，④第2対角枝（2ndDig.）分岐部，⑤中隔枝（Sep.）分岐部を確認し，cross sectional像から方向を同定。
C：**IVUS画像**：冠動脈CT（B①～⑤）と同部位のIVUS画像　　D：**手技画像**：DCAハウジングは正面側を向いている。
E：**最終冠動脈造影**

- また近年では術前に撮影したCT画像をアンギオ装置のワークステーションに転送し，そこで画像作成を行うことでアンギオとCTを同期してワーキングアングルを決定するというような方法もあり，CTの使用方法にさらなる発展が期待できる（図6）。

図6
CT画像とアンギオ装置のコラボレーション（SCORE Navi Plus：SHIMADZU）

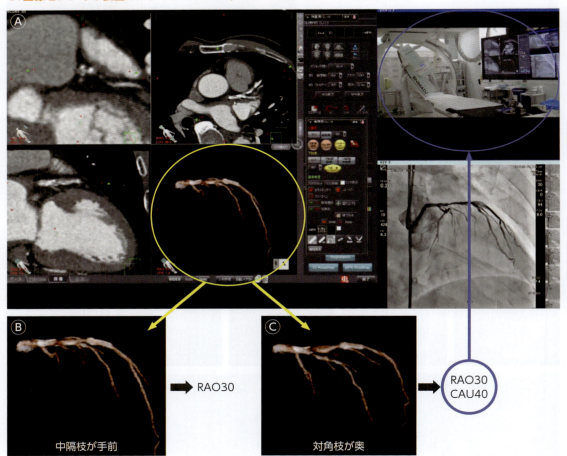

血管造影室外のCTワークステーションを操作することにより至適角度を決定することができる。CTワークステーションで作成したVR像の冠動脈（◎）を操作することにより，ターゲットとなる中隔枝が完全に手前方向に来る角度（RAO 30°/caudal 40°）（B）や，対角枝が完全に奥から分岐する角度（RAO 30°）（C）を検索することができる。検索後はボタン1つでそのアングルにシネ装置のアームが連動する。

TECHNICAL POINT

Curved MPR像は三次元の血管を直線に伸ばして作成するため，CSを作成すると断面が回転する。そのため，直交3断面を使用して病変部のCSを作成する。
図7に症例を提示する。まずAの軸をRAO方向に回転させる。次にDの軸をcaudal方向に回転させることで，BにRAO/caudalを作成する。Bの赤線はDの赤線と対応しておりRAO/caudalはDの赤線，➡方向からみていることになる。この症例ではプラークは画面手前方向についていることがわかる。

図7

直交3断面を使用した病変部のCS

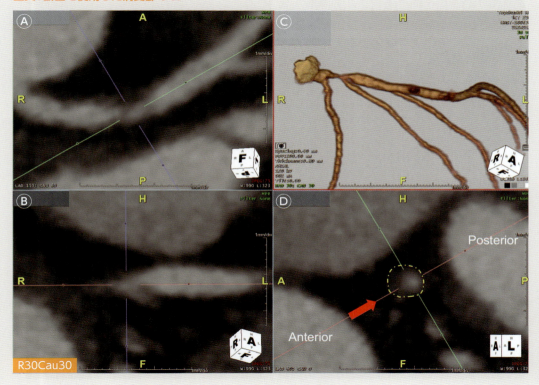

フォローアップ時の評価

- 前述したように，DCAはDCBとの併用によるstentless PCIも近年積極的に行われている。当院ではステント留置後のフォローアップは9〜12カ月で行っているが，stentless PCIで特に主幹部周囲の治療となると早期に一度確認することが望ましい（図8A〜C）。
- またdeep cutした症例などは瘤形成の有無を確認する必要もある（図8E ➡）。当院ではstentlessで治療を終えたLMT周囲の病変では，3〜6カ月に1度follow up CTを施行している（図8D〜F）。非侵襲的なCT検査は冠動脈造影よりも患者の負担も少なく早期フォローアップに有用である。

図8
フォローアップ冠動脈CT

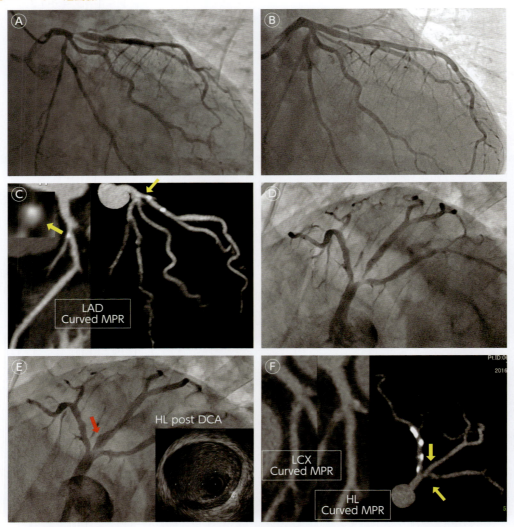

A：冠動脈造影（RAO/caudal view），B：DCA＋DCB最終冠動脈造影（RAO/caudal view），
C：6カ月follow up CT，D：冠動脈造影（LAO/caudal view），E：最終冠動脈造影（LAO/caudal view），
F：3カ月follow up CT

おわりに

● 昨今，冠動脈CTのPCIに対する貢献度は非常に大きい。DCAはexpert operatorしか触れないデバイスではなく，冠動脈CTやIVUSを上手に使用することにより誰もが使用できるデバイスである。しかしながら，その使い方を間違えれば途端に危険なデバイスとなりうるため，CT・IVUSを上手に使用する必要がある。

Ⅲ 実例解説 治療戦略に活かす心臓CT こんな病変に役立つ！ 心臓CTの得意技

Antegrade CTO-PCIに必要なCT情報

● 川﨑友裕／上田年男

● 慢性完全閉塞（chronic total occlusion；CTO）病変に対する経皮的冠動脈形成術（percutaneous coronary intervention；PCI）の手技成功の予測因子として冠動脈造影（coronary angiography；CAG）所見によるCTO病変形態から算出するJ-CTO score[1]が知られているが，その評価項目としては断端形状，病変内の石灰化の有無，CTO病変での蛇行の有無，閉塞病変長などが含まれるなどCTO病変の形態情報は手技成功に大きく関与していることが示されている。すなわちantegrade CTO-PCIにおいては病変形態や病変性状の正確な把握がCTO治療成功へのきわめて重要な鍵となる。

● 心臓CTはCAGからは得ることができない病変形態や病変性状などの重要な画像情報を集約して提供してくれるため，CTO-PCIでは欠くことのできない画像診断法として，その有用性が認識されている。

> **心臓CTでみる，CTO病変のポイント**
> ① CTO病変の血管走行
> ② CTO病変のエントリーの同定
> ③ CTO病変のプラーク性状（特に石灰化の分布）

CTO病変の血管走行を読む

● 屈曲した冠動脈のCTO病変では血管走行が読めないためガイドワイヤー操作に難渋することが少なくない。特に右冠動脈（RCA）や左回旋枝（LCX）では三次元的な血管の屈曲・蛇行が強い場合があり，その血管走行が把握できていないとワイヤー操作はときに困難となり，偽腔迷入〜解離形成による手技不成功や血管穿孔などのリスクも高くなる。

● 心臓CTでもCTO病変では造影剤の流入がないためvolume rendering（VR）像や最大値投影法（minimum intensity projection；MIP）像では通常は血管が描出されない。

● このような場合，仮想VR像を作成すれば閉塞した血管部が明瞭に描出され血管走行が把握できるようになるため，ワイヤー操作において非常に役立つ（図1）。

図1
仮想VR像

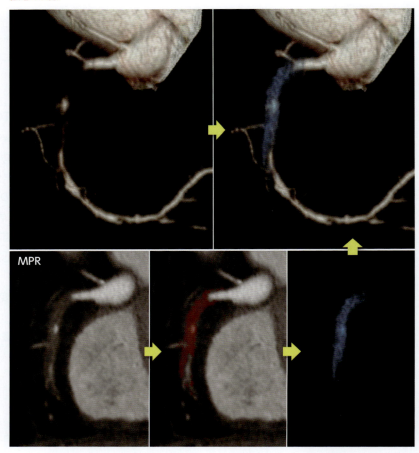

MPR (multi-planar reconstruction) 像において明瞭化させた閉塞血管部でCTO部のVR像を再構成し，通常の再構成では描出されないCTO部に加算することで，閉塞血管を表示することができる。

> **TECHNICAL POINT**
>
> 仮想VR像：MPR像において画像の濃度調節（通常，閉塞血管部は脂質に富んだプラークなので，CT値−50HU以上が表示されるような条件に設定する）を行い閉塞している血管部分を明瞭化し，同部のVR像を再構成する。この閉塞した血管部分のVR像を通常抽出を行ったVR像（閉塞部が描出されていない）に加算することで，閉塞していた血管部分が仮想VR像として描出されるようになる。

CTO病変のエントリーの同定と，プラーク性状（石灰化）の評価

- Antegrade CTO-PCIにおける治療成功の鍵は，閉塞断端をいかに上手くとらえることができるかによる。CAGでみるCTO病変ではときに閉塞断端にスタンプがなく，CTOのエントリーが不明瞭であることも少なくない。

- またCTO-PCIにおいてCTO病変内のプラーク性状，特に石灰化の有無は治療を困難にする大きな要因の一つであるが，一方でときにCTO内でのワイヤー操作の目安となるなど，その分布の把握は重要である。

- 心臓CTではこのCTO閉塞断端の確認やプラークの性状評価（石灰化の確認）が容易にかつ詳細に行える。ポイントはCT情報から石灰化の位置や大きさ，側枝の有無などの情報を読み取り，かつPCI時に断端が分離しやすい角度を見出し画像を再構成しておくことが重要となる。

- 特に有用なのがoblique像，slab MIP像，curved multi-planar reconstruction（MPR）像である。Curved MPR画像によりCTO血管の全体像を把握し，oblique像やslab MIP像で，CTO病変の詳細な観察を行うことでワイヤー操作における大きなヒントが得られる。

症例提示 ❶ LAD入口部のCTO症例

- 初回の治療時にダブルルーメンカテーテルのサポート下にGaia 2ndワイヤーまで使用しCTOの穿通を試みたが，穿通困難であったため終了した症例（図2A）。

- 再治療前に行った心臓CTのMIP像では閉塞しているLAD入口部の近位側壁に存在する石灰化とcurved MPR像では断端部にスタンプ様の構造（⮕）が認められ，閉塞しているLAD入口部の部位が容易に同定できる（図2B）。実際のCAG画像でもかすかではあるが壁の石灰と断端を示唆するスタンプ様の構造（⮕）が確認され，ワイヤーを穿刺すべき部位が確認できる（図2C）。

- このように閉塞断端の目安となる石灰化や側枝の位置確認，および実際のワイヤー操作時に用いる透視方向と同様の角度でCT画像を作成することで，閉塞断端の位置の把握に大いに役立つ。

図2
症例①

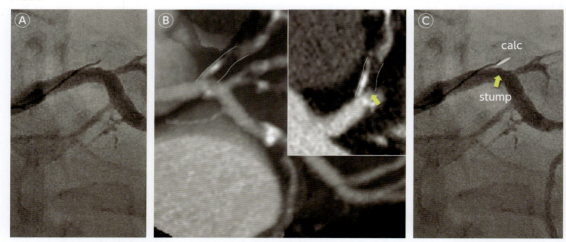

LAD入口部のCTO症例。初回PCI時はワイヤーでLAD入口部をとらえられず終了した（A）。CT画像ではLAD入口部の壁内にある石灰化とスタンプ（stump）様の構造（➡）が認められる（B）。同様の石灰（calc）とスタンプが初回のCAG上も確認でき（C），再治療時は同部を穿刺することで容易にワイヤー通過に成功した。

症例提示 ❷ LAD #7の断端不明瞭なCTO症例

- CAGではCTO断端が不明瞭で同定困難もあり，初回治療時はインターメディエイトワイヤーまで用いているが結局末梢への通過困難で終了していた（図3A上段）。
- 本症例の心臓CTのVR像，MIP像ではうっすらとではあるが閉塞した血管の輪郭と，閉塞断端の血管壁に石灰化が確認できる。さらにcurved MPR像では小さな石灰に挟まれた閉塞断端と，端近傍から分枝する対角枝と中隔枝の位置関係が明瞭に確認できた（図3B）。このCT画像との対比から初回治療時は中隔枝からの穿通を試みていたことが判明し，再治療時にはCT画像を参考に対角枝分岐付近でインターメディエイトワイヤーによる穿通を試みることで容易に閉塞断端をとらえることができ，末梢へのワイヤー通過に成功した（図3A下段）。

症例②

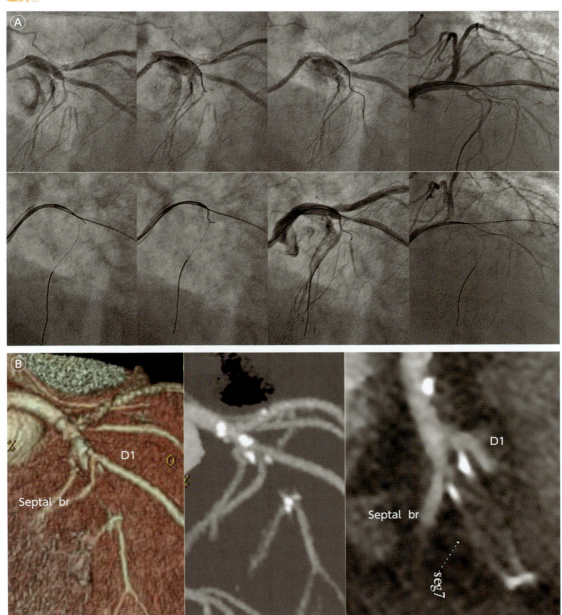

LAD#7のCTO症例。初回PCI時はCTO閉塞断端が不明瞭でワイヤー不通過で終了した（A上段）。心臓CTでは小石灰に挟まれた閉塞断端と、近傍から分枝する第1対角枝（D1）と中隔枝（Septal br）の位置関係が明瞭に確認され（B, 左：VR像，中：MIP像，右：curved MPR像），初回PCI時は中隔枝からの穿通を試みていたことが判明した。CTの所見を参考にして再治療時には容易に閉塞断端をとらえることができ同部から末梢へのワイヤー通過に成功した（A下段）。

> **症例提示 ❸** LAD ♯7の石灰化を伴うCTO症例

- VR像, MIP像では閉塞断端から閉塞部内にかけて強い石灰化を認める (図4A)。しかしoblique像では高度にみえた石灰化は主に血管壁に存在し, 血管内腔にはないことがわかる (図4B)。
- このoblique像の厚みを適度に調整することで前後に隠れていた石灰が描出され石灰化の程度がわかりやすい画像が得られるようになる (slab MIP 1.6mm)。しかし厚みを付けすぎると石灰化で占められたような高度石灰化病変として描出されることとなり, 石灰化の性状がかえってみづらくなることもある (slab MIP 4.7mm)。

図4

症例③

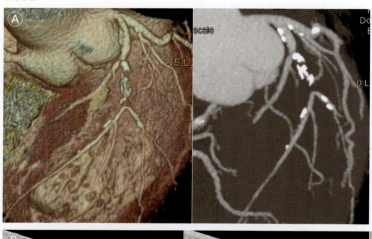

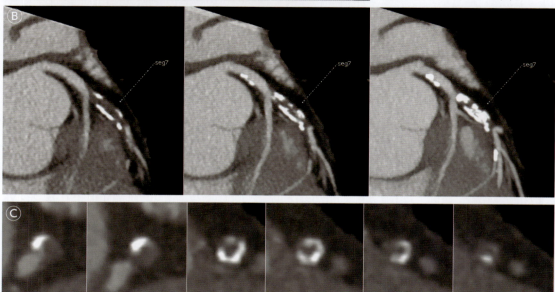

LAD♯7のCTO症例。VR像, MIP像 (A) ではCTO内に高度の石灰化を認める。しかしoblique像 (B左) や適度に厚みを調整したslab MIP像 (B中) (1.6mm) では石灰化は血管壁に存在し, 血管内腔にはないことがわかる (厚みを付けすぎると高度石灰化病変として描出されることになり, かえってみづらくなることもある: slab MIP 4.7mm: B右)。短軸方向のスライス画像を併せて評価することで石灰の分布がさらに詳細に確認される。本症例では石灰化は血管周囲に存在し, 閉塞血管内は非石灰化領域であることがわかる (C)。

●さらに短軸方向のスライス画像を描出し，長軸方向に連続して観察することで，血管内腔における石灰の分布様式がさらに詳細に確認できる（図4C）。本症例では長軸方向の観察同様に，短軸方向でも石灰化は血管周囲に存在し，閉塞血管内は非石灰化領域であることがわかる。

TECHNICAL POINT

Oblique像はMPR像の1つで，任意の点での斜断面画像である。スライス厚は0.2mm程度と最も薄く，このoblique像に厚みをもたせたものがslab MIP像となる。

冠動脈の観察の場合，slab厚は通常5〜6mmで設定されることが多いが，slab厚を増すと石灰の多い病変などではより高いCT値，すなわち石灰の情報がより強調されて表示されるようになり，かえって評価困難になることもある。従って石灰化の程度などに応じて厚みを調整し，より詳細なCTO内の情報を得ることが大事である。

TECHNICAL POINT

CTO病変内の石灰化の把握には，CAGと同じ角度からの長軸方向のoblique像〜slab MIP像に加え，短軸方向のスライス画像を用いて連続的に観察する。これによりIVUS様の画像観察ができ，血管内腔における石灰の分布が三次元的に理解できる。

症例提示 ❹ 高度石灰化を伴う長いCTO病変

●RCA＃1〜3の高度石灰を伴う長いCTO病変（図5A）。このような長いCTO病変の場合，oblique像やslab MIP像で関心領域を連続的に観察するのもよいが，curved MPR画像を作成することでCTO病変の全体像が把握しやすくなる（図5B）。
●そのうえでCTO部の厚みを調整する（図5C），短軸スライス像を連続的に作成する（図5D）ことでCTO内の病変性状や石灰化による内腔の占拠状態が把握しやすくなる。

TECHNICAL POINT

Curved MPRは再構成に時間やスキルを要し，また再構成画像は本来CTがもつ3D情報はないが，本例のように長いCTO病変の全体像の把握には有用である。デフォルト画像は最薄の厚みであり，slab MIPと同様に厚みの調整を行うことで観察しやすい画像が得られる。

図5

症例提示④

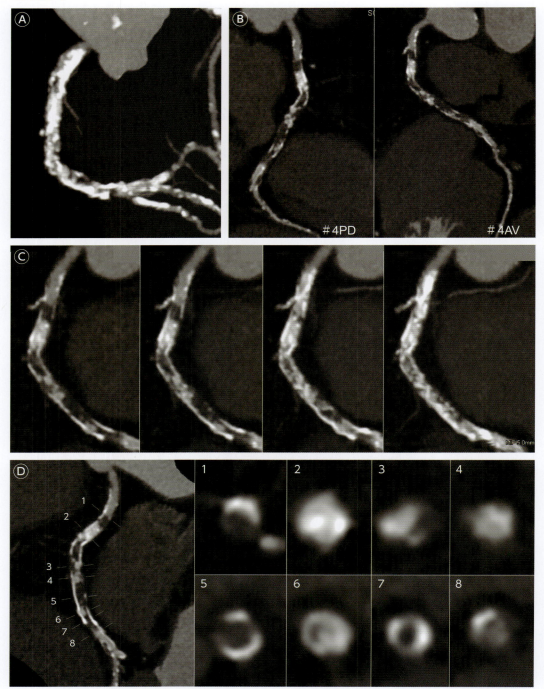

RCA#1から#3にかけて高度石灰を伴う長いCTO病変（A）。Curved MRP像を作成することでCTO病変の全体像が把握しやすくなる（B）。そのうえでCTO部の厚みを調整する（C，左：oblique，中左：MIP1.0mm，中右：MIP3.0mm，右：MIP5.0mm），短軸スライス像を連続的に作成する（D）ことでCTO内の病変性状や石灰化による内腔の占拠状態が把握しやすくなる。本例ではCTO内への造影剤流入（D2, 6）や石灰化で閉塞（D4）などが観察される。

まとめ

● Antegrade CTO-PCIに必要な心臓CTの活用のポイントについて概説した。特にCTO断端性状の評価は治療成功への大きな鍵となり，一般的にはslab MIPが描出も簡便で頻用されているが，病変の状態に応じてslab厚の調整を行う，curved MPRで観察する，短軸スライス像を併用・使い分けすることで必要な情報が多く得られ，antegrade CTO-PCIの成功につながるのではないかと思う。

参考文献

1) Morino Y, et al. Predicting successful guidewire crossing through chronic total occlusion of native coronary lesions within 30 minutes: the J-CTO (Multicenter CTO Registry in Japan) score as a difficulty grading and time assessment tool. JACC Cardiovasc Interv 2011; 4: 213-21.

Ⅲ　実例解説　治療戦略に活かす心臓CT　こんな病変に役立つ！　心臓CTの得意技

Retrograde CTO-PCIに必要なCT情報

● 管家鉄平／山口隆義

Retrograde CTO-PCI

● 近年，側副血行路（collateral channel）を利用したretrograde approachによる慢性完全閉塞（CTO）病変に対する経皮的冠動脈形成術（PCI）が行われるようになり，CTO-PCIの成功率は飛躍的に上昇した。Retrograde approachによるCTO-PCIは，過去のレジストリによると，collateral channelにワイヤーを通過させることができれば約90％の症例は最終的に治療を成功に導くことができるといわれている[1]。

● Retrograde approachによって生じる重大な合併症の1つとして，collateral channelの損傷に伴う出血があり，適切な処置を行わないと致死的な状態になりうる。Collateral channelの損傷の主な原因としては，ワイヤーの不適切な操作以外に，collateral channelが高度に屈曲している場合や，collateral channelの血管径がワイヤーやマイクロカテーテルのサイズよりもはるかに小さい場合などが挙げられる。また，実際はcollateral channelとして機能していない血管に対してワイヤー操作を行ってしまった場合もある。

● よって，retrograde approachによるCTO-PCIを安全に成功させるためには，事前に適切なcollateral channelを選択することが最も重要である。従来は，侵襲的な冠動脈造影（coronary angiography；CAG）のみからの情報に頼ることしかできなかったが，近年CTの解像度が向上したことにより，CTからも適切なcollateral channelを選択するための重要な情報を得ることができるようになった。

心臓CTによる，retrograde approachのためのcollateral channelを評価するポイント

① Collateral channelの血管径
② Collateral channelの形態
③ CAGで評価困難なcollateral channelの同定
が挙げられる。

Collateral channelの血管径

- 現在，臨床で使用されているCTの空間分解能は約0.6mmであり，一方，retrograde approachにて主に使用されるワイヤーとマイクロカテーテルの直径はそれぞれ0.35mmと0.42mmであることを考えると，CTで全長が描出可能なcollateral channelはretrograde approachに適している可能性があるといえる。実際にCTで描出可能であったcollateral channelのほうがCTで描出不可能であったcollateral channelよりもワイヤー通過率が高く（74.1% vs. 46.4%，p=0.034），合併症の頻度も少ない（11.1% vs. 32.1%，p=0.041）[2]。
- CTによるcollateral channelの描出能は，collateral channelの種類によっても異なる。Collateral channelは大きく2つに分けられ，septal channelとepicardial channelがある（図1）。一般に，epicardial channelのほうがseptal channelよりもCTにおける描出能は高い（表1）[2]。その主な理由は，collateral channelが走行する部位にある。Septal channelは心筋内を走行しているのに対し，epicardial

図1
2種類のcollateral channel

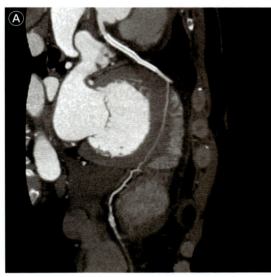 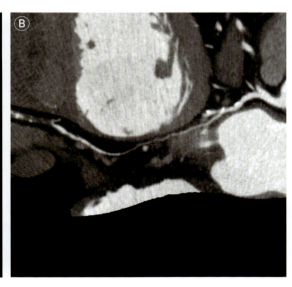

Septal channel（A）とepicardial channel（B）がある。

表1
冠動脈CTのCAGに対するcollateral channelの描出能（n=55）[2]

	感度	特異度	陽性適中率	陰性適中率	正診率
septal channel	100.0%	48.0%	60.6%	100.0%	71.1%
epicardial channel	100.0%	66.7%	87.5%	100.0%	90.0%

channelは脂肪組織内を走行している。Collateral channelが造影されている位相では心筋にも造影効果がある程度存在するため，septal channelとのコントラストがつきづらい。一方，脂肪組織は通常状態において造影効果はなく，脂肪のCT値は低いため，造影されたepicardial channelは良好なコントラストが得られる。

> ## TECHNICAL POINT
>
> Collateral channelなどの小血管は主要冠動脈に比べて動きの影響を大きく受けるため，適切な心拍コントロールを行い，より低心拍数での撮影を行うことが描出能向上への第一歩となる。また，通常のCAGで使用する造影剤量より単位時間あたりのヨード量を増加させた方が，collateral channelの描出能は向上する。

Collateral channelの形態

● CAGでは高度屈曲しているようにみえるcollateral channelも，実は三次元でみると屈曲は軽度であることも多い。CAGは二次元画像であるため，血管を適切な角度から評価しないと本来の血管走行を誤認してしまうことがある。その点，CTは三次元情報を有するため，collateralの走行を正しく評価することができる。

● Collateral channelに対するワイヤーやマイクロカテーテルの通過率という点では，血管の形態よりも血管径のほうが大きな要因を占める。その理由はワイヤーやマイクロカテーテルが通過する程度の血管径があれば，それらの先端が通過することにより血管を直線化することができるためである。よって，ある程度collateral channelが屈曲していたとしても，CTにて全長が連続的に描出できていればretrograde approachに使用できる可能性が高い。

● CTにより描出可能であったcollateral channelに対し実際にワイヤー操作する際は，CTの三次元情報を利用して血管が最も直線化する透視方向に設定する。1本のcollateral channelに対しすべて同一の透視方向でワイヤー操作をするのではなく，collateral channelのそれぞれの部位で最も適した透視方向に設定することが重要である（図2）。

CAGで評価困難なcollateral channelの同定

● 右冠動脈（RCA）におけるseparate conus branchから供給されるcollateral channelは，しばしばCAGでは見逃されることが多い。Retrograde approachに使えるかどうかは別にして，CAGでCTOのdistal endを正確に確認するためにも，すべてのcollateral channelを把握しておくことは重要である。図3の症例では，CAG単独では閉塞長の長

図2
CTで描出されたseptal channelの血管走行

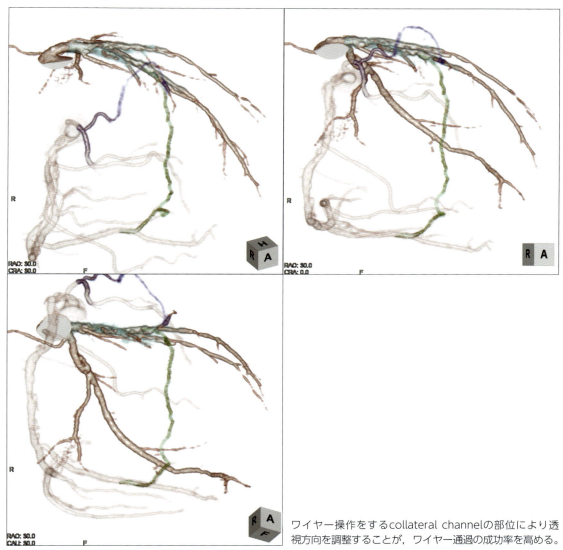

ワイヤー操作をするcollateral channelの部位により透視方向を調整することが，ワイヤー通過の成功率を高める。

いRCAのCTO病変のように感じてしまうが，CTを詳細に評価することによりseparate conus branchが右室枝（right ventricular branch；RV）を介してcollateralを供給しており，CTOの閉塞長は短いことが判明した。

● CAGでは，retrograde approachに使用できそうなcollateralが存在していても，ほかの血管との重なりによって，collateral channelがどの血管から供給されていてどこの部位につながっているのかを判別しづらいことがある。そのようなときにCT情報を活用することによって，collateralの詳細な情報を正確に把握することができる（図4）。

TECHNICAL POINT

Volume rendering (VR) でcollateral channelを表現するには，axial像を丹念に検索し，その連続性を目視で確認する。Epicardial channelは，周囲が脂肪組織であるため，VR像上で表示閾値を下げることで抽出可能な場合が多い。一方，septal channelは心筋内を走行するため，閾値での描出は困難である。そこで，目視で確認できるchannelに沿って作成したパスから2～3pixel程度膨張させたvolumeを抽出して，通常のcoronary tree上にフュージョン表示する。複数のchannelが存在する場合には，CTOの閉塞部分も含めて色分けして表示すると認識しやすくなる。

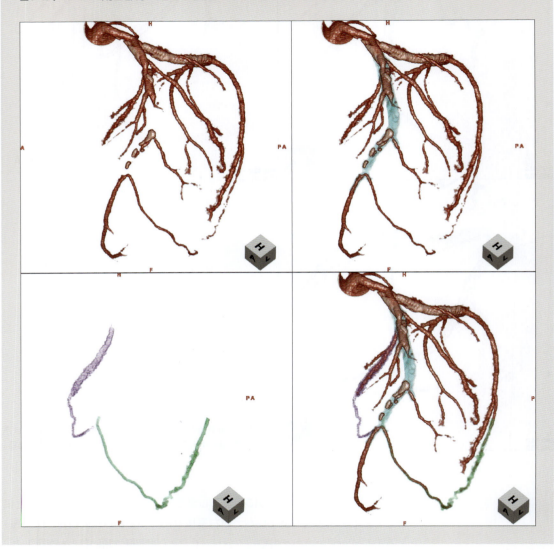

図3
RCAの慢性完全閉塞（CTO）病変

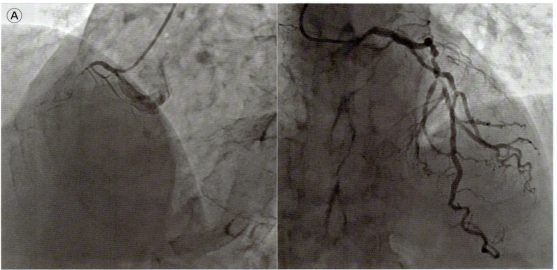

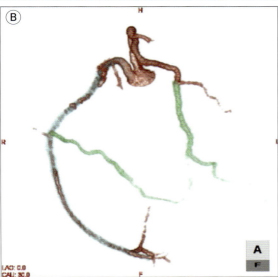

CAGのみで判断すると，collateral channelが存在せず閉塞長の長い難易度の高いCTOと考えられる（**A**）。しかしCTを詳細に評価すると，separate conus branchが存在し，そこからRV branchを介してRCAの近位部にcollateralを供給していることがわかり，CTOの閉塞長は長くないことが判明した（**B**）。

図4 LADの慢性完全閉塞（CTO）病変

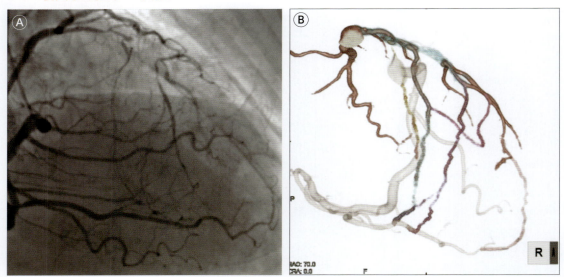

CAGでは，複数のcollateral channelが存在することはわかるが，ほかの血管との重なりにより，どのcollateral channelがどこからどこにつながっているのかを判定することが難しい（**A**）。しかし，CTでcollateral channelを評価すると，それぞれのcollateral channelがどのようにつながっているかが詳細に描出されており，どのcollateral channelがretrograde approachに適しているかを判断することができる（**B**）。

まとめ

- Retrograde approach CTO-PCIに必要なcollateral channelの評価に対する心臓CTの活用のポイントを概説した。今後，CTの解像度がさらに向上することにより，ますますその有用性が高まることが予想される。CTでcollateral channelを事前に評価しておくことにより，retrograde approach CTO-PCIの成功率を高め，合併症の頻度を低下させ，さらに手技時間の短縮も期待することができる。

参考文献

1) Tsuchikane E, et al. Japanese multicenter registry evaluating the retrograde approach for chronic coronary total occlusion. Catheter Cardiovasc Interv 2013; 82: E654-61.
2) Sugaya T, et al: Visualization of collateral channels with coronary computed tomography angiography for the retrograde approach in percutaneous coronary intervention for chronic total occlusion. J Cardiovasc Comput Tomogr 2016; 10: 128-34.

Ⅲ 実例解説 治療戦略に活かす心臓CT こんな病変に役立つ! 心臓CTの得意技

3D冠動脈モデルによるPCIのプランニング
(CT true view，3Dワイヤリング)

● 岡村篤徳

CTO stiffワイヤーの操作

- 慢性完全閉塞 (chronic total occlusion；CTO) 病変に対する経皮的冠動脈形成術 (percutaneous coronary intervention；PCI) における3Dワイヤリング法を理解するには，CTO stiffワイヤーの操作を以下の2つに分ける必要がある。
  ① Advance with rotation (回しながら同時に押して進める方法)：病変内を探って進めるsearchingと，病変を破砕しながら進めるdrillingがある。
  ② Advance after rotation (回して方向を定めた後に押して進める方法)：penetration法であり，targetが明確であればその方向に向けて押して進める方法である。
- ②のadvance after rotationは，3Dワイヤリング法での操作，すなわち3Dイメージ下に，正しい回転方向を認識し，ワイヤーをtargetに正確に向けてdeflectionを考慮してpenetration法で進める方法である。②を行うには，図1に示すようにtargetが視認できワイヤーの操作性が

図1

3Dワイヤリング法の適応病変とtarget

3D ワイヤリング法の必要条件
- Target (出口，retrogradeワイヤー，CTO内のルート) が認識できる
- ガイドワイヤーの操作性が維持される

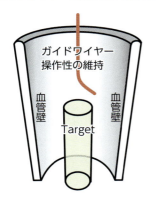

3D ワイヤリング法の target
- CTOの出口部や島
- 想像されるCTO内のルート：石灰化病変，ステント内再狭窄
- retrogradeのガイドワイヤー

保たれていることが必要条件となる。ワイヤーはConquestワイヤー（朝日インテック）が適しているが，柔らかいプラークの場合はGAIA 2nd，3rd（朝日インテック）でも可能である。Targetは，CTOの出口部，CTOの内部（島，CTO領域の石灰化やステント），retrogradeのワイヤーとなる。

- CTO stiffワイヤーの3Dワイヤリングは，正確にはadvance after rotationだけではなく，2Dワイヤリングに分類したadvance with rotationの操作も一部含まれる。これは，directed swingingという方法で，3Dイメージ下にtipを180°以内に方向性を決めて回しながら押して進める方法もある。

3Dイメージの構築法

- 3Dワイヤリングを行うには，リアルタイムにワイヤーを回す向きとその角度を認識することである。3Dイメージの構築は，①直交する透視の2方向からか，②透視1方向とIVUSイメージから行うことが可能である。本項では①の3Dイメージの構築法を示す[1, 2]。

- PCI中に簡便に，血管の走行に依存されず3Dイメージを構築するには，3Dイメージの法則"モニター画面上で，対象物（shaftかtip）は，detectorを回転する方向と同じであれば，回転した方向の画面で，そのz軸は前，逆は後である。"を用いるのがよい。X-モニター上の左右上下の方向性を，X-線detectorの回転方向に統一することで，ワイヤーとtargetの3Dイメージを，冠動脈の走行に左右されず，冠動脈のどの部位でも容易に構成できる利点がある。

- 図2に方法論を述べる。
  ①ワイヤーはshaftとtipに分ける。
  ②次に，モニター画面での左右上下をdetectorの回転方向で表現する。Detectorの側からみているものが，モニター上の画面であるというイメージを頭のなかで作る。
  ③次に，上記の3Dイメージの法則を使用して，3Dイメージを構築する。Shaftは，targetに対する位置関係で，その奥行き（z軸）を判断する。モニター上のshaftのtargetに対する位置関係が，次のdetectorの回転方向と同じ，真ん中，逆を判断する。

- 図2の例では，最初のRAO 30°では，モニター画面上でshaftはtargetに対して左側にある。次にLAO 60°（直交90°）を観察しようと思えば，detectorは右（モニター画面の右側）に動かすことになる。すなわち，shaftのtargetに対する位置の左は逆の右方向となり，3Dイメージの法則から，回転したあとのLAO 60°の画面では，shaftはtargetに対して，後ろに位置する。Tipも同様で，tipは，モニター画面を水平として，tipの付け根から先端へのベクトルの奥行きの向き（z軸）を判断する。最初のワイヤリングのモニター画面でのtipの向きが，detectorの回転方向と

リアルタイムの3Dイメージ構築法

① ワイヤーは，shaftとtipに分ける。

RCA mid.のCTO病変をイメージ

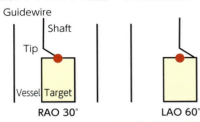

② 術者がdetectorから画面を覗くイメージを作る。
この例では，最初の方向（RAO 30°）から，次の方向（LAO 60°）へは，右にdetectorを動かすことになる。

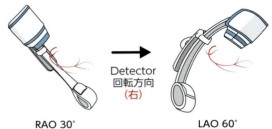

③ 3Dイメージの法則："モニター上で，対象物（shaft かtip）は，detectorを回転する方向と同じであれば，回転した方向の画面からみて，そのz軸は前，逆は後である"を使用する。

Shaftは，
targetとの位置関係をその方向として，detectorの回転方向と同じ，真ん中，逆を判断する。

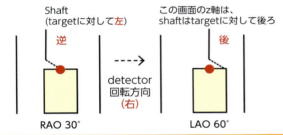

Tipは，
単にdetectorの回転方向と同じ，真ん中，逆を判断する。

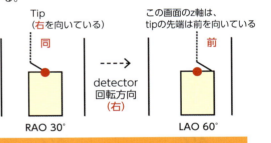

④ 回転した方向の画面に，shaftとtipのz軸の情報を当てはめて，3Dイメージを構成する。

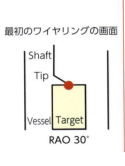

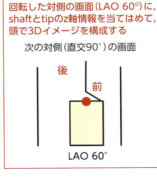

回転した対側の画面（LAO 60°）に，shaftとtipのz軸情報を当てはめて，頭で3Dイメージを構成する

頭に構成される3Dイメージ

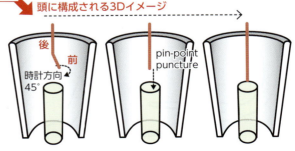

同じ，真ん中，逆かを判断する。図2では，最初のRAO 30°では，モニター画面上でtipは右を向いており，次にLAO 60°を観察しようと思えば，detectorも右（モニター画面の右側）に動かすことになる。Tipの向きは右で，同じ右方向なので，回転したLAO 60°の画面で，tipの先端は前を向いている。④最後に回転した後のLAO 60°の画面のみをみて，これにshaftとtipのz軸の情報を当てはめて3Dイメージを構築し，ワイヤーを正確に回転させてpin-point penetrationを行う。

2Dと3Dワイヤリング法の選択

- 実臨床で3Dワイヤリング法を行うための必要条件は，実験モデルで再現性をもって行えることであるが，実臨床の病変は実験モデルとはギャップがあり，3Dワイヤリング法を有効に活かせない状況に多く直面する（図3）。このギャップを理解し，2Dと3Dワイヤリング法の使い分けることが重要である。
- CTO病変の部位による2Dと3Dワイヤリング法の選択は，入口部は2D＞3Dワイヤリング法で，CTO内と出口部は3D＞2Dワイヤリングの順

図3

3Dワイヤリングが難しい病変の理解

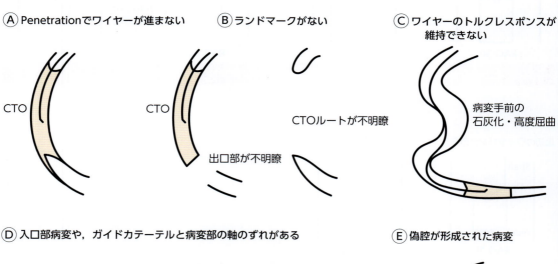

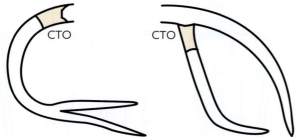

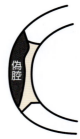

の概念で選択する。Tapered softは2Dワイヤリング法であるが，CTO stiffワイヤーに移行した時点で，2Dと3Dワイヤリング法の使い分けとなる。ランドマーク（石灰化，島や出口部など）が視認でき，ワイヤーの操作性が維持でき，penetrationで進むのであれば，3Dワイヤリング法を試みる。それ以外は，必然的に2Dワイヤリング法（searching, drilling）になる。この後も病変の状況に応じて2Dと3Dワイヤリング法の使い分けが重要となる。出口部は，選択造影を行いできる限り3Dワイヤリング法でのpin-point penetrationを目指す。

CTから得るべき情報

- 3Dワイヤリングを含めたCTOワイヤリングを行うときにCTから得るべき情報は，①病変形態，②CAGでは認識できない情報と，③直交方法の同定，である。

①病変形態

- 石灰化の位置とその程度が重要である。石灰化そのものは硬くワイヤーの通過は困難であるが，CTで確認された石灰化は，多くの場合術中の透視・撮影で認識できるので，その情報から血管のルートを認識して，石灰化が少ないルートの通過を目指すことになる。なお，CT値からのワイヤーの進みやすさの指標からのプラークの硬さを判断することは難しい。

図4

CTO病変内〜出口部の手技や病変の状況に応じた2D，3Dワイヤリングとワイヤーの選択

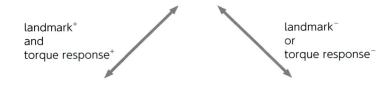

②CAGでは認識できない情報

- CAGでは視認できないCTO病変の追加情報は，入口部がtaperタイプでない場合や，CTO内に石灰化がない場合には有効である．出口部は冠動脈造影のほうが情報量が多い．
- 図5AにLAD CTO症例を提示する．CTの長軸画像だけなく，短軸画像でCTO病変の各部位の石灰化の位置とその程度を把握し，石灰化の中心部が通過ルートであると認識した．この石灰化のCT情報を元に，術中に透視・撮影で視認できる石灰化からイメージされる血管の中心部にワイヤーを進めることになる．なお，後述するPhilips CT True View (Philips Healthcare, Best, Netherlands) で解析した三次元画像は，アンギオのdetectorと連動して動き，横に短軸像も表示されるが，この短軸像の現在透視でみている方向がわからないので，術中にリアルタイムに石灰化の分布を認識することはできない．

③直交方法の同定

- アンギオの画面で正確なワイヤー操作を行うにはできる限り理想的な

図5

LAD CTO症例のCTから得られる情報

Ⓐ 病変形態：CTO病変の入口から出口までの石灰化の位置と程度．CAGでは認識できない場合のCTO病変の追加情報

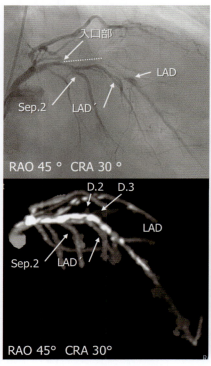
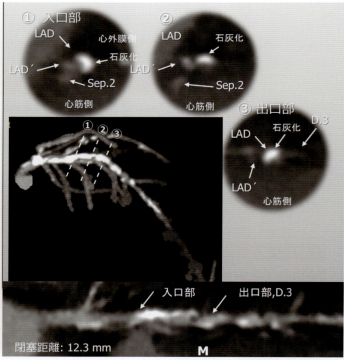

（桜橋渡辺病院診療放射線科 西澤圭亮技師 作成）

90°離れた直交2方向から観察することは重要である。これは，3Dだけではなく，2Dワイヤリング法でも重要である。

- 筆者は，以前は，ライブで使用されている角度や，カテーテル室に昔からある冠動脈模型を見て直交方向を決めていた。3Dワイヤリング法を行うようになり，当院ではCTO症例は，直交方向をTrue Viewで解析をするようになった。これは，心臓CTデータから構築された3D冠動脈モデルを，三次元自動血管解析機能により，病変部が最もみやすい角度，すなわち直交方向をリングとカラーマップで表示するソフトである。この3D冠動脈モデルは，アンギオ装置のdetectorとモニター上で連動し，必要な部位の直交方向をリアルタイムで表示する非常に有用なソフトである。
- 図5BにLAD CTOの症例のTrue Viewでの解析を提示する。冠動脈の2つのリングで挟まれた部位（提示例は，入口部と出口部の直交方向を表示）に対して直交にdetectorを動かす方向が緑色で示されている（点線で囲んだ部位）。

B CTOの入口から出口までの直交方法の同定：CTO True Viewを使用した解析

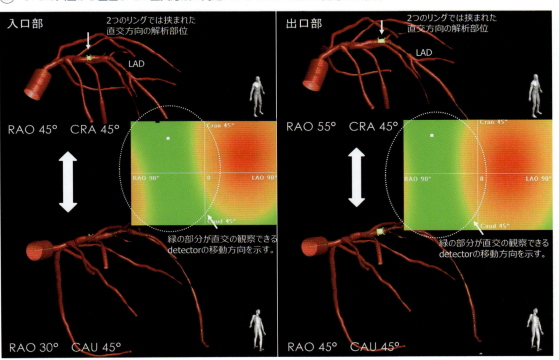

（桜橋渡辺病院診療放射線科 西澤圭亮技師 作成）

TECHNICAL POINT

この2つのリングの位置とその幅は，術中でも自由に動かせるので，CTOの入口から出口で必要な部位の直交方向をほぼピンポイントでリアルタイムに表示できる。また，リングそのものも直交方向から観察していれば，リングの面が閉じるのでこれも参考にする。

● True Viewでの解析から，病変部によっては一般的に使用されている直交方向とは異なる部位があることがわかった。特に異なっていたのは，#3，#6と#11であった。#3と#11はLAO 45°に固定してCRA 45°からCAU 45°移動，#6はRAO 30°に固定してCRA 45°からCAU 45°移動であった。一般的には，#3はLAO 45°，CRA 30°からCAU 30°に，#11はCAU 30°に固定してRAO 45°からLAO 45°，#6はCRA 30°に固定してRAO 45°からLAO 45°で観察されている。しかし，特に#6と#11は，この移動ではほぼ振り子状態であり，直交方向とはかけ離れている。確かに，側枝との重なりを考えれば，この経験的に使用されている2方向からのワイヤー操作も一理あるが，3Dワイヤリング法を行うのであれば，90°離れた直交2方向から観察を主で行うべきである。

● 当院の小山靖史医師（日本心臓血管3次元モデル研究会代表）から，3Dプリンタによる実際の患者の3D冠動脈モデルを提供いただいた。驚くべきことは，昔からカテ室に1つはある冠動脈走行モデルとは大きく異なり，患者の3D冠動脈モデルの近位部における冠動脈の走行はより横に寝ており，#11と，#3は完全な左横走行で，#6は前走行であり，視覚的にも3D冠動脈のモデルとMDCTでの直交方向は一致した（図6）。カテ室によくある冠動脈走行モデルは，実際の冠動脈の走行をあまり意識せず球形に作られているので注意を要する。

● 実臨床ではdetectorを回せない角度もあり，図7に理想的な方向を参考にして，PCI時に使用可能な冠動脈の部位別の90°程離れた直交2方向とそのイラストも提示した。#3, 6, 7, 11, 13は，個人差が少なく，CT画像がなくても，そのまま使用可能である。#2，#3近位部から中間部は，冠動脈の蛇行に個人差があり，できればCT画像があったほうがよい。

カテ室に以前からある3D冠動脈モデルと3Dプリンタ実臨床モデルとは血管の走行が異なる

当院カテ室に以前からある3D冠動脈モデル。
A：正面から撮影した写真，B：正面から撮影した写真，C：上から撮影した写真，D：上から撮影した写真

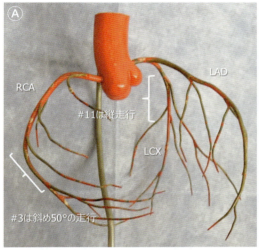
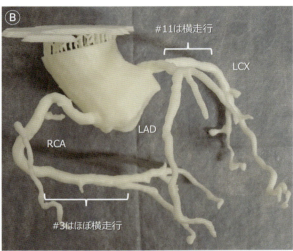
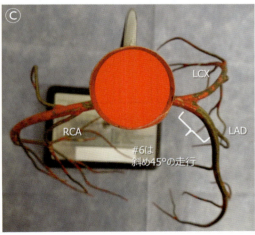
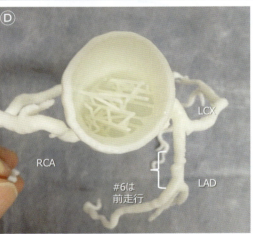

（桜橋渡辺病院 小山靖史医師 提供）

図7

MDCTによる理想的な90°離れた直交2方向と，PCI時に実現可能な方向

	MDCTの解析による冠動脈の 部位別の90°ほど離れた直交2方向	アンギオ装置で使用可能な直交2方向
RCA		
#1	LAO 45° CRA 45°～ LAO 45° CAU 45°（個人差 多）	LAO 45°～ AP CRA 30°
#2	LAO 45°～ RAO 45°（個人差 少）	LAO 45°～ RAO 45°
#3 近位部	LAO 45° CRA 15°～ AP CAU 30°（個人差 多）	LAO 45° CRA 15°～ AP CAU 30°
#3 遠位部	LAO 45° CRA 45°～ LAO 45° CAU 45°（個人差 少）	LAO 45° CRA 45°～ LAO 40° CAU 45°
LCA		
#6	RAO 40° CRA 45°～ RAO 40° CAU 45°（個人差 多） （RAO CAUで斜め下走行LADは，RAO 30°～CRA 30°）	RAO 30° CRA 45°～ RAO 30° CAU 45°
#7	RAO 70° CAU 30°～ CRA 30°（個人差 多）	CRA 30° LAO 45°～ CRA 30° RAO 45°
#11	CAU 30°～ LAO 45°（個人差 多）	CAU 30°～ LAO 45°
#13	CAU 30°～ LAO 45°（個人差 多）	CAU 30°～ LAO 45°

（桜橋渡辺病院 診療放射線科 西澤圭亮技師 検討・作成）

PCI時に使用可能な冠動脈の部位別の90°ほど離れた直交2方向のイラストでの表示

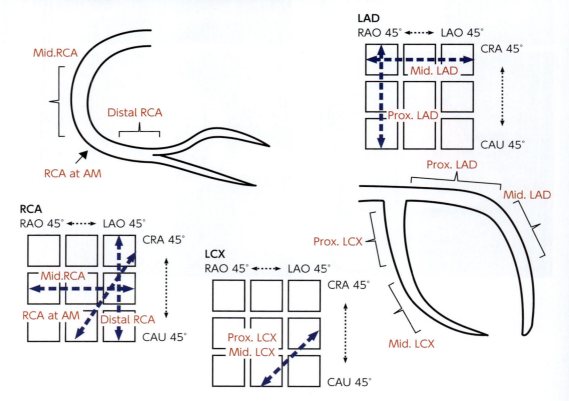

参考文献

1) Okamura A, et al. Chronic total occlusion treated with coronary intervention by three-dimensional guidewire manipulation: an experimental study and clinical experience. Cardiovasc Interv Ther 2016; 31: 238-44.
2) Tanaka T, Okamura A, et al. Efficacy and feasibility of the three-dimensional wiring technique for chronic total occlusion percutaneous coronary intervention: first report of outcomes of the three-dimensional wiring technique. J Am Coll Cardiol Intv 2018 (in press).

FFRとCT

● 祖父江嘉洋／大森寛行／谷垣　徹／川瀬世史明／松尾仁司

● 開発当初，4列の検出器列であった冠動脈CTは急速に開発が進み，現在は320例CTが実用化されている。空間分解能・時間分解能の向上が得られ，画像再構成法の進歩と合わせて，短時間で良質な画像が得ることが可能となった。冠動脈狭窄の診断能は，感度，特異度ともに90〜95%ときわめて高く，特に陰性適中率は99%と報告されている[1,2]。そのため，安定狭心症が疑われ，運動負荷心電図検査にて中等度リスクもしくは判定不能であった場合，ガイドラインでは冠動脈CTもしくは負荷SPECTにより精査を進めることが推奨されている[3]。しかし一方で，虚血性心疾患の治療方針や予後を考慮するうえでは狭窄の程度より，むしろ心筋虚血の有無の判断が重要である。実際に冠動脈CTにて50%以上狭窄を認めた症例のなかで，約半数において負荷SPECTで灌流異常がないことが報告されている[4]。また予後については狭窄率より冠血流予備量比（fractional flow reserve；FFR）が重要であることが報告されている[5]。すなわち，冠動脈CTによる形態的狭窄の診断能は高いが，機能的狭窄および予後を評価することは困難であった。

● 近年，Heart Flow社は冠動脈CTデータより再現された冠動脈および脈管構造の三次元モデルより，流体力学を基に血行動態解析を行い，冠動脈の各部位におけるFFRが仮想的にFFR$_{CT}$値として算出されるプログラムを開発した。そして，その診断能および予後評価に期待がもたれている。

FFR$_{CT}$の診断能

● FFR$_{CT}$の診断能についてはこれまでにいくつかの国際的多施設前向き研究が報告されている。代表的な報告としては，DISCOVER-FLOW試験[6]，De-FACTO試験[7]，NXT試験[8]が挙げられる。

● DISCOVER-FLOW試験は冠動脈CT，冠動脈造影（coronary angiography；CAG）そしてFFR$_{CT}$を施行された103人を対象にFFR$_{CT}$の診断能を評価した最初の試験である。結果，invasive FFRを対象に冠動脈CT（≧50%狭窄）とFFR$_{CT}$（＜0.8）を評価し，その正診率（58.5% vs. 84.3%），感度（39.6% vs. 82.2%），陽性適中率（46.5% vs. 73.9%）において高い診断能を報告している。また同報告ではFFR$_{CT}$がinvasive FFRとの比較において，相関係数（r）0.72をもって高い相関を認めたことも報告している。

- 続いて報告されたDe-FACTO試験，NXT試験においても同様の結果であり，ともに冠動脈CTと比較し，その診断能は有意に高いAUCをもって証明されており，エビデンスは十分と思われる。

FFR$_{CT}$と石灰化

- 冠動脈CTの問題点として石灰化病変では，その血管内腔評価が困難になることが挙げられる。しかしFFR$_{CT}$では石灰化の重症度に影響なく，冠動脈CT単独と比較し，FFR陽性の虚血性病変の同定に有用であることがNXT試験のサブ解析[9]より報告されている。Nørgaardらは冠動脈疾患が疑われる患者において，石灰化の重症度をAgatston scoreにより4分位に分け，FFR$_{CT}$の診断能を評価している。結果，CTと比較し虚血同定に遜色なく，むしろ正診率，特異度，陽性的中率は有意に高い結果となり，これはAgatston score≧400の高度石灰化病変においても認められた。
- 当院における具体例を図1に示す。冠動脈CTでは困難であった石灰化病変の虚血評価がFFR$_{CT}$により可能になると考えられる。

図1

高度石灰化を伴う左前下行枝の一例

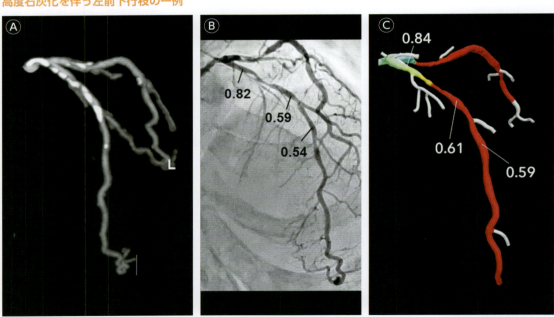

A：冠動脈CTでは75〜90%狭窄が疑われるが，石灰化によるアーチファクトのため，十分な評価が困難。Agatston scoreは683。
B：冠動脈造影では90%狭窄であり，FFRは対角枝分岐後の末梢側より0.54，中枢側で0.59，病変中枢側で0.82。
C：FFR$_{CT}$ではそれぞれ0.59，0.61，0.84とinvasive FFRと近似した値が得られている。

FFR_CTと予後

- FFR_CTによる予後評価は現在のところ，十分なデータが出ているとは言い難いが，PROMISE試験[10]ではFFR_CTによるその後の，複合エンドポイント（再灌流療法，死亡，心筋梗塞，不安定狭心症）発症を評価している。結果，FFR_CT＜0.8では冠動脈CT上の狭窄（左主幹部≧50％もしくは他の冠動脈≧70％）と比較し，4.3倍（p＝0.033）複合エンドポイントに達することを報告している。
- 当院におけるFFR_CTが評価可能であった連続616人においても，平均観察期間11カ月で多変量解析の結果，ハザード比（HR）7.41（95％CI 4.17-13.2, p＜0.01）という結果であった（図2）。今後はFFR_CTによる治療方針の決定や，予後評価が議論されると思われる。

図2

当院におけるFFR_CTによる予後評価

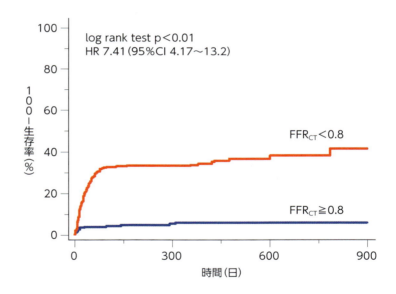

問題点

- これまでの報告では再灌流療法（PCIあるいはCABG）の既往のある症例は除外されている。そのため，これらの症例に対するFFR_CTの診断能については確立されておらず，今後の検討が必要と思われる。また冠動脈CT撮像に際してニトログリセリン投与を行っていない症例においては，FFR_CT値の信頼性が乏しいことがわかっており，投与は必須と思われる。しかしその投与方法および量についての統一した見解がないことが問題と思われる。

- そしてFFR$_{CT}$の算出にはスーパーコンピューターが必要であり，現時点では冠動脈CTデータをHeart Flow社にデータを転送する必要があり，冠動脈CT結果と同時にFFR$_{CT}$値を得ることは困難である。現在，データを転送後に約1〜2日でその解析結果を得ることが可能であるが，今後はさらにデータ処理能が向上し，リアルタイムにその結果を得ることが期待される。

まとめ

- 冠動脈CTは形態学的評価のみで機能的評価が困難であったが，FFR$_{CT}$を算出することで1回の検査にて，双方を評価ができることが可能になる。そしてHeart Flow社のデータベースはさらなる蓄積によって，より精度が増すことが予想され，FFR$_{CT}$は今後の虚血性心疾患への非侵襲的検査の第一選択肢となる可能性がある。

参考文献

1) Mark DB, et al. ACCF/ACR/AHA/NASCI/SAIP/SCAI/SCCT 2010 expert consensus document on coronary computed tomographic angiography: a report of the American College of Cardiology Foundation Task Force on Expert Consensus Documents. Circulation 2010; 121: 2509-43.

2) Schroeder S, et al. Cardiac computed tomography: indications, applications, limitations, and training requirements: report of a Writing Group deployed by the Working Group Nuclear Cardiology and Cardiac CT of the European Society of Cardiology and the European Council of Nuclear Cardiology. Eur heart J 2008; 29: 531-56.

3) 循環器病の診断と治療に関するガイドライン. (2007-2008 年度合同研究班報告）冠動脈病変の非侵襲的診断法に関するガイドライン. Circ J 2009; 73: 1019-89.

4) Schuijf JD, et al. Relationship between noninvasive coronary angiography with multi-slice computed tomography and myocardial perfusion imaging. J Am Coll Cardiol 2006; 48: 2508-14.

5) Pijls NH, et al. Percutaneous coronary intervention of functionally nonsignificant stenosis: 5-year follow-up of the DEFER Study. J Am Coll Cardiol 2007; 49: 2105-11.

6) Koo BK, et al. Diagnosis of ischemia-causing coronary stenoses by noninvasive fractional flow reserve computed from coronary computed tomographic angiograms. Results from the prospective multicenter DISCOVER-FLOW (Diagnosis of Ischemia-Causing Stenoses Obtained Via Noninvasive Fractional Flow Reserve) study. J Am Coll Cardiol 2011; 58: 1989-97.

7) Nakazato R, et al. Noninvasive fractional flow reserve derived from computed tomography angiography for coronary lesions of intermediate stenosis severity: results from the DeFACTO study. Circ Cardiovasc imaging 2013; 6: 881-9.

8) Nørgaard BL, et al. Diagnostic performance of noninvasive fractional flow reserve derived from coronary computed tomography angiography in suspected coronary artery disease: the NXT trial (Analysis of Coronary Blood Flow Using CT Angiography: Next Steps). J Am Coll Cardiol 2014; 63: 1145-55.

9) Nørgaard BL, et al. Influence of coronary calcification on the diagnostic performance of CT angiography derived FFR in coronary artery disease: A Substudy of the NXT Trial. JACC Cardiovasc imaging 2015; 8: 1045-55.

10) Lu MT, et al. Noninvasive FFR derived from coronary CT angiography: Management and outcomes in the PROMISE Trial. JACC Cardiovasc imaging 2017; 10: 1350-8.

Ⅲ 実例解説 治療戦略に活かす心臓CT こんな病変に役立つ！ 心臓CTの得意技

CTによるBRSの適応病変，留置後のフォローアップ，マーカーの見え方

● 倉田　聖

PCIと心臓CT

● 経皮的冠動脈インターベンション（percutaneous coronary intervention；PCI）は，薬剤溶出性ステント（drug eluting stent；DES）の登場により慢性期の再狭窄が著明に減少し，冠動脈疾患における標準的な治療法の1つとなっている。従来のベアメタルステント（bare metal stent；BMS）によるPCI治療では6カ月後の再狭窄率が20〜30％みられたことに対し，DESによる治療では5〜10％まで低減されたと報告されている。

● 心臓CTは，非観血的に冠動脈病変の評価が可能な検査方法として臨床に広く普及し，冠動脈疾患の診断アルゴリズムのなかでも重要な役割を担っている。しかし，BMSやDESに使用されている金属ステントはCT画像のなかでアーチファクトとしてPCI後の冠動脈CTA評価を困難にする場合が多く，研究報告のなかでは評価不能なステントが対象群の2〜45％と幅広い割合でみられている。評価可能なステントを対象とした心臓CTによるステント内再狭窄の診断能は，感度・特異度ともに約90％と報告されているが，国内外の循環器関連学会のガイドラインでも「熟達した専門施設で，近位部に留置された3mm以上のステントについて評価することが望ましい」と限定的な使用を推奨している。

生体吸収性スキャフォルド（bioresorbable scaffold；BRS）

● PCIの治療成績はDESをはじめとするデバイスの開発や治療手技の改善によって向上したが，慢性期のステント内血栓症や残存する冠動脈ステントによって後の治療が制限されるなどの問題は残されてきた。

● BRSとは，金属ステントと同様の構造を生体に吸収される素材を用いて作った冠動脈デバイスの総称である。冠動脈の拡張を保持することにより，冠血流を維持することができる。BRSの概念は1980年代に提唱されたが，2000年代に入って欧州を中心に急速に臨床研究が進められた。BRSの最大の特長は経時的に体内で完全に分解消失する点であるが，使用する材質や溶出する薬剤，BRSをコーティングするポリマーの違いによってさまざまな種類がある（表1）。

● Absorb®-BVS（Abbot社，現在国内非販売品）はポリラクチド（ポリ-L-乳

表1

BRSの種類

	材質	ストラット厚（μm）	溶出薬剤	吸収期間（カ月）	放射線不透性	現状
第1世代						
Magmaris™	Mg合金	150	シロリムス	9〜12	両端に金属の目印	CEマーク取得
IGAKI-TAMAI STENT®	PLLA	170	なし	24〜36	なし	PADに対しCEマーク取得
Absorb®-BVS（※）	PLLA	156	エベロリムス	24〜48	両端に白金の目印	CEマーク取得・FDA承認
DESolve®	PLLA	150	ノボリムス	12〜24	両端に金属の目印	CEマーク取得
ART PURE™	PLLA	170	なし	3〜6	なし	CEマーク取得
ReZolve™	PTD-PC	228	シロリムス	4〜6	X線透視下で視認可能	臨床研究
ReZolve™ 2			シロリムス		X線透視下で視認可能	臨床研究
第2世代						
FORTITUDE®	PLLA	150	シロリムス	10	なし	臨床研究
FANTOM™	PTD-PC	125	シロリムス	24〜26	X線透視下で視認可能	CEマーク取得
Mirage™	PLLA	125	シロリムス	14	長軸方向の目印	臨床研究
DESolve® Cx	PLLA	120	ノボリムス	24	両端に白金の目印	臨床研究
Firesorb®	PLLA	100〜125	シロリムス	36		臨床研究
MeRes 100™	PLLA	100	シロリムス	24	両端に白金の目印	臨床研究
Absorb® BVS Falcon	PLLA	≦99	エベロリムス			開発段階
MAGNITUDE®	PLLA	80	シロリムス	24〜36	なし	臨床研究

Mg：マグネシウム，PLLA：ポリ-L-乳酸，PTD-PC：チロシン由来のポリカーボネート　※現在国内非販売品

酸，PLLA）で構成され，免疫抑制薬のエベロリムスを溶出薬剤として使用したポリマー系のBRSの1つである。多くの研究が報告されているのでそれを中心に述べる。Absorb®-BVSは，留置直後よりPLLAの加水分解がはじまり（〜2年），ポリマーからプロテオグリカンに置換され消失し（〜3年），BVSの両端にある不透過マーカーのみが残る。臨床研究も多く報告されており，短期の調査ではDESと同等の成績と報告されたが，近年になって慢性期に超遅発性のスキャフォルド血栓症が比較的高い頻度で起きることが報告されるようになり，2017年9月より販売を中止している。この原因には，①BRSのストラットの厚みによる乱流の発生，②破断したBRSや分解産物による易血栓性，③それらに関連した炎症反応，など考えられているが，最近では材質や構造を改善した薄いBRSが開発され，臨床研究が進行している[2]。

CTによるBRSの適応病変の評価

● BRSによるPCIは，BRSの特性と手技について習熟したうえで適応病変を正しく選択し，前拡張〜血管内イメージングによるサイズ決定〜後拡張

の3ステップで行うことが重要とされている[3]。BVSのPCIでは，DESよりやや大きいプロファイルのデバイスを病変部にクロスさせ，BVSの拡張不良や破断を起さないように適切に拡張することが重要である。表2にABOSRB II/III試験の結果からまとめられたAbsorb®-BVSの留置が好ましい条件と除外すべき条件を示す[4]。CTの空間分解能は血管内超音波やOCTに及ばないため，心臓CTが有用と考えられる評価ポイントをtipsにまとめたので，役立てば幸いである。

Tips

BRS適応病変における心臓CTの評価ポイント

1) 病変長：心臓CTの解析ソフトウェア上で，冠動脈の走向に合わせた病変長とBRS留置部位の両端のプラーク性状を評価することが可能である。
2) 血管径：BRS留置予定部位の両端の参照血管径（両端の参照径はBRSのサイズ決定に重要である；表3）。
3) 病変性状：高度の冠動脈石灰化（横断面270°を占める場合，0.5mm以上の厚みがある場合）は，ロータブレーターなどの前処置が必要になる場合がある。
4) 冠動脈の三次元的な解剖：屈曲病変の程度や分岐部病変の評価，動脈硬化プラークの広がりは，心臓CTの三次元情報が有用である。

Absorb®留置の条件

Absorb®留置の好ましい条件	好ましくない条件
新規病変	急性冠症候群・ST上昇型心筋梗塞
血管径：2.5〜3.9mm	中等度以上の石灰化病変
最長病変長：28mm	2mm以上の分枝を有する分岐部病変
最大病変数：2	LMT
	CABG術後のグラフト枝
	ステント内再狭窄
	入口部病変
	複雑な完全閉塞
	視認できる血栓を有する場合
	高度の屈曲病変

CTによるBRSのフォローアップ

● BRSの心臓CTにおける最大の利点は，最も問題となっていた金属ステントのアーチファクトが起きない点にある。しかしPCI時の臨床情報（治療部位，BRSの種類・長さ×径）がない場合ではBRSの正しい評価が困難な場合がある（表3，図1）。Absorb®-BVSやいくつかのBRSは両端に不透過マーカー（お互いに180°の位置に配置している）を目印に評価できるが（図2），CTではBRSのストラットは視認できないので，PCI治療時の血管造影像を確認しながら評価することをお勧めする。Absorb®-BVSのこれまで報告では，DES群と比較してBRS留置1年後のBRS内の再狭窄

表3

BRS血管径のサイズ決定のアルゴリズム

使用するBRSの血管径(mm)	IVUS/OCTで計測した参照血管の最大内腔径の範囲(mm)		
	Absorb®	DESolve®	Magmaris™
2.5	≧2.3 かつ <3.0	≧2.25 かつ ≦2.5	N/A
3.0	≧2.5 かつ <3.3	≧2.75 かつ ≦3.0	≧2.7 かつ <3.2
3.0	—	≧3.0 かつ ≦3.25	—
3.0	≧3.0 かつ <3.8	≧3.5 かつ ≦3.75	≧3.2 かつ <3.7
3.0	—	≧3.75 かつ ≦4.0	—

BRS：生体吸収性スキャフォルド，IVUS：血管内超音波検査，OCT：光干渉断層イメージング
参照血管径はBRSの留置部位の両端の近位と遠位の血管径をIVUSまたはOCTで計測する。

図1

BRSとDES

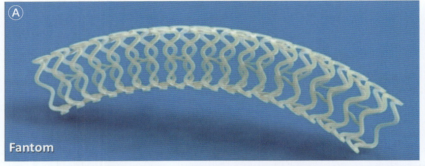
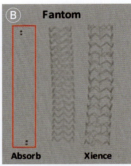
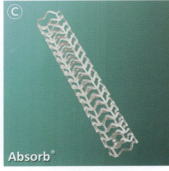
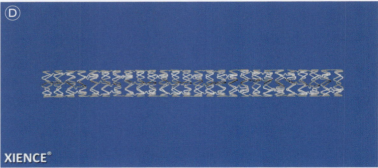

A：Fantom生体吸収性スキャフォルド(BRS)。ヨード化アミノ基をもつチロシンが付加されたポリカーボネートを材質としている。
B：X線透視下でみたAbsorb®-BVS(**左**：両端マーカーが視認できる)，Fantomスキャフォルド(**中**：材質にヨードが含有されているのでストラットが視認できる)，薬剤溶出性ステント(**右**：DES，XIENCE®，コバルトクロム合金を材質とした金属ステント)[2]。
C：Absorb®-BVS(※)
D：XIENCE V®(※)
※：現在国内非販売品

図2

BRSの心臓CTによるフォローアップ

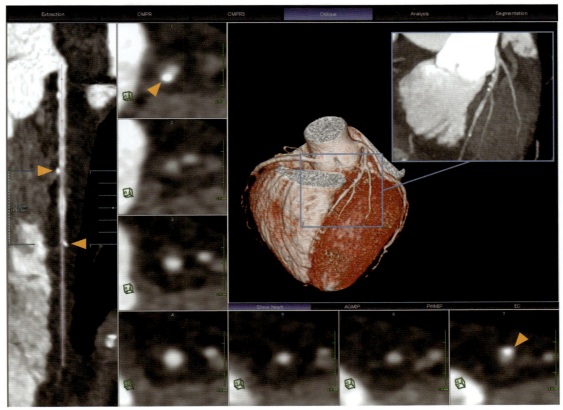

労作性の胸痛を呈する60歳代,男性に対し,LADにAbsorb®-BVS(※)(3.0×28mm)を用いてPCI治療を行い,2年後に心臓CTでフォローアップを行った臨床例。左前下行枝#7にAbsorb®-BVS留置部位の両端に180°の位置に配置された白金のマーカー(▶)が確認できる。BRSセグメント内の近位に非石灰化プラークを伴う軽度狭窄を評価することができた。※現在国内非販売品

率や再血行再建率に有意差がなく,遠隔期の損失径(late loss)に関して非劣性が示されていることから,晩期のスキャフォルド血栓症をほかの血管枝と同様に心臓CTで非侵襲的に評価することが可能であると考える。BRSが分解消失することで治療した血管枝の屈曲・拍動など構造的な機能の回復も報告されているが,これらは心臓CTでも観察可能と考える。また,心臓CTの画質が十分であれば,流体力学を応用したCT-FFRの評価も可能であり,BRS治療部位の機能的な評価も期待されている(図3)[5]。

謝辞

本項の作成にあたり,BRSの臨床例の借用にご協力いただきましたオランダのエラスムス大学放射線科循環器イメージング部門のAdriaan Coenen先生に心より感謝いたします。

図3
BRSによるPCI治療後の心臓CTの経過

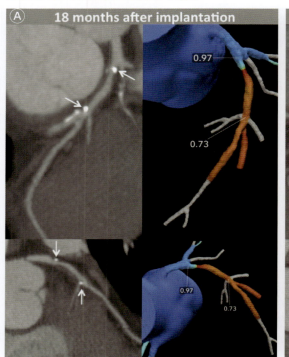
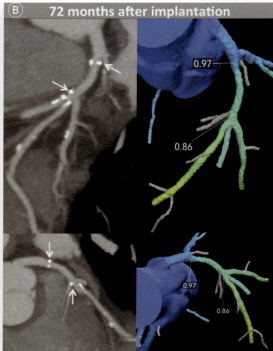

A：左前下行枝にAbsorb®-BVS（※）を留置して18カ月後の心臓CT。⇨はBRS両端で目印となる白金のマーカーであり，BRS近位端の狭窄（最小血管面積1.8mm^2）はCTデータより算出される冠血流予備量比（CT-FFR）は0.73であった。
B：無症候性であり，薬物療法で経過をみたところ，72カ月後の心臓CTでは最小血管面積は5.6mm^{2}に拡大し，CT-FFRも0.86と改善したことが心臓CTで評価することができた[5]。
※現在国内非販売品

参考文献
1) Byrne RA, et al. Report of an ESC-EAPCI Task Force on the evaluation and use of bioresorbable scaffolds for percutaneous coronary intervention: executive summary. Eur Heart J 2018; 39: 1591-601.
2) Costa JR Jr, et al. Bioresorbable coronary scaffolds: Deployment tips and tricks and the future of the technology. Methodist Debakey Cardiovasc J 2018; 14: 42-9.
3) Bangalore S, et al. The state of the absorb bioresorbable scaffold: Consensus from an expert panel. JACC Cardiovasc Interv 2017; 10: 2349-59.
4) Everaert B, et al. Recommendations for the use of bioresorbable vascular scaffolds in percutaneous coronary interventions : 2017 revision. Neth Heart J 2017; 25: 419-28.
5) Sotomi Y, et al. Imaging assessment of bioresorbable vascular scaffolds. Cardiovasc Interv Ther 2018; 33: 11-22.

PVIに必要なCT情報

● 坂元裕一郎／松下俊一

- 肺静脈隔離術（pulmonary vein isolation；PVI）とは心房細動アブレーションの標準治療である。
- 心房細動のきっかけ（トリガー）となる期外収縮の90％以上が肺静脈を起源とする。高周波，冷凍凝固，レーザーといったエネルギーを使用し肺静脈周囲の組織をアブレーションして肺静脈の電気的隔離を行うことで心房細動を治療する。
- 心房中隔穿刺で左房に到達した後，カテーテルを操作する。左房，肺静脈の大きさ，形状はさまざまでありデバイスの選択や治療戦略を考えるためには，事前にCT検査を行う意義は大きい。さらには，高周波カテーテルアブレーションで使用される3Dマッピングシステムへ術中に組み込むこと（merge，fusion）も可能であり，解剖学的に複雑な形状をした症例では特に有用である。

症例提示 ❶ 薬剤抵抗性発作性心房細動（55歳，女性）

- 薬剤抵抗性の発作性心房細動に対して高周波カテーテルアブレーションが施行されることになった。術前にCT検査（図1A, B）を施行したところ肺静脈の形態異常を認めた。右下肺静脈入口部は後壁中央を越えて左側寄りで開口しており，内視鏡画像（図1C, D）では左下肺静脈入口部は左上肺静脈より離れた位置にあり扁平化していた。
- 高周波アブレーションを施行するうえでの焼灼ラインを術前に検討した。通常の同側肺静脈拡大隔離は難しいため，4本の肺静脈をbox状に隔離するライン（図2A），右上下肺静脈は通常どおり一括で隔離し，左上下は個別隔離するライン（図2B）を候補に挙げた。扁平化した左下肺静脈に対する焼灼で慢性期の肺静脈狭窄や閉塞を引き起こす懸念もあり，術中の所見も参考にしながら焼灼ラインを選択する方針となった。
- マッピングシステムにはCARTO® 3を使用した。多点マッピング用カテーテルで左房と肺静脈の3D構築を行い（図3A），心臓CTとのmergeも行った（図3B）。
- 右肺静脈の前壁から下部まで焼灼（図4A）したところで右上下肺静脈電位の消失が得られた。また，左下肺静脈には肺静脈電位がないことも確認され，焼灼範囲に含める必要がないことも判明した。図4Bは左房の背側

図1

術前CT検査

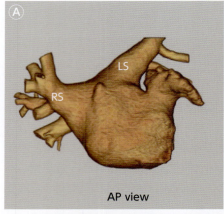
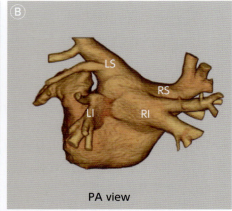
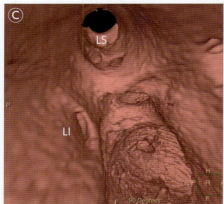
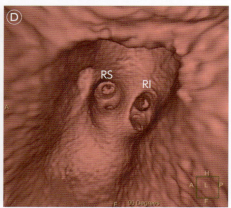

LS：左上肺静脈
LI：左下肺静脈
RS：右上肺静脈
RI：右下肺静脈

図2

術前に検討した焼灼ライン

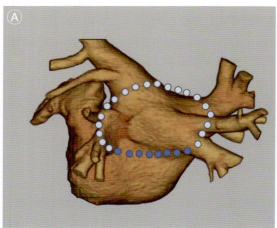
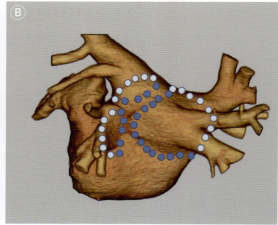

●：前壁側焼灼ライン　○：後壁側焼灼ライン

図3

3Dマッピングで構築した左房と肺静脈（A），CTとmergeした左房と肺静脈（B）

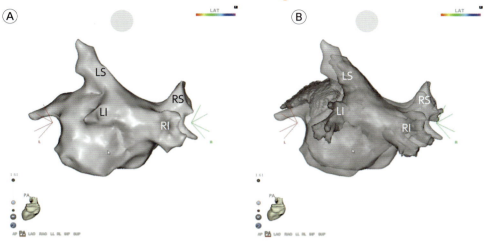

図4

右肺静脈の前壁から下部まで焼灼（A），食道も構築し加えた画像（B），左下肺静脈を除いたmodified-box PVIに成功（C）

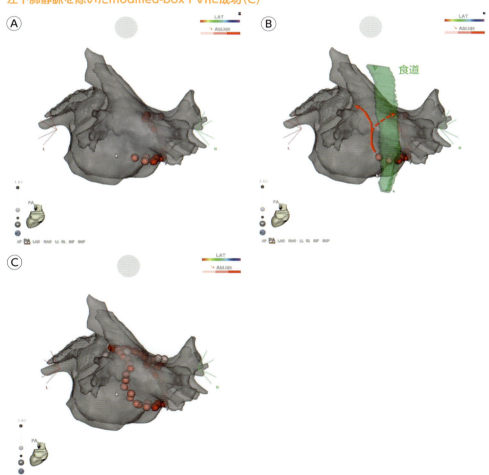

に位置する食道も構築し加えた画像である。右肺静脈後壁の焼灼ラインについては，後壁中央を上向するライン（B--→）では，食道と大部分が重なるため食道障害発症に配慮した焼灼が求められる。この時点で右上下肺静脈がすでに隔離できていることから後壁中央のラインは不要と判断し，左下肺静脈を避けて左上肺静脈に向かうような焼灼ライン（B→）を選択した。結果，左上肺静脈も隔離でき，左下肺静脈を除いたmodified-box PVIに成功した（図4C）。

- 左心耳と左上下肺静脈の境界部はleft lateral ridge（LLR）とよばれる隆起した構造をしており，左上下PVIの前壁焼灼ラインとなる。LLRと上下肺静脈分岐部（カリーナ）の形状，両者の位置関係を把握することは，伝導間隙を作らない焼灼の成功に重要である。術中の肺静脈造影所見では，すべてを把握することは難しく，症例①でも示したような心臓CT検査での内視鏡画像の構築が非常に有用となる。
- 図5A，Bに具体例を示す。図5AはLLR，カリーナともに厚みはなく，カテーテルを肺静脈側から引っ掛けるように操作し焼灼するだけで貫壁性焼灼巣の連続は得られやすい。一方，図5BのLLRには厚みがあり，同じ出力，通電時間では焼灼による局所電位の減高も緩徐となり，伝導間隙を生じやすい。さらにはカリーナも太く，肺静脈側からの操作のみでは（〇）の部位は焼灼できないため，同部位へはカテーテルを垂直に当てながら焼灼する必要があることが理解できる。また，PVIをいったん成しえた後も同部位で再伝導が生じる可能性も予測できる。あらかじめ十

図5

LLR，カリーナともに厚みはない（A），LLR，カリーナともに厚みがある（B）

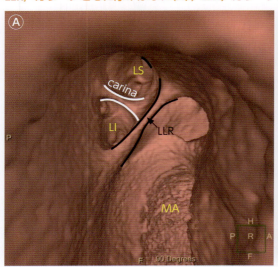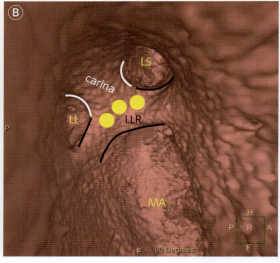

LLR：left lateral ridge，MA：僧帽弁輪

分な焼灼を与えておく，再伝導時に注意深くマッピングすべき部位と認識する，といった戦略が完成度の高いPVIに結びつく。
- 持続性心房細動症例のなかには，通常のPVIに加え僧帽弁輪峡部（僧帽弁輪から左下肺静脈の間）への線状焼灼などが必要な症例もある。線状焼灼のエンドポイントは両方向性ブロックの完成であるが，冠状静脈洞内への焼灼が50％前後で必要となる。冠状静脈洞と冠動脈の回旋枝が交差する症例では，冠状静脈洞内焼灼により冠動脈損傷が発生する可能性があり，事前の心臓CTで両者血管の解剖学的位置関係を把握しておくことが望ましい。

症例提示 ❷ 薬剤抵抗性持続性心房細動（68歳，男性）

- 薬剤抵抗性持続性心房細動に対して高周波カテーテルアブレーションを施行する方針となった。両側のPVIを施行した後，僧帽弁輪を反時計方向に周回する非通常型心房粗動が誘発されたため，僧帽弁輪峡部に対する線状焼灼について検討した。心臓CT（図6A）で冠状静脈洞と冠動脈回旋枝の走行を確認することができ，想定した焼灼ライン（---）上では両者は交差していなかった。これより冠状静脈洞内での通電が可能と判断でき，僧帽弁輪峡部の線状焼灼を施行した。心内膜側への焼灼のみでは頻拍の停止は得られたがブロックは完成されず，冠状静脈内への通電を行うとブロック完成の所見となった（図6B）。冠動脈損傷を疑うような心電図変化や症状はなく，無事治療を終了した。

図6

冠動脈と冠状静脈洞を同時撮像した心臓CT（A），3Dマッピングで構築した左房と肺静脈（B）

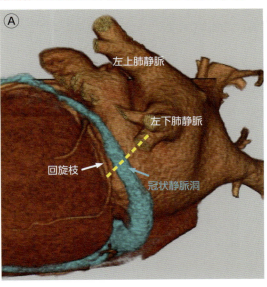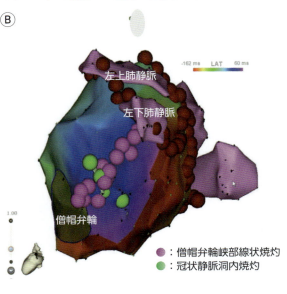

TECHNICAL POINT

冠動脈と冠状静脈洞の同時撮像も含めた心房細動アブレーション用撮影プロトコル

冠状静脈洞の描出のタイミングは動脈相から6～8s後となるため，同時撮像には遅延時間分の造影剤量を増やす必要があった．最近では造影剤の希釈を行い，管電圧100kVで撮影している．

スキャナ	iCT256（Philips）
検査前投薬	亜硝酸薬（ニトログリセリン舌下スプレー剤×2噴霧），β遮断薬（ランジオロール塩酸塩）
撮影条件	管電圧：100kV，管電流：1,000mAs，回転速度：0.27s，コリメーション：0.625mm，helical pitch：0.14，
造影剤の注入	350もしくは370mg/dLの造影剤63mLと生理食塩水27mL（造影剤：生理食塩水＝7：3）を4.0mL/sで混合注入し，同注入速度での生理食塩水の後押しも行う．
スキャン	Bolus trackingで下行大動脈のCT値が120HU以上となった12s後に気管分岐部から横隔膜の間を撮影する．60s後に血栓評価のため左心耳を再撮影する．

● 右横隔神経は，右上肺静脈遠位の前壁側を走行しており，右PVIの際に障害を受けると横隔神経麻痺が発症してしまう．現代の高周波アブレーションによるPVIでは，肺静脈入口部よりも近位部である前庭部を焼灼して隔離することがほとんどの症例で可能となり，発症は以前に比べまれとなった．一方，バルーンを用いた冷凍凝固アブレーションでは，前庭部のみならず遠位側まで冷却されるため，横隔神経麻痺の発症が高周波アブレーションに比して多いことが知られている．CTで右肺静脈入口部と横隔神経の距離を事前に確認することは冷凍凝固アブレーションによる横隔神経麻痺発症の予測に有用な可能性が高い．

TECHNICAL POINT

横隔神経は心臓の外縁を心膜横隔動静脈と並走している．同血管のわずかな造影所見を構築することで横隔神経の走行を確認できる[1]．

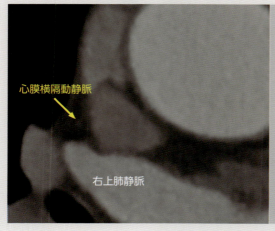
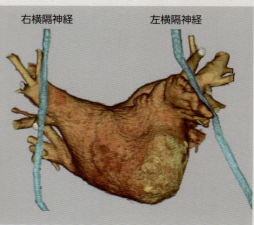

- 腎機能障害を有する症例では造影剤の使用が当然負担となる。筆者らは，中等度以上の腎機能障害を有する症例では，単純CT検査を選択し大まかな解剖学的情報のみを確認する。一方，軽度腎機能障害を有する症例では，造影剤使用量を30mLに留めた造影剤量低減撮影プロトコルで撮影している。

TECHNICAL POINT

造影剤量低減撮影プロトコル

スキャナ，検査前投薬，撮影条件は先で述べたものと同様となる。
冠動脈の末梢枝，冠静脈洞の描出はやや不十分となることが多いが，左房，肺静脈の解剖学的情報取得には十分である。

造影剤の注入	造影剤30mLと生理食塩水13mL（造影剤：生理食塩水＝7：3）を4.0mL/sで混合注入し同注入速度での生理食塩水の後押しも行う。
スキャン	Bolus trackingで左房のCT値が120HU以上となった6s後に撮影する。60s後に血栓評価のため左心耳を再撮影する。

造影剤量低減撮影プロトコルで撮影した一例（造影剤量：30mL）

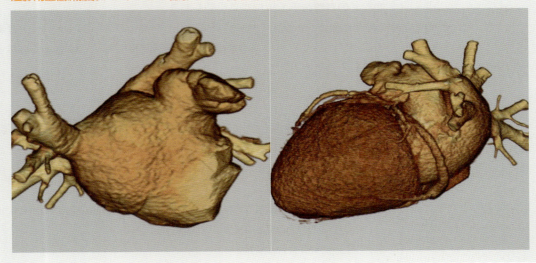

- 以上のように，PVI術前の心臓CT検査は，解剖学的情報取得，合併症予防の対策，治療戦略の組み立てなどにきわめて有用である。

参考文献

1) Matsumoto Y. et al. Detection of phrenic nerves and their relation to cardiac anatomy using 64-slice multidetector computed tomography. Am J Cardiol 2007; 100: 133-7.

TAVI
(CTによるTAVIの術前治療評価，フォローアップ)

● 白井伸一／磯谷彰宏／林　昌臣／川口朋宏／森永　崇／伊藤慎八／滝口　洋／谷口智彦／
石津賢一／道明武範／廣島謙一／曽我芳光／兵頭　真／新井善雄／坂口元一／安藤献児／
中村義隆／宮崎　綾／一ノ瀬良二

● 経カテーテル大動脈弁植込み術 (transcatheter aortic valve implantation；TAVI) はカテーテルを用いて大動脈弁狭窄症患者に対してカテーテル生体弁 (transcatheter heart valve；THV) を植え込む治療である。

● 外科治療と異なり開胸を行わない低侵襲性がTAVIにおける最大のメリットであるが，直接目視を行えないことから治療計画を綿密に立てる必要がある。

● そこでTAVI前にCTを施行することとなるがその役割としては，①解剖学的構造ならびに適格性を明らかにするだけでなく，②潜在リスクを明らかにすることで合併症に備え，③TAVIの術後にCTを施行することで血栓弁の有無をチェックする役割もある。

● TAVIにおいては被ばくというデメリットを補って余りあるメリットがあることは明らかであり，治療の計画，経過観察においてはなくてはならないものである。

TAVIの治療計画

● 一般的にTAVIの治療計画においてCTは中心的な役割を果たしている。その中で治療前のCTを用いたスクリーニングは以下の3点をまずチェックすることからはじまる。
①弁輪部の測定。
②弁周囲構造物の解剖学的特徴 (Valsalva径，sinotubular junction [ST-J]，冠動脈の高さなど)。
③アプローチサイトの決定。

● 基本的なTAVIのCTスクリーニングにおいてまずはなにを測定しているのかの理解が重要である。図1に大動脈弁複合体を示す。大動脈弁複合体は心臓からみて遠位部がST-J，Valsalva洞，そして仮想弁輪 (virtual ring) となっている。

図1
大動脈弁複合体のCT像

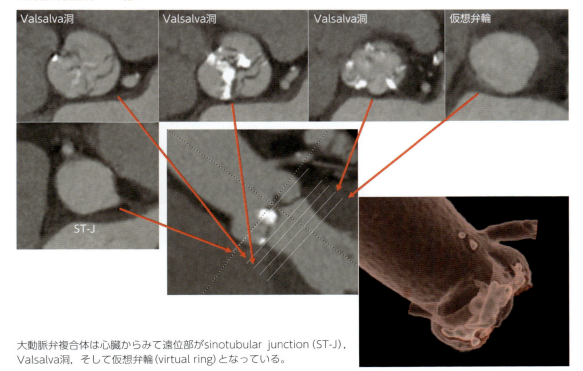

大動脈弁複合体は心臓からみて遠位部がsinotubular junction (ST-J)，Valsalva洞，そして仮想弁輪(virtual ring)となっている。

①弁輪部の測定

- Virtual ringは無冠尖(NCC)，左冠尖(LCC)，右冠尖(RCC)の弁葉の底部における左室流出路との境目である[1]。この部分(仮想弁輪)の面積や外周長を測定することで植え込む弁のサイズを決定する(図2)。その際，この楕円形の仮想弁輪を円であると仮定して計測を行う。図2では面積が493.6mm^{2}であり外周長は80.1mmであった。SAPIENシリーズの場合には面積から算出した弁輪径を用い，Evolut™ Rの場合には外周長を用いて算出する。おのおのの弁輪径に対応する生体弁のサイズはそれぞれサイズチャート(図2)を用いて選択する。

②大動脈弁複合体(aortic complex)の評価(図3)

- 大動脈弁の複合体に関してはまず大動脈弁における石灰化の量，分布を評価する。当初SAPIEN valveの植え込みを予定していたとしても石灰化が激しい場合には弁輪破裂を防ぐために自己拡張型弁であるEvolutシリーズの植え込みを検討するきっかけとなる。
- またValsalva径，ST-Jの測定を行う。Valsalva洞のチェックは弁輪破裂を生じないか，そして冠動脈閉塞を生じるような石灰化を収納することが可能であるかどうかをチェックする。ST-Jに関してはSAPIEN3，

図2

弁輪測定の実際

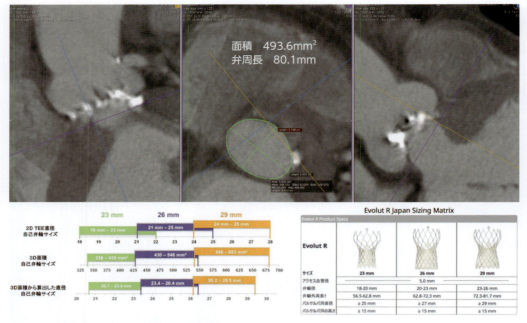

CTより各弁の底部における部位を弁輪測定部位とし，その面積と外周長を測定する。SAPIENの場合は面積を，Evolut™ Rでは外周長を使用し，それぞれのサイズチャートを用いて使用する弁のサイズを決定する。

図3

大動脈弁複合体の測定

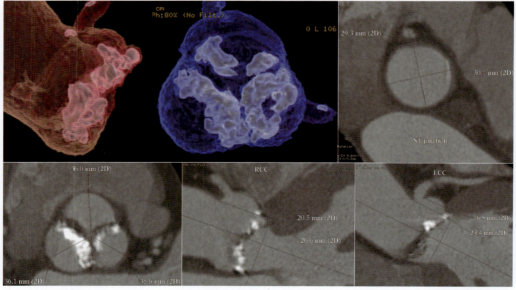

弁輪周囲の構造であるST-J，Valsalva洞の測定，冠動脈の高さならびに大動脈弁の石灰化の分布，量をチェックする。図2にて測定した弁輪径と総合的に判断して，弁の種類，最終的なサイズ選択，植え込み時のリスクを判定する。

EvolutTM Rといった最近の世代の弁いずれの植え込みの際においても，ST-Jをまたぐ形で留置されることがほとんどであるが，評価としては長径ならびに短径の測定だけでなく石灰化の有無をチェックする。弁輪径に対して著しくST-Jの短径が小さい場合にはSAPIEN3の留置の際に上行大動脈解離を生じてしまうリスクがあるので，弁の留置を工夫するかあるいはEvolutTM Rを選択するかの判断を行う。また，冠動脈の高さに関しても冠動脈閉塞のリスクを推測する際に重要な指標である。

③アクセスルートの評価

- 下肢の血管径，石灰化の分布と同時に浅大腿動脈と深大腿動脈の位置関係を評価する（図4）。カットダウンでなくパークローズを用いた大腿アプローチ（TF）の場合には，血管径が適切であるだけでなく浅大腿動脈と深大腿動脈との分岐の高さも重要である。現在SAPIENシリーズ，Evolutシリーズいずれもデバイスのプロファイルは細くなっており，血管合併症の頻度は減少傾向であるといえるが，いったん発症すると致死的になりうるためしっかりと評価することが重要である。

図4

末梢血管の測定

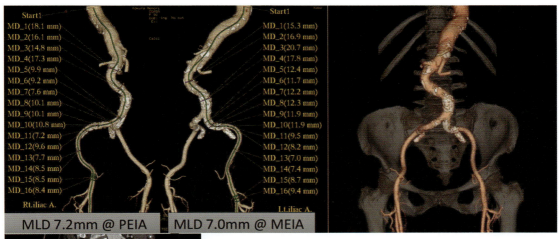

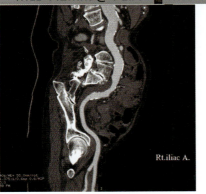

CTを用いて下肢血管の太さ，蛇行，深大腿動脈との分岐，terminal aortaの分岐，石灰化などをチェックする。また，下肢血管が経大腿アプローチに不適であれば鎖骨下動脈の測定も行う。

治療における合併症の発症をCTから予測する

冠動脈閉塞のリスク（図5）

- 冠動脈閉塞はまれな合併症である一方，いったん生じてしまうと致死率の非常に高いTAVI合併症である。しかも欧米での発生率は0.66％[2]であることに対して，わが国の発生率は1.5％と2倍以上の発生率である。TAVI後の冠動脈閉塞において再開通に成功できなければ，100％の致死率であるため，発生を予測して対策を行ったうえでTAVIを施行することが重要である。
- 海外での報告によれば[2]，冠動脈の高さとValsalvaの径が冠動脈閉塞の予測因子と報告されているが，非常にmultifactorialであると考えられる。図5は冠動脈閉塞をきたした症例であるが，冠動脈の高さ，並びにValsalva径が狭いなどが当てはまるが，加えて弁尖の塊のような石灰化，さらに冠動脈自体の入口部がその石灰化に対峙しているなどの条件が重なって冠動脈閉塞を生じていると考えられる。対策としてはガイディングカテーテルを用いて保護用のPCIにおいて使用するガイドワイヤーを冠動脈に挿入しておくことが重要である[3]。

図5

冠動脈閉塞症例の一例

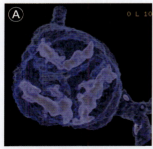
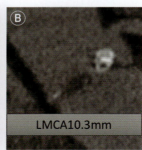
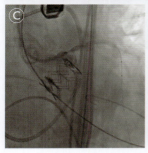
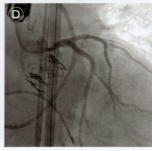
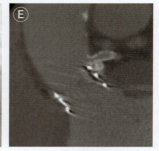

A：本症例において左冠動脈（LCA）は左冠尖の石灰化の最も厚い部分に対峙していることがわかる。
B：Radial viewでは冠動脈の高さは10.3mmでありさらにこの石灰化を収納するためのValsalva径は相対的に小さいことがわかる。
C：SAPIEN XT植え込みによりLCAが閉塞しかかっていることがわかる。
D：この部位にステントを留置してflowが回復した状態。
E：ステントは石灰化をcoverするように留置する。

弁輪破裂のリスク

- Barbantiらの報告[4)]によれば，左室流出路の石灰化の長さならびに弁輪に占める割合，数によってnone, mild, moderate, severeの4gradeに分けており，左室流出路の石灰化のgradeがmoderate, severeではオッズ比10.92で弁輪破裂を生じやすいとされている（図6）。自己拡張型の生体弁であるEvolutではその頻度が少ないが，SAPIEN3留置の際には通常よりinflation volumeを1cc減じて拡張するなどの工夫が必要となり，第2術者とのコミュニケーションが重要となってくる。

上行大動脈解離のリスク

- 左室側の需要な構造物が左室流出路ならば，大動脈側で注意が必要であるのがST-Jの径である。
- この症例（図7）では弁輪の面積は446.2mm^{2}であり，サイズチャート上26mmのSAPIEN3を植え込むこととなった。ところがST-Jは23.3mmで石灰化が散在していた。この患者に26mm SAPIEN3を植え込んだところ上行大動脈の解離を発症した。この患者は降圧療法を中心としたmedical controlを行い，TAVI6日後のCTでは解離腔は良好に消失し退院した。

図6

弁輪破裂の予測因子としての左室流出路石灰化

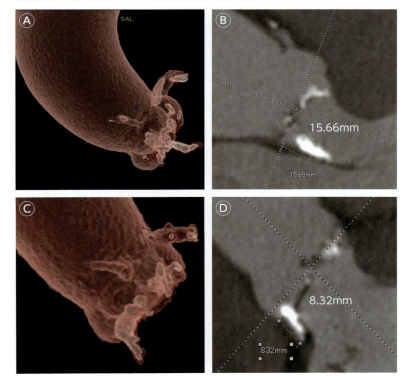

A, B：Severe LVOT (Left ventricle outflow) 石灰化
C, D：中等度LVOT石灰化

図7
上行大動脈解離のリスクをいかに察知するか

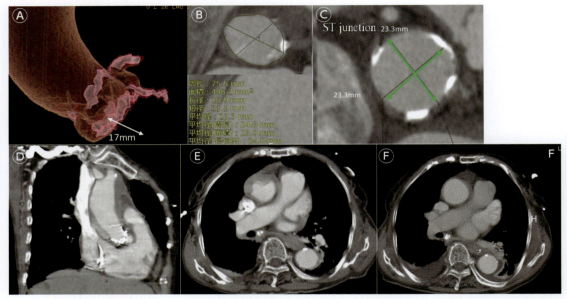

A, B, C：弁輪面積は446.2mm²であり使用する弁は26mmとなるが，ST-Jの径は23.3mmと弁輪と比較して小さい。
D：26mm SAPIEN3留置後上行大動脈に動脈解離をきたした。
E, F：3日間の安静および血圧コントロールにて解離腔は閉鎖した（E：発症時，F：TAVI 6日後）。

こうした報告はわが国においても報告されており[5]，内科的降圧療法にて軽快した報告があるが，いずれにしても海外の患者に比して解剖学的に体格が小さいわが国の患者においては注意する必要があると考えられる。こうした患者に対しては自己拡張型弁を考慮するか，SAPIEN3の場合には，volumeを減じて拡張を行ったのちバルーンを左室側に移動させて通常量のvolumeで拡張することにより，上行大動脈の障害を避けることが可能である。

術後に有用なCT検査：血栓弁の発見

外科的大動脈弁置換術（surgical aortic valve replacement；SAVR）ならびにTAVI弁を植え込んだ患者において，術後平均58日後にCTを施行した患者890人にて106人（12％）の患者に無症候性の血栓弁を認めた。内訳はSAVR患者が5人（4％）でありTAVI患者が101人（13％）と有意（p＝0.001）にTAVI患者に血栓弁を多く認めた[6]。血栓弁は抗血小板薬による後療法を施行している群で15％の頻度で認められ，抗凝固療法（ワルファリンあるいは直接経口抗凝固薬）が施行されていた群では4％と抗凝固療法が施行されていた患者群で有意に少なかった（p＜0.0001）。血栓弁を発症した患者群においても抗凝固療法を施行することで100％血栓弁が消失したと報告された。

- 筆者らもTAVI1カ月後に血栓弁を発症した症例を経験した(図8A)。TAVI術後と比較して1カ月後の心エコーにおいては明らかに血行動態も悪化しており(図8B)、CTではlow densityの部位が認められた。現在この所見はhypo attenuated leaflet thickening (HALT)と名付けられており、血栓弁を示唆する所見と報告されている。CT施行後血栓弁と診断しワルファリンを開始したところ、2週間後のCTでは軽快し血行動態も改善傾向にあった(図8C)。術後半年には血行動態は植え込み直後と同等まで改善し現在に至っている。

図8

TAVI後血栓弁症例

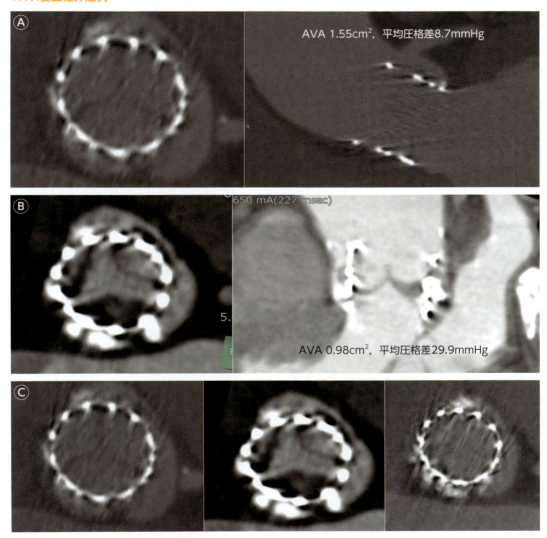

A, B： TAVI術後(A)から比較して1カ月後(B)では弁口面積は小さくなり圧格差も増大している。CTではhypo attenuated leaflet thickening (HALT)を呈している。
C： 左：TAVI直後、中：TAVI1カ月後。血栓弁に対して**ワルファリン2mg投与2週間後(右)**に軽快。半年間投与を行い軽快した。

おわりに

● TAVIにおけるCT施行は単なる測定という意味合いだけでなく，治療のストラテジーの構築，そして起こりうる合併症を察知し未然に防ぐという安全性を担保することにつながるものである。

● そういった意味ではTAVIという治療が現在は安全に施行できるようになった一因には，デバイスの進歩だけでなく，CTの読影の進歩も寄与していると思われる。また，術後のCTにて早期に血栓弁をdetectできるようになり，弁の耐久性も向上する可能性があると考えられる。

● 今や，TAVIにおけるCTは治療において欠かせないツールとなっており，治療の成功はCTの読影いかんにかかっているといって過言ではない。

TECHNICAL POINT

TAVI術前CTの撮像方法の標準化に向けて

わが国において，TAVI症例数の増加以上に，TAVI術前CTの件数も増加しているなか，低侵襲なTAVI実施のための報告は存在するが，低侵襲な術前CT施行のための報告は多くないのが現状である。

各TAVI実施施設ではCT装置のスペックも大きく異なるが，超高齢者，理解力低下，体勢保持困難，腎機能低下，血行動態不安定と厳しい条件下のなかで，合併症のリスクを最小限にするための最適な画像情報を得るために，おそらく多くの施設で苦慮，工夫されていることと思う。今後，CT撮像方法の標準化に向けて考えていくことは，われわれ診療放射線技師の急務である。

TAVI術前CTの標準化を考えるうえで，考えなければならない条件は何か？

管電圧

近年，造影剤量低減や造影効果向上のために低管電圧撮像が用いられ，TAVI CTでも多くの施設で使用していると思われる。腎機能低下患者に対しては低管電圧撮像による造影剤のcontrast-to-noise ratio (CNR) の向上は非常に有用であり，積極的に利用することが望まれる。一方，弁周囲の高度石灰化のCT値も上昇し，弁輪部および石灰化のMPR表示時のWW/WL設定，VR表示時のthreshold設定の最適化が重要であり，視覚的に石灰化の形，大きさ，癒合有無の評価に際して，施行医が過大・過小評価をしないように画像提供を意識しなければならない。Eberhardらは管電圧の自動調節機構の利用において，弁周囲石灰化の定量評価に影響を与えないことを示している[1]。

下肢血管内腔評価においても，造影効果と石灰化CT値により，WW/WLの最適化を行えば，計測精度および観察者間の再現性は高まることを当院でも示している。

腎機能と撮像範囲に合わせた造影剤量の最適化には，低管電圧の利用

は積極的に用いるべきであり，画像表示条件や計測時のWW/WLの設定は各施設で考慮し，標準化すべき事項であると考える。

管電流とECG modulation機能

管電流は特に弁輪部計測において十分なSNRが得られる管電流設定であれば問題ないかと思われる。

心電図同期CTでは被ばく線量低減のためECG modulation（管電流変調機能）が必須であるが，TAVI CTでの最適なECG modulation設定はどう考えるべきか？

冠動脈CTでは冠動脈の静止位相が得られる拡張中期（RR 70〜80％）や収縮末期（RR 40〜50％）において十分な線量を必要とする。

TAVI CTでは2017年のACC expert consensus文章において，解析最適心位相はannular sizingにおいてはRR 30〜40％の収縮中期あたり，Aortic root measurementsにおいてはRR 60〜80％の拡張中期あたりとされている。

理想的には駆出期（収縮初期）であるRR 20〜30％でannulus断面が最大となることも考えると，ECG modulation設定をRR 20〜80％とし，annulus断面の静止位相が得られるより駆出期に近い心位相でannulus解析を行うべきと考えられる（図）。

しかし，ACC expert consensusでも今後は4D評価の重要性が記されていることを考えると，全心位相のデータ収集を考慮すべきと考える。

まとめとして，低侵襲なTAVIにおける術前CTもやはり低侵襲でなくてはならない。TAVI CTの標準化を進め，検査成功率を上げ，最も重要なのは，CTのスペックを最大限に活かし，造影剤量を最適化し，正確に合併症リスク評価可能な静止位相の画像を得ることである。

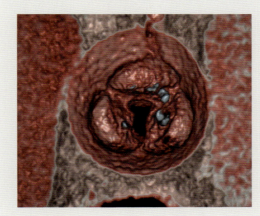

参考文献

1) Eberhard M, et al. Quantification of Aortic Valve Calcification on Contrast-enhanced CT of Patients prior to TAVI. Euro Intervention 2017; 13: 921-7.
2) Otto CM, et al. 2017 ACC expert consensus decision pathway for transcatheter aortic valve replacement in the management of adults with aortic stenosis: a report of the American college of cardiology task force on clinical expert consensus documents. J Am Coll Cardiol 2017; 69: 1313-46.

参考文献

1) Piazza N, et al. Anatomy of the aortic valvar complex and its implications for transcatheter implantation of the aortic valve. Circ Cardiovasc Interv 2008; 1: 74-81.
2) Ribeiro HB, et al. Predictive factors, management, and clinical outcomes of coronary obstruction following transcatheter aortic valve implantation: insights from a large multicenter registry. J Am Coll Cardiol 2013; 62: 1552-62.
3) Yamamoto M, et al. Impact of preparatory coronary protection in patients at high anatomical risk of acute coronaryobstruction during transcatheter aortic valve implantation. Int J Cardiol 2016; 217: 58-63.
4) Barbanti M, et al. Anatomical and procedural features associated with aortic root rupture during balloon-expandable transcatheter aortic valve replacement. Circulation 2013; 128: 244-53.
5) Yashima F, et al. Delivery balloon-induced ascending aortic dissection: An unusual complication during transcatheter aortic valve implantation. Catheter Cardiovasc Interv 2016; 87: 1338-41.
6) Chakravarty T, et al. Subclinical leaflet thrombosis in surgical and transcatheter bioprosthetic aortic valves: an observational study. Lancet 2017; 389: 2383-92.

Ⅲ 実例解説 治療戦略に活かす心臓CT こんな病変に役立つ！ 心臓CTの得意技

経皮的心筋中隔焼灼術に必要なCT情報

● 管家鉄平／山口隆義

- 経皮的心筋中隔焼灼術 (percutaneous transmural septal myocardial ablation；PTSMA) とは，薬剤抵抗性の閉塞性肥大型心筋症 (hypertrophic obstructive cardiomyopathy；HOCM) に対するカテーテル治療である。
- 左室流出路の障害となっている肥大した心筋中隔を灌流する冠動脈中隔枝に，選択的に無水エタノールを注入することによって心筋に壊死を誘発し，その結果心筋菲薄化と収縮運動抑制が生じ，左室流出路の狭小化を改善させることができる。
- PTSMAは，外科的な心筋中隔切除と比較しても侵襲度が少なく，かつ同等の治療効果が得られることが知られている[1]。しかし，不適切な部位の心筋に壊死を起こしてしまうと，完全房室ブロックや，前壁の心筋梗塞などが生じることが報告されている[2]。よって，PTSMAを効果的かつ安全に施行するためには，無水エタノールを注入するのに適切な中隔枝を選択することが最重要である。
- 通常，冠動脈造影と心筋コントラストエコーを組み合わせることによって中隔枝を選択する。しかし当院では，PTSMA前に心臓CTを施行し，適切な中隔枝を事前に選択している。また，PTSMA直後に心臓CTを施行することにより，治療効果の予測や合併症の有無を確認している。

症例提示 50歳代，男性

- NYHA心機能分類Ⅲ度の心不全症状を有するHOCMに対し，PTSMAが施行されることとなった。術前の心臓超音波検査では，左室流出路の圧較差は87mmHgで，非対称性中隔肥大 (asymmetric septal hypertrophy；ASH) と僧帽弁前尖の前方運動 (systolic anterior motion；SAM) が認められた。
- 事前に心臓CTと冠動脈造影が施行され，LCAから複数の中隔枝が分岐していることが認められた (図1A, B)。心臓CTが有する，血管と心筋の三次元情報を組み合わせることによって，どの中隔枝が左室流出路近傍の心筋中隔に灌流しているかを検証した (図2)。一般に，左室流出路近傍の心筋中隔に灌流する中隔枝は，LADからのみならず，対角枝やRCAからも分岐している場合があることが知られている。本症例にお

いても，前下行枝から分岐している第1中隔枝の分枝（図1の③）だけでなく，それに加えて，小さな対角枝からの中隔枝（図1の②）が，左室流出路近傍の心筋中隔枝に灌流していることがCTの情報から判明した。

> **TECHNICAL POINT**
>
> 冠動脈ツリーと，MPRに類似したopacity設定の心筋を，別ボリュームとしてフュージョンし，心筋ボリュームのみを平面カットしていくことで，中隔枝の心筋内走行位置を容易に同定できる。

図1
症例提示

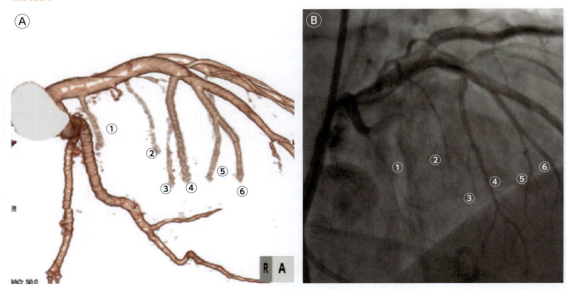

心臓CT（A），冠動脈造影（B）ともに複数（①〜⑥）の中隔枝が描出されている。

● 図1における②（対角枝からの中隔枝）と③（LAD第1中隔 心臓CTの情報を元に，前述の2本の中隔枝に造影剤を選択的に注入し，心筋コントラストエコーを施行したところ，いずれの中隔枝においても左室流出路近傍の心筋中隔に造影効果があることが確認されたため，それぞれの血管に無水エタノールを注入し，心筋壊死を誘発した。その結果，PTSMA前に認められた左室流出路のカテーテルでの圧較差は73.2mmHgから16.0mmHgに減少した。手技中に完全房室ブロックなどの不整脈は認めず，前壁心筋梗塞を示唆するようなST変化も認めなかったため，PTSMAの手技を終了した。

症例提示(つづき)

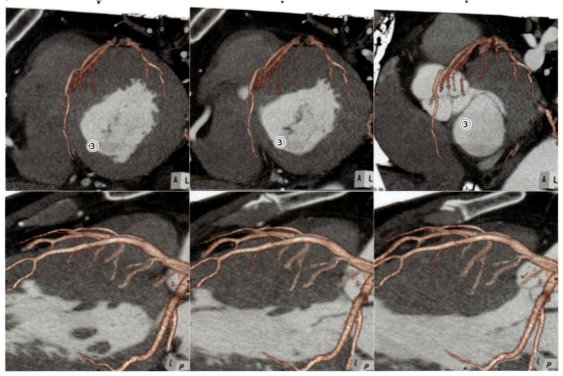

中隔枝と心筋の三次元情報を組み合わせ，各中隔枝の心筋灌流域を評価している。

TECHNICAL POINT

焼灼対象となる中隔枝は色分けをし，ワーキングアングルと同様のMAP像を作成すると分かりやすい。紫色(➡)が焼灼対象血管で，この症例ではRCAからも中隔枝が分岐していた。アンギオ画像との比較が容易である(➡は焼灼対象外血管)。

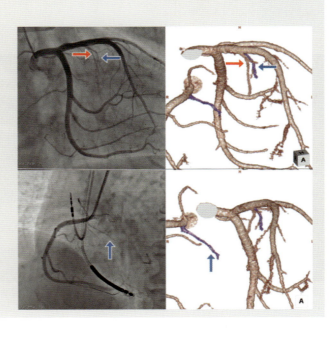

● 術直後にそのままCT室に移動し，心臓CTを撮像した．無水エタノールを注入した2本の中隔枝でそれぞれcurved MPR像を作成すると，PTSMAの手技中に使用した造影剤によって，心筋壊死部位に遅延造影効果が認められていた（図3A, B）．血管と心筋の三次元情報を組み合わせた画像を見ると，効果的に左室流出路近傍の心筋中隔に壊死が生じていることが明瞭にわかる．また，目的とする部位以外の心筋には遅延造影効果は認められず，手技による合併症がなかったことも確認できた（図4A, B）．

図3

症例提示（つづき）

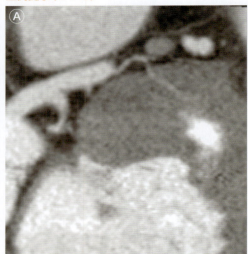 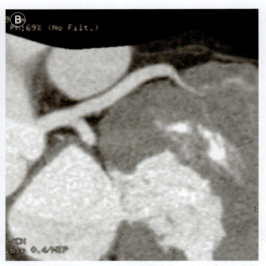

対角枝から分岐する中隔枝のcurved MPR像（A）と，LAD第1中隔枝のcurved MPR像（B）．それぞれの中隔枝が灌流する心筋に遅延造影効果が認められる．

図4

症例提示（つづき）

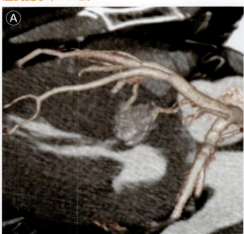 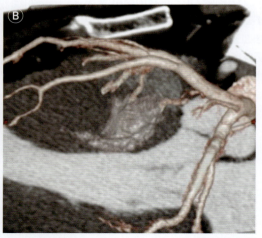

血管と心筋の三次元情報を組み合わせ，壊死した心筋と血管の位置関係を描出している．流出路近傍の心筋中隔に遅延造影効果があり，効果的なPTSMAが施行されていることが確認できる．また，ほかの心筋部位には遅延造影効果は認められず，合併症が生じていないことも確認できる．

術後経過は良好で，壊死した心筋量を反映するpeak CKは1,348IU/Lであり，術後の心臓超音波検査による圧較差は17mmHgと低下し，心不全症状もNYHA心機能分類Ⅰ度に改善したため退院となった。

TECHNICAL POINT

遅延造影部位を抽出し，冠動脈と心筋ボリュームをフュージョンすることで，焼灼血管と壊死心との位置関係を三次元的に把握できる。

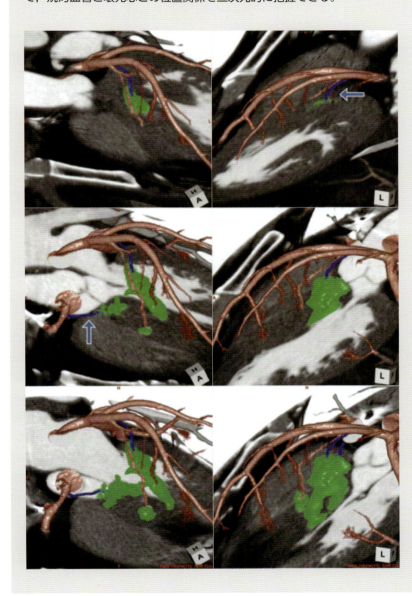

- PTSMAに心臓CTを活用する利点として，以下の3つが挙げられる。
- まず第一に，事前にCTで無水エタノールを注入する中隔枝を同定しておくことにより，PTSMAの手技時間が大幅に短縮されることである。通常のPTSMAの手技では，カテーテルによる血管造影の情報だけをもとに，候補となる中隔枝すべてに対して順番に心筋コントラストエコーを施行して，左室流出路近傍の心筋中隔を灌流しているかどうかを確認しなければならない。分岐角が比較的大きい中隔枝にガイドワイヤーやバルーンなどを挿入することは容易ではなく，すべての中隔枝にそれを行うことは多大な時間を要するし，それに伴う合併症も懸念される。また，血管造影だけでは本症例のような小さな対角枝からの中隔枝が第一選択にはなりえず，見逃される可能性もある。
- 第二に，CTで中隔枝の心筋灌流域を評価することによって，より詳細に中隔枝の細かい分岐まで選択的に同定することができ，余計な部位の心筋壊死が生じることを防ぐことができることである。通常のPTSMAの手技においては，無水エタノールを注入する際にover the wire（OTW）タイプの小径バルーンを用いることが慣例だが，中隔枝の分岐のような細かい血管に対しバルーンを持ち込むことは困難である。そのため，当院では，通過性と屈曲追従性に優れているマイクロカテーテルを用いて無水エタノールを注入している。バルーンで閉塞しながら注入しないと逆流してほかの血管に無水エタノールが流入することを懸念されるかもしれないが，カテーテルの位置を確認しながらゆっくりと注入すれば逆流することはない。
- 第三に，術直後に心臓CTを撮像し心筋壊死部位を評価することによって，治療効果と合併症の有無を確認できることである。通常，心筋壊死を評価するために施行されるのは心臓MRIであるが，術後数日間は，合併する可能性のある完全房室ブロックによる心停止予防目的で一時的ペースメーカが留置されているため，心臓MRIが施行できない。筆者らのグループでは現在までにCTガイド下PTSMAを6例施行しているが，すべての症例で左室流出路近傍の心筋のみに壊死を誘発できており，完全房室ブロックを合併した症例は1例も認めていない。いずれの症例も早期にCCUを退出することができ，良好な慢性期の治療効果も得られている。
- よって，三次元の血管情報と心筋情報を同時に有している心臓CTをPTSMAに活用することは，安全面からも治療効果面からも非常に有用であると考えられる。

参考文献

1) Robbert C. et al. Periprocedural complications and long-term outcome after alcohol septal ablation versus surgical myectomy in hypertrophic obstructive cardiomyopathy: a single-center experience. J Am Coll Cardiol Intv 2014; 7: 1227–34.
2) Nagueh SF, et al. Alcohol septal ablation for the treatment of hypertrophic obstructive cardiomyopathy. A multicenter North American Registry. J Am Coll Cardiol 2011; 58: 2322–8.

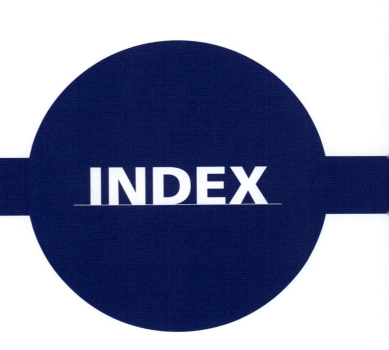

あ

アーチファクト ……………………………………… **78**
亜硝酸薬 …………………………… **48**, 97, 288
アナフィラキシー …………………………………… 51
アブレーション ……………… 31, 200, 236, 283

い

位置ずれ ………………… 36, 146, **160**, 218

え

エッジグラディエント効果 ………………………… 85
エンハンスメント ……………………………… 196

お

横隔神経麻痺 …………………………………… 287

か

仮想VR像 ……………………………………… **248**
仮想弁輪 ………………………………………… 290
画像ノイズ …………………………………… **54**, 82
画像表示方法 ………………………………… **87**
カリーナシフト ………………… 180, 187, 238
川崎病 ………………………………… **18**, 23, 26
感染性心内膜炎 …………………………… 23, 29
緩速流入期 ………………… 39, 49, 61, 69
冠動脈＋下肢動脈の同時撮影 ……………… **110**
冠動脈起始異常 ……………… **26**, 88, 216
冠動脈サブトラクションCT ………………… **146**
冠動脈造影（CAG）
　………… 22, 27, 87, 104, 120, 146, 215, 228,
　　　235, 247, 256, 268, 273, 301
冠動脈＋大動脈の同時撮影 …………… **102**
冠動脈閉塞 ………………… 127, 230, **294**
冠動脈瘤 ………………… **18**, 23, **88**, 235
冠動脈瘻 ………………………………… **22**, 216

き

期外収縮 ……………………………… **69**, 283
急性冠症候群 ……………… 138, 225, 279
曲面変換表示法（curved MPR）
　………… 27, 80, **92**, 101, 170, 180, 191, 231,
　　　239, 249, 304
金属アーチファクト …………… **84**, 97, 164
金属製ステント ……………………………… **164**

く

空間分解能
　…27, 59, 82, 153, 156, 225, 257, 273, 279
グラフト ……………… **95**, 117, 215, 279

け

外科的大動脈弁置換術（SAVR） …………… 119, 296
血流競合（competitive flow） ………………… 100
血流ベクトル ……………………………… **185**

こ

高位起始 ……………………………… 27, 216

さ

再構成心位相 ……………… 40, **63**, **70**
最大値投影法（MIP）
　………… **91**, 115, 125, 165, **172**, 193, 219,
　　　237, 247
最適心位相 …………… 39, 52, **61**, 81, 299
鎖骨下静脈狭窄 ……………………………… 47
左心耳血栓 ……………………………… **30**, 114
撮影タイミング ……… **54**, **100**, 132, 144
左房（内）血栓 ……………………………… 17, **30**
左房粘液腫 ……………………………… **16**
サブトラクション ……… **117**, **146**, 156, 227

し

視覚的選択法 …………………………………… 66
時間濃度曲線（TEC） ……………… 54, 108, 132
時間分解能 ……… 35, 50, 69, 79, 97, 103, 273
至適造影効果 ……………………………… **54**
自動選択法 …………………………………… 66
シャント ……………… 21, 23, 25, 43
焼灼ライン …………………………………… 283
上行大動脈解離 ……………………………… **295**
静脈ルート …………………………………… **42**
心筋虚血 ……………… 21, 23, 95, 215, 273
心筋血流 ……………………………… 27, **154**
心筋遅延造影 …………… 150, **156**, 233
心筋内走向（myocardial bridge）……………… 215
侵襲的冠動脈造影（ICA） …………………… 215
心臓内の空気 …………………………………… 46
寝台移動速度（時間） …………… 55, 69, 112
心電図同期再構成（法） ……………… **34**, 78

心電図同期撮影(法)
……**34**, 78, 97, 102, 119, 130, 138, 219, 299
心電図編集 (ECG Edit) ………………… **69**, 81
心拍数別撮影位相 ……………………………… **34**
心房細動 ………… 25, 31, 52, **69**, 110, 283
心房中隔欠損症 (ASD) ………………… **24**, 114

す

ずり応力 …………………………………… 182, 187

せ

正常解剖図 ………………………………………… **12**
正常洞調律 …………………………………… 39, 52
生理食塩水 (生食) 後押し
…… 21, 23, 25, 43, **100**, 106, **121**, 134, 289
責任血管 …………………………………………… 90
責任病変 (culprit lesion) ………………… **225**, 238
石灰化病変 ……… 119, 146, 173,180, **187**,
252, 263, 274, 279
石灰化プラーク …………………… 162, 200, 235
絶対値遅延時間法 ……………………………… 63, 73
絶対値戻し時間法 ……………………………… 63, 76
穿刺部位 ………………………………………… **45**

そ

相対値遅延時間法 ……………………………………63
側副血行路 (collateral channel)
………………… 18, 20, 28, 43, 115, 216, 230, 256

た

台形クロス注入 ………………………… **100**, 121
大動脈二尖弁 …………………………………… **28**
大動脈弁複合体 ………………………………… **291**
多断面変換表示法 (MPR) …………………… **87**

ち

逐次近似応用再構成 ………………… 41, 60, 83
逐次近似再構成 ………………… 59, 83, 121, 146
注入速度 …… **45**, 55, 100, 108, 114, 121, 289
超高精細CT ………………………………… **152**

と

洞不整脈 …………………………………………… 69
トリプルルールアウト (TRO) …………… **130**, 140

な

内因性交感刺激作用 (ISA) …………………… 51

は

ハーフ再構成 ………………………… 36, 69, 79
バンディングアーチファクト ………………… 80, 102

ひ

ビームハードニングアーチファクト
………………… **83**, 142, 166, 216, 227
非石灰化プラーク …………………91, 235, 281
非対称性中隔肥大 (ASH) ………………… 301
左上大静脈遺残 (PLSVC) ………………… 216

ふ

不安定プラーク ………………………… 196, 225
不整脈 ………… 23, 25, 27, 34, 50, **69**, 80, 103,
110, 122, 134, 302
フュージョン ………………… 37, **91**, 260, 302
ブルーミングアーチファクト
………………… **82**, 146, 152, 160, 164, 227
プラークシフト ………………………… 180, 238
分岐部病変 ………………… **180**, 235, 279

へ

閉塞性肥大型心筋症 (HOCM)………………… 301
ペースメーカ ………………… 84, 218, 306
壁ずり応力 (WSS)…………………………**182**

ほ

房室ブロック ………… 41, 51, **69**, 127, 301
ボリュームレンダリング (volume rendering；
VR)………… 23, 27, **87**, 100, 115, 141, **172**,
180, 219, 242, 247, 260

ま

前処置薬剤 …………………………………… **48**
末梢動脈疾患 (PAD) ………………… 110, 278
慢性完全閉塞 (CTO)
………………… **90**, **173**, **211**, 230, 247, 256, 263

み

ミスレジストレーション 117, 146

も

モーションアーチファクト
.... 49, 61, 76, **78**, 103, 120, 146, 160, 171, 218

ゆ

融合画像 **89**

ら

卵円孔開存 26, 46

り

留置針 42, 97

れ

レジストレーション 90

ろ

ロータブレーター (Rotablator™)
.... 186, 187, 228, 235

A

ACS **225**
Adamkiewicz動脈 49
advance after rotation 263
advance with rotation 263
AEC (自動露出機構)····41, 57, 99, 113, 123, 130
Agatston score 274
AHA冠動脈セグメント分類 13
angiographic view 27, 91, 172
Antegrade CTO-PCI **247**
ALCAPA (anomalous origin of the left main coronary artery from the pulmonary artery) 21
angiographic view 27, 91, 172
ARCAPA (anomalous right coronary artery from pulmonary artery) 21
auto exposure control 41

B

bolus tracking
.... **55**, 100, 107, 113, 131, 139, 146, 289
branch guidef 241
BRS (生体吸収性スキャフォルド)..................... **277**
Bland-White-Garland症候群 **20**, 23, 27
β遮断薬 **49**, 60, 70, 97, 120, 288

C

CABG (冠動脈バイパス術)
.... 49, **95**, **215**, 275, 279
CABG後冠動脈撮影 **95**
caudal view **92**, 239
contrast-to-noise ratio (CNR)......... 59, 98, 298
conventional scan 34
CPR (curved MPR)
.... 18, 93, 115, 125, 161, 189, 219
cranial view **92**, 176, 239
cross sectional view(像) 92, 115, **175**, 237
CT true view **263**

D

DCA (directional coronary atherectomy)
.... 186, **235**
drug coated balloon (DCB) 235
dual energy CT 84, 139, **150**
dual source CT 35, 97, 120

E

ECG (mA) modulation 34, 49, 99, 138, 299
epicardial channel 257

F

FFR_CT 154, **160**, **273**
Flash Chest Painモード 98
fluid-fluid level 31
full moon様の石灰化 193

H

helical scan 34, 69, 97, 111, 132
hypo attenuated leaflet thickening (HALT)
.... 297

I

IVUS ···················· 93, 175, 186, 193, 227, 237, 253, 264, 280

J

J-CTO score ································· 247

L

LIE描出法 (SMILIE) ··············· 156, 233
lumen bias ······························· 241

M

main bolus ···················· 56, 131, 149
malignant subtype ························· 27
micro calcification ····················· 227
modified-box PVI ······················· 286
multiphase helical ························ 49

N

napkin-ring sign ················· 196, 228
necrotic core ····················· 186, 225

O

oblique ····························87, 249
OCT (光干渉断層法) ····175, 186, 196, 227, 279
opacity ························ 87, 115, 302
OSI (oscillatory shear index) ············ **182**

P

PCI (経皮的冠動脈形成術)
············· 95, 154, **170**, 187, 228, 235, 247, 256, **263**, 275, **277**, 294
perpendicular view ····················· **128**
positive remodeling ··········· 183, 196, 226
prospective triggering (gating)
　(心電図同期撮影法) ··············· **34**, 98, 121
PTSMA (経皮的心筋中隔焼灼術) ·········· **301**
PVI (肺静脈隔離術) ······················ **283**

R

resonance case ·························· 36
retrograde approach ···················· 258
Retrograde CTO-PCI ···················· **256**

retrospective gating (心電図同時記録撮影法)

···································· **34**, 97, 123
reverse CART ··························· 187
ROI (region of interest)······ 100, 107, 112, 140
ring-like appearance ···················· 227

S

septal channel ·························· 257
sinotubular junction (ST-J)··········· 27, **127**, 290
slab MIP ······················ 27, 91, 249
SPECT ····················· 90, 156, 216, 273
spotty calcification ················· 196, 227
stair stepアーチファクト ·············· 35, 80
stentless PCI ··························· 235
step and shoot ··········· 34, 49, 97, 150

T

TAVI (経カテーテル大動脈弁植込み術)···**119**, **290**
test bolus ····················· **55**, 123, 131
test bolus tracking (TBT)··········· **56**, **100**, 146
to-and-fro現象 ························· 216

V

Valsalva効果 ······················ 55, 130
Valsalva洞 ························· **127**,290
virtual basal ring ······················ 126
virtual stent ··························· 177
volume scan ············· 35, 98, 110, 123, 133

W

wide coverageの装置 ···················· 102
wire bias ······························ 241

数字

1回注入法 (2回注入法)········· **107**, **114**, 121, **141**
3Dマッピングシステム ····················· 283
3Dワイヤリング ·························· **263**
3D冠動脈モデル ························· **263**

治療戦略に活かす！
心臓CT活用マニュアル

2019年 3月 30日　第1版第1刷発行
2021年 8月 10日　　　　第2刷発行

■監　修　華岡慶一　はなおか　けいいち

■編　集　真鍋徳子　まなべ　のりこ

　　　　　佐野始也　さの　ともなり

　　　　　山口隆義　やまぐち　たかよし

　　　　　管家鉄平　すがや　てっぺい

■発行者　三澤　岳

■発行所　株式会社メジカルビュー社
　　　　　〒162-0845 東京都新宿区市谷本村町2-30
　　　　　電話　03(5228)2050(代表)
　　　　　ホームページ　https://www.medicalview.co.jp

　　　　　営業部　FAX　03(5228)2059
　　　　　　　　　E-mail　eigyo@medicalview.co.jp

　　　　　編集部　FAX　03(5228)2062
　　　　　　　　　E-mail　ed@medicalview.co.jp

■印刷所　シナノ印刷株式会社

ISBN 978-4-7583-1609-5　C3047

©MEDICAL VIEW, 2019.　Printed in Japan

・本書に掲載された著作物の複写・複製・転載・翻訳・データベースへの取り込みおよび送信
　（送信可能化権を含む）・上映・譲渡に関する許諾権は，（株）メジカルビュー社が保有してい
　ます．
・ JCOPY 〈出版者著作権管理機構 委託出版物〉
　本書の無断複製は著作権法上での例外を除き禁じられています．複製される場合は，
　そのつど事前に，出版者著作権管理機構（電話 03-5244-5088，FAX 03-5244-5089，
　e-mail：info@jcopy.or.jp）の許諾を得てください．

・本書をコピー，スキャン，デジタルデータ化するなどの複製を無許諾で行う行為は，著作
　権法上での限られた例外（「私的使用のための複製」など）を除き禁じられています．大学，
　病院，企業などにおいて，研究活動，診察を含み業務上使用する目的で上記の行為を行う
　ことは私的使用には該当せず違法です．また私的使用のためであっても，代行業者等の第
　三者に依頼して上記の行為を行うことは違法となります．